临床常见疾病护理实践

付艳萍　等　主编

汕头大学出版社

图书在版编目（CIP）数据

临床常见疾病护理实践 / 付艳萍等主编 . -- 汕头 ：
汕头大学出版社，2023.3
　ISBN 978-7-5658-4983-1

　Ⅰ . ①临… Ⅱ . ①付… Ⅲ . ①常见病－护理 Ⅳ .
① R47

中国国家版本馆 CIP 数据核字（2023）第 054124 号

临床常见疾病护理实践

LINCHUANG CHANGJIAN JIBING HULI SHIJIAN

主　　编：付艳萍　等
责任编辑：陈　莹
责任技编：黄东生
封面设计：刘梦杳
出版发行：汕头大学出版社
　　　　　广东省汕头市大学路 243 号汕头大学校园内　邮政编码：515063
电　　话：0754-82904613
印　　刷：廊坊市海涛印刷有限公司
开　　本：710mm×1000mm　1/16
印　　张：19.25
字　　数：325 千字
版　　次：2023 年 3 月第 1 版
印　　次：2023 年 5 月第 1 次印刷
定　　价：158.00 元
ISBN 978-7-5658-4983-1

编委会

主　编　付艳萍　陈学龄　刘　利

　　　　周雅丽　黄曼欢　罗　艳

副主编　王嘉铭　曾露露　刘　丽

　　　　朱琼芳

编　委　郁在利　王　婷　轩　哲

PREFACE
前言

　　现代护理工作是医疗工作的重中之重，在当今竞争日趋激烈的医疗市场中，护理学已经形成一门综合性、多学科的应用学科，护理质量的好坏直接反映了医疗水平的高低，从南丁格尔创立护理专业之日起，护理工作便与人道主义精神和体贴患者、关爱生命的职业道德密切联系在一起。随着人们生活水平的提高和知识化时代的到来，人们对于护理的专业要求有了较高的标准。护理工作作为医疗服务重要的组成部分，它对于提升医疗服务的质量有着重要的作用，作为护理人员一定要加强自身的专业素质，同时我们也要认清时代发展的需要，要努力掌握先进的护理理念来满足我们的工作所需。因此，我们特组织编写了此书。

　　本书主要包括了急诊医学科重点病种护理、心血管系统危急重症的急救护理、呼吸系统危急重症的急救护理、消化系统危急重症的急救护理、其他危急重症的急救护理、紧急救护技术规范、急诊ICU护理、重症支持技术、危重症的营养支持、颅脑创伤患者的护理、产科护理、危重新生儿监护、早期新生儿常见护理技术、新生儿常见诊疗操作技术、新生儿专科护理风险管理。

　　本书由中南大学湘雅医学院附属株洲医院的部分职工共同编写完成，共十五章，其中第一主编付艳萍负责第三章、第六章内容编写，计7万字；第二主编陈学龄负责第一章、第十一章内容编写，计6.5万字；第三主编刘利负责第二章、第四章、第五章内容编写，计5万字；第四主编周雅丽负责第十二章第一节至第三节、第十三章内容编写，计4万字；第五主编黄曼欢负责第十四章、第十五章内容编写，计3万字；第六主编罗艳负责第七章内容编写，计3万字；第一副主编王嘉铭负责第八章内容编写，计1万字；第二副主编曾露露负责第九章内容编写，计1万字；第三副主编刘丽负责第十章内容编写，计1万字；第四副主编朱琼芳负责第十二章第四节至第六节内容编写，计1万字；编委郁在利、编委王婷、编委轩哲共同负责全书统稿。

全书内容翔实，书中介绍的护理措施也各有特色，希望能对在临床一线的护理人员及在校医学生、研究生带来一定的帮助。本书作者均是临床一线的骨干人员，对护理学有着较深的理解，并在本书编写过程中参考了大量的医学参考文献及典籍，付出了大量的精力和心血，在此对他们表示衷心的感谢！

在编写过程中，尽管我们反复校对，但书中难免错误之处，望广大读者提出宝贵的意见和建议。

CONTENTS

目 录

第一章　急诊医学科重点病种护理

第一节　急性创伤的急救护理

一、疾病知识

（一）定义

急性创伤是指致伤因素作用于机体，引起组织破坏和功能障碍。

（二）病因

1.交通伤

交通伤占创伤的首要位置。现代创伤中，交通伤以高能创伤（高速行驶中所发生的交通伤）为特点。

2.坠落伤

随着高层建筑增多，坠落伤的比重逐渐加大。

3.机械伤

机械伤以绞伤、挤压伤为主。

4.锐器伤

锐器伤的伤口深，易出现深部组织损伤，胸腹部锐器伤可导致内脏或大血管损伤，出血多。

5.跌伤

跌伤常见于老年人，造成前臂、骨盆、脊柱压缩性骨折和髋部骨折。青壮年跌伤也可造成骨折。

（三）临床表现

1.闭合性创伤

受伤局部疼痛、肿胀、淤血及血肿、功能障碍。

2.开放性创伤

局部有伤口和出血是最突出的临床表现，休克常是严重开放性创伤的主要临床表现。常有发热（38℃左右），体温升高即应注意有无感染。

3.严重的低氧血症

主要表现为血压下降和血氧饱和度降低。

（四）治疗方法

（1）急救。

（2）受伤肢体抬高、热敷。

（3）清创术。

二、用药指导

0.9%的氯化钠（生理盐水）和低分子右旋糖酐，作用为扩充血容量。

1.适应证

血容量不足者。

2.用法与用量

遵医嘱用药，可快速输入，晶体液的输入量应大于或等于3倍的血容量减少者；胶体液的输入量要小于晶体液，一般等于血容量的损失量。

3.不良反应

过量输入晶体液可引起皮下组织水肿。

4.注意事项

速度不宜过快，以免血压下降。

三、特殊检查或特殊治疗沟通重点

X线检查可以快速、如实地反映损伤范围及病理，还可以动态观察病变的发展与转归。

1.检查适应证

开放性损伤。

2.检查前的注意事项

（1）对于不合作患者，如意识不清或烦躁不安的患者，给予镇静处理后才能检查。

（2）除去检查部位体表金属及高密度物品，如耳环、发夹、项链等，以免造成伪影干扰。

四、心理护理

（1）突发和意外的急性创伤给患者和家属造成极大的身心痛苦，医护人员应及时说明患者的病情、发展、预后以及可能出现的后果，提供抢救信息，安慰、稳定患者和家属的情绪，鼓励其积极配合治疗。

（2）为患者提供周到的生活照顾，做好针对性的心理护理，以满足基本生活需要和心理要求，有助于减轻患者的焦虑和恐惧，帮助其树立康复的信心。

五、转科指导

（1）评估患者的病情、自理能力、合作程度及心理状态。

（2）做好急诊绿色通道的优先原则介绍，家属签署患者转运知情同意书。

（3）做好转科前的准备工作：①立即做好术前准备：手术区备皮、抽血、交叉配血、备血、导尿及皮试、更衣等，与患者家属沟通，签手术知情同意书；②迅速建立2~3条静脉通道：遵医嘱给予输液、输血，防治休克或纠正水、电解质紊乱，注意保暖；③做好病情观察：观察生命体征和活动性出血情况；④保障患者的安全：在术前准备的同时患者常伴有躁动及抽搐，要防止患者误吸及坠床；⑤住院证的办理、相关资料的复印，电话通知手术室和电梯做好接收患者的充分准备。

（4）安全护送，并注意以下5点：①备齐抢救药品、物品；②保持呼吸道通畅，及时清理口鼻腔分泌物；③吸氧，静脉输液通畅，管路安全固定；④持续监测心电图、呼吸、血压、血氧饱和度；⑤必须由1名医生、1名护士和1名护工护送。

第二节　主动脉夹层动脉瘤的急救护理

一、疾病知识

（一）定义

主动脉夹层动脉瘤是指主动脉腔内血液从主动脉内膜撕裂口进入主动脉中膜，形成的壁内血肿沿着主动脉长轴扩展，使中膜分离，造成主动脉真、假两腔分离的一种病理改变。

（二）病因

（1）高血压一直被认为是主动脉夹层的重要病因。

（2）主动脉粥样硬化。

（3）遗传因素和结缔组织疾病。

（4）先天性心血管疾病。

（5）怀孕。

（6）损伤。

（7）罕见因素：梅毒、心内膜炎、系统性红斑狼疮等。

（三）临床表现

1.疼痛

主动脉夹层动脉瘤患者在急性期突发前，胸后背或腹部剧烈疼痛，多为撕裂样或刀割样，呈持续性，难以忍受。

2.高血压

95%以上的患者可伴有高血压，出现脸色惨白、尿量减少、四肢冰冷等外周灌注不良的表现。

3.破裂症状

患者很快处于休克或临终状态。

4.主动脉瓣关闭不全

病情严重时，患者有急性左心衰竭的表现，如呼吸困难、咳粉红色泡沫痰等。

（四）治疗方法

保守治疗、介入治疗和外科手术治疗。

1.非手术疗法

控制疼痛，降低血压及心室收缩速率，防止夹层进一步扩展和破裂。

2.手术治疗

主动脉夹层腔内隔绝术或人工血管移植术。

二、CTA检查或特殊治疗沟通重点

1.检查目的

CTA检查是主动脉夹层动脉瘤的首选检查方法，能准确发现病变的范围及诸动脉分支的受累情况，并可发现内膜破裂口、心包和胸腔积液等继发病变。

2.检查方法

通过造影剂在CT机下观察主动脉的情况。

3.检查适应证

血管疾病。

4.检查前的注意事项

（1）询问患者有无禁忌证及过敏史。

（2）告知危险并家属签字。

（3）有家属陪同，危重患者需专人护送。

5.检查后的注意事项

（1）检查后可正常进食。

（2）多饮水，及早将造影剂排出体外。

三、用药指导——硝普钠注射液

1.适应证

用于高血压急症，如高血压危象、高血压脑病、恶性高血压、嗜铬细胞瘤手术前后阵发性高血压等的紧急降血压，也用于外科麻醉期间进行控制性降压，用于急性心力衰竭，包括急性肺水肿。

2.用法与用量

成人常用量静脉滴注，开始每分钟为0.5μg/kg（按体重计算），根据治疗反应以每分钟0.5μg/kg递增，逐渐调整剂量，常用剂量为每分钟3μg/kg（按体重计算）。极量为每分钟10μg/kg（按体重计算），总量为3.5mg/kg（按体重计算）。

3.不良反应

（1）血压下降过快、过剧，可出现眩晕、大汗、头痛、肌肉抽搐、神经紧张或焦虑、烦躁、胃痛、反射性心动过速或心律不齐，症状的发生与静脉滴注给药速度有关，与总量关系不大。

（2）头痛：头痛于用药后立即发生，可为剧痛或呈持续性。

（3）低血压反应：恶心、呕吐、虚弱、出汗、苍白和虚脱。

4.注意事项

（1）下列情况慎用：①脑血管或冠状动脉供血不足；②麻醉中控制性降压时，应先纠正贫血或低血容量；③脑病或其他颅内压增高；④肝、肾功能不全；⑤甲状腺功能过低；⑥肺功能不全；⑦维生素B_{12}缺乏。

（2）本品不可静脉注射，应缓慢静脉滴注或使用微量输液泵。

（3）在用药期间，应经常监测血压。急性心肌梗死患者使用本品时需监测肺动脉舒张压或嵌压。

（4）药液有局部刺激性，谨防外渗。

（5）如静脉滴注已达每分钟10μg/kg，经10分钟降压仍不满意，应考虑停用本品。

（6）左心衰竭伴低血压时，应用本品需同时加用心肌正性肌力药，如多巴胺或多巴酚丁胺。

四、心理指导

（1）患者突然发病并有剧烈的撕裂样疼痛，监护室的设备、仪器以及绝对卧床休息使患者产生极度恐惧和焦虑，而情绪的波动可使心率加快，血压升高，不利于病情稳定。

（2）创造安静、舒适的环境，做好安慰和解释工作；疼痛剧烈时给予镇痛剂，烦躁不安时给予镇静剂；解除患者的紧张和疑虑，减少探视，使患者的生理、心理处于最佳状态，配合治疗护理。

五、转科指导

（1）评估患者的病情、自理能力、合作程度及心理状态。

（2）家属签署患者转运知情同意书，做好急诊绿色通道的优先原则介绍。

（3）做好转科前的准备工作：①立即做好术前准备：备皮、抽血、备血、导尿及各种皮试、更衣等。②遵医嘱迅速建立静脉通道，可根据病情遵医嘱给予镇痛药。③体位与休息：绝对卧床休息、暂停翻身，避免情绪激动，不随意搬动患者，防止夹层破裂。保证充足的睡眠，有助于控制血压。④住院证的办理、相关资料的复印，电话通知手术室（心外科、血管科）和电梯做好接收患者的充分准备。⑤患者转科前的健康指导，术前准备和保守治疗的注意事项。

（4）安全护送：①备齐抢救药品、物品；②吸氧，静脉输液通畅，管路安全固定；③严密监测患者的生命体征，观察其意识、瞳孔；④必须由1名医生、1名护士和1名护工护送。

第三节 急性心肌梗死的急救护理

一、疾病知识

（一）定义

心肌梗死是心肌长时间缺血导致的心肌细胞死亡。在冠状动脉病变的基础上，发生冠状动脉血供急剧减少或中断，使相应心肌严重而持续地急性缺血导致心肌细胞死亡，可发生心律失常、休克或心力衰竭，属急性冠脉综合征（Acute Coronary Syndromes，ACS）的严重类型。

（二）病因

（1）不稳定的冠脉粥样硬化斑块破溃，继而出血和血栓形成，使血管腔完全闭塞。

（2）饱餐：特别是进食大量高脂饮食后，血脂增高、血黏度增高。

（3）重体力活动、情绪激动、血压剧升或用力排便。

（4）休克、脱水、出血、外科手术或者严重心律失常。

（三）临床表现

1.先兆表现

乏力、胸部不适、烦躁、心悸、气急、心绞痛等，心绞痛发作频繁，程度重，时间长，含硝酸甘油无效。

2.症状

（1）疼痛：疼痛是最早出现的最突出症状，为心前区压榨样、憋闷感或缩窄样的疼痛，常放射至左肩、左背，可持续数小时或数天，休息和服用硝酸甘油不缓解。

（2）心律失常：24小时内最多见，以室性心律失常最常见，室颤常为急性心肌梗死早期的主要死因。

（3）胃肠道症状：疼痛剧烈时常伴恶心、呕吐、上腹胀痛。

（4）心力衰竭：主要为急性左心衰竭，表现为端坐呼吸、咳嗽咳痰、烦躁等。

（5）心源性休克：心源性休克为广泛心肌坏死、心排血量急剧下降所致，表现为烦躁不安、面色苍白、皮肤湿冷、大汗淋漓、意识不清甚至昏厥。

（四）治疗方法

（1）药物治疗。

（2）早期再灌注治疗：①溶栓治疗；②急诊经皮冠状动脉腔内成形术（急诊PCI）；③急诊冠状动脉搭桥术（急诊CABG）。

二、用药指导

（一）拜阿司匹林

1.适应证

不稳定型心绞痛、急性心肌梗死、预防心肌梗死复发、动脉血管手术后。

2.用法与用量

不可空腹服用，宜在饭后温水送服，整片吞服或嚼服，100mg/d。

3.不良反应

（1）胃肠道反应，包括恶心、呕吐、腹泻。

（2）出血，可引起贫血、黑便。

（3）引起痛风发作。

4.注意事项

（1）用药过程中注意观察有无出血倾向。

（2）遵医嘱按时按量服用药物。

（二）硝酸酯制剂

1.适应证

冠心病、心力衰竭、高血压危象及围术期高血压。

2.用法与用量

（1）硝酸甘油：舌下含服，0.25 ~ 0.5mg；静脉滴注，5mg加入5%的葡萄糖（或者0.9%的氯化钠）中静脉滴注，开始剂量为5μg/min，每3 ~ 5分钟增加5μg/min。

（2）硝酸异山梨酯：舌下含服，5mg。

（3）单硝酸异山梨酯：口服，每次20mg。

3.不良反应

（1）头痛、潮红。

（2）偶有眩晕、虚弱、心悸和其他体位性低血压的表现。

（3）治疗剂量时容易引起低血压，表现为恶心、呕吐、虚弱、出汗、面色苍白、身体虚弱。

（4）心动过速。

4.注意事项

（1）用药后观察患者的胸痛情况是否缓解。

（2）硝酸甘油静脉滴注应控制速度，患者和家属不可擅自调节滴数，以防低血压发生。

（3）告知患者用药后可出现面部潮红、头部胀痛、头晕、心动过速、心悸等不适，是用药后血管扩张所致，停药后症状可消除，从而解除患者的顾虑。

（4）避光、密封阴凉处保存，硝酸甘油滴注的过程中注意避光。

（5）使用过程中严密观察患者生命体征的变化，尤其是血压。

三、心理护理

（1）疼痛发作时应有专人陪伴，允许患者表达内心感受，给予心理护理，增强患者战胜疾病的信心。

（2）向患者讲明住进冠心病监护病房后病情的任何变化都在医护人员的严密监护下，并能得到及时的治疗，最终会转危为安，以缓解患者的恐惧心理。

（3）简明扼要地解释疾病过程与治疗配合，说明不良情绪会增加心肌耗氧量而不利于病情的控制。

（4）医护人员工作应紧张有序，避免忙乱而带给患者不信任感和不安全感。

（5）将监护仪的报警声尽量调低，以免影响患者休息，增加患者的心理负担。

（6）烦躁不安者可肌内注射地西泮注射液使患者镇静。

四、转科指导

（1）评估患者的病情、自理能力、合作程度及心理状态。

（2）家属签署患者转运知情同意书，做好急诊绿色通道的优先原则介绍。

（3）做好转科前的准备工作，如住院证的办理、相关资料的复印，电话通知冠心病监护病房和电梯做好接收患者的充分准备。

（4）安全护送：①备齐抢救药品、物品（心电监护仪、除颤仪）；②吸氧，静脉输液通畅，管路安全固定；③严密监测心电监护，及时发现心率和心律的变化；④必须由1名医生、1名护士和1名护工护送。

五、出院指导

（1）根据自身情况选择合适的运动方式（步行、体操、太极拳等），适当进行体力活动和锻炼，可促进血液循环，恢复体力，改善心功能。活动应循序渐进，如运动过程中出现面色苍白、呼吸困难、心悸气短、脉搏增快、胸闷、胸痛等不适症状，应停止活动并及时就诊。

（2）合理调整饮食，以清淡易消化为宜，多进食新鲜水果、蔬菜和高纤维食物，养成良好的饮食习惯，少食用高脂、高胆固醇食物。忌烟、酒、咖啡、浓茶、辛辣等刺激性食物。

（3）养成有规律的起居生活习惯，保持情绪稳定。避免各种诱因，建议患者家属积极参与康复指导，帮助患者正确面对疾病，树立战胜疾病的信心和勇气。

（4）保持大便通畅。过度用力排便使心脏负荷明显增加，加重心脏缺氧而容易发生意外。必要时给予药物通便。

（5）按时服药，定期检查。随身携带硝酸甘油片以备急用，如出现心绞痛发作次数增加，持续时间延长，疼痛程度加重，含服硝酸甘油片无效时，应急呼"120"救助及时就诊。

第四节 急性脑卒中的急救护理

一、疾病知识

（一）定义

急性脑卒中是由于脑部血管突然破裂或因血管阻塞导致血液不能流入大脑而引起脑组织损伤的一组疾病，包括缺血性卒中和出血性卒中。

（二）病因

（1）血管性危险因素。

（2）性别、年龄、种族等因素。

（3）不良生活方式，如吸烟、不健康的饮食、肥胖、缺乏适量运动、过量饮酒和高同型半胱氨酸；患者自身存在的基础疾病，如高血压、糖尿病和高脂血症。

（三）临床表现

（1）一侧脸部、手臂或腿部突然感到无力麻木或突然发生口眼㖞斜、半身不遂，猝然昏仆、不省人事。

（2）意识不清、说话或理解困难，单眼或双眼视物困难。

（3）行走困难、眩晕、失去平衡或协调能力。

（4）无原因的严重头痛、昏厥等。

（四）神经功能障碍分类

根据脑动脉狭窄和闭塞后神经功能障碍的轻重和症状持续时间，分4种类型。

1.短暂性脑缺血发作（Transient Ischemic Attacks，TIA）

颈内动脉缺血表现，如突然肢体运动障碍和感觉障碍、失语，单眼短暂失明等，少有意识障碍。椎动脉缺血表现，如眩晕、耳鸣、听力障碍、复视、步态不稳和吞咽困难等。

2.可逆性缺血性神经功能障碍（Rreversible Ischemic Neurologic Deficit，RIND）

与TIA基本相同，但神经功能障碍持续时间超过24小时，脑部可有小的梗死灶，大部分为可逆性病变。

3.脑卒中预兆

（1）头晕，特别是突然感到眩晕。

（2）肢体麻木，突然感到一侧面部麻木或手脚麻木，舌麻、唇麻。

（3）暂时性吐字不清或讲话不灵。

（4）肢体无力或活动不灵。

（5）与平时不同的头痛。

（6）不明原因突然跌倒或晕倒。

（7）短暂意识丧失或个性和智力的突然变化。

（8）全身明显乏力，肢体软弱无力。

（9）恶心呕吐或血压波动。

（10）整天昏昏欲睡，处于嗜睡状态。

（11）一侧肢体不自主地抽动。

（12）双眼突感一时看不清眼前出现的事物。

4.完全性卒中（Complete stroke，CS）

症状较TIA和RIND严重，不断恶化，常有意识障碍。脑部出现明显的梗死灶。

（五）治疗方法

药物治疗、溶栓治疗、手术治疗。

二、用药指导

（一）尿激酶

1.适应证

急性期脑血管栓塞、急性广泛性肺栓塞、冠状动脉栓塞、急性心肌梗死、视网膜动脉栓塞和髂–股静脉血栓形成者、人工心脏瓣膜手术后预防血栓形成。

2.用法与用量

静脉滴注，尿激酶100万～150万U溶于生理盐水100～200mL，持续静脉滴注30分钟。

3.不良反应

（1）使用剂量较大时，少数患者可能有出血现象。

（2）少数患者可出现过敏反应。

（3）发热。

4.注意事项

（1）严密监测生命体征和神经功能变化。

（2）用药过程中注意观察有无出血倾向。

5.禁忌证

（1）既往有颅内出血。

（2）近3个月内有脑梗死和心肌梗死史。

（3）严重心、肝、肾功能不全和严重糖尿病患者。

（4）体检发现有活动性出血或外伤（如骨折）。

（5）已口服抗凝药INR＞1.5，48小时内接受过肝素治疗（AFIT超出正常范围），血小板计数低于100×10^9/L，血糖＜2.7mmol/L，血压：收缩压＞180mmHg，舒张压＞100mmHg。

（6）妊娠。

（二）拜阿司匹林

1.适应证

不稳定型心绞痛、急性心肌梗死、预防心肌梗死复发、动脉血管手术后。

2.用法与用量

不可空腹服用，宜在饭后温水送服，整片吞服或嚼服，100mg/d。

3.不良反应

（1）胃肠道反应：恶心、呕吐、腹泻。

（2）出血：贫血、黑便。

（3）引起痛风发作。

4.注意事项

（1）用药过程中注意观察有无出血倾向。

（2）遵医嘱按时按量服用药物。

三、手术治疗

1.颈动脉内膜切除术

适用颈内动脉颅外段严重狭窄（狭窄程度超过70％），狭窄部位在下颌骨角以下。颈内动脉完全性闭塞24小时以内也可考虑手术，闭塞超过24～48小时，已发生脑软化者，不宜手术。

2.颅外-颅内动脉吻合术

颅外-颅内动脉吻合术对预防TIA发作效果较好。可选用颞浅动脉-大脑中动脉吻合、枕动脉-小脑后下动脉吻合、枕动脉-大脑后动脉吻合术等。

四、特殊检查或特殊治疗沟通重点

1.CT检查

CT检查是目前诊断出血性脑卒中最安全、可靠的检查手段，可直观反映血肿的形态、扩展方向、破入脑室的程度及其导致脑水肿、脑结构移位的情况。

2.脑血管造影

脑血管造影可以显示不同部位脑动脉狭窄、闭塞或扭曲。颈动脉起始段狭窄时，造影摄片时应将颈部包含在内。

3.高分辨磁共振成像（High Resolution Magnetic Resonance Imaging，HRMRI）

HRMRI可以显示颈动脉全程，更有助于对粥样斑块病理成分的分析。

4.颈动脉B型超声检查和经颅多普勒超声（Trans Cranial Doppler，TCD）探测

颈动脉B型超声检查和经颅多普勒超声（TCD）探测为无创检查，可作为诊

断颈内动脉起始段和颅内动脉狭窄、闭塞的筛选手段。

五、心理指导

（1）积极主动地给予患者心理疏导，安慰患者，消除不良情绪刺激。

（2）与患者进行交谈，采取倾听、疏导、启发、劝解等方法，为患者提供情感支持。

（3）指导患者进行肢体的摆放，如翻身、坐立、坐到站、站立平稳、步行训练等，培养患者良好的行为习惯，坚持训练、积极配合治疗，就会取得良好的康复效果。

六、转科指导

（1）评估患者的病情、自理能力、合作程度及心理状态。

（2）家属签署患者转运知情同意书，做好急诊绿色通道的优先原则介绍。

（3）做好转科前的准备工作，如住院证的办理、相关资料的复印，电话通知神经内科和电梯做好接收患者的充分准备。

（4）患者转科前的健康指导，术前准备和保守治疗的注意事项。

（5）安全护送：①备齐抢救药品、物品；②吸氧，静脉输液通畅，管路安全固定；③严密监测生命体征，观察意识、瞳孔和肢体活动等情况，做好血压及心电监护；④必须由1名医生、1名护士和1名护工护送。

第五节　急性呼吸衰竭的急救护理

一、疾病知识

（一）定义

急性呼吸衰竭是指各种原因引起的肺通气和（或）肺换气功能严重障碍，以致在静息状态下不能维持足够的气体交换，导致低氧血症伴或不伴高碳酸血症，进而引起一系列病理生理改变和相应临床表现的综合征。

（二）病因

1.呼吸道阻塞性病变

呼吸道阻塞性病变引起通气不足，发生缺氧和二氧化碳潴留。

2.肺组织病变

肺组织病变可引起肺容量、通气量、有效弥散面积减少。

3.肺血管疾病

肺血管栓塞、肺梗死等，使部分静脉血流入肺静脉，发生缺氧。

4.胸廓与胸膜病变

胸廓病变与胸膜病变影响胸廓活动和肺脏扩张，导致通气减少，吸入气体不匀，影响换气功能。

5.神经、肌肉疾病

脑血管病变、脑炎、脑外伤、药物中毒等直接或间接抑制呼吸中枢，重症肌无力损害呼吸动力引起通气不足。

（三）分类

1.按动脉血气分析分类

（1）Ⅰ型呼吸衰竭：缺氧无CO_2潴留。

（2）Ⅱ型呼吸衰竭：缺氧和CO_2潴留的程度是平行的，缺氧更为严重。

2.按病程分类

（1）急性呼吸衰竭：是指引起通气或换气功能严重损害，如脑血管意外、药物中毒抑制呼吸中枢、呼吸肌麻痹、肺梗死、急性呼吸窘迫综合征等，如不及时抢救，会危及患者生命。

（2）慢性呼吸衰竭：多见于慢性呼吸系统疾病，如慢性阻塞性肺病、重度肺结核等，虽有缺氧，或伴CO_2潴留，但通过机体代偿，仍能从事日常活动。

（四）临床表现

1.呼吸困难

呼吸困难是呼吸衰竭最早出现的症状。

2.发绀

发绀是缺氧的典型症状。

3.精神神经症状

意识淡漠、肌肉震颤或扑翼样震颤、间歇抽搐、昏睡甚至昏迷等，则提示发生肺性脑病。

4.循环系统症状

循环系统症状引起肺动脉高压，诱发右心衰竭。

（五）治疗方法

药物治疗、氧气治疗、机械通气、抗感染治疗。

二、特殊检查沟通重点

1.血气分析

静息状态吸空气时，动脉血氧分压（PaO_2）<8.0kPa（60mmHg）、动脉血二氧化碳分压（$PaCO_2$）>6.7kPa（50mmHg）为Ⅱ型呼吸衰竭，单纯动脉血氧分压降低则为Ⅰ型呼吸衰竭。

2.痰液检查

痰涂片与细菌培养的检查结果有利于指导用药。

3.肺功能检查

有助于判断原发疾病的种类和严重程度。

4.胸部影像学检查

胸部X线、胸部CT、胸部磁共振。

5.纤维支气管镜检查

纤维支气管镜检查对明确大气道情况和病理学证据具有重要意义。

三、用药指导

（一）呼吸兴奋剂

1.适应证

（1）高碳酸血症。

（2）服用安眠药抑制呼吸。

（3）睡眠呼吸暂停综合征。

（4）特发性肺泡低通气综合征。

2.用法与用量

可皮下、肌内、静脉注射给药，成人剂量为每次0.25～0.5g，极量为每次1.25g，小儿剂量为每次75～175mg，可静脉滴注5%的葡萄糖500mL＋尼可刹米4～8支（0.375g/支），20～30滴/分。

3.不良反应

（1）面部刺激症、烦躁不安、肌肉抽搐、恶心、呕吐，大剂量时可出现多汗、恶心、血压升高、心动过速、心律失常、肌肉震颤、僵直等。

（2）中毒时可出现惊厥，继之则中枢抑制。

4.禁忌证

（1）已应用机械通气的患者。

（2）由气道阻塞、胸廓畸形、呼吸肌无力、气胸等引起的呼吸衰竭。

（3）弥漫性肺纤维化、哮喘、肺栓塞、神经肌肉功能障碍所致的呼吸衰竭。

（4）脑缺氧、脑外伤、脑水肿等诱发的惊厥发作。

5.注意事项

（1）应在保持呼吸道通畅、减轻呼吸肌阻力的前提下使用。

（2）应用在抢救呼吸衰竭时，除针对病因外，应采取综合措施，包括控制呼吸道感染、消除呼吸道阻塞、适当给氧、纠正酸碱失衡和电解质紊乱及人工呼吸机的应用。

（3）严密观察药物是否有效，有无中毒。

（4）持续应用会产生耐药现象，一般应用3～5天，或给药12小时，间歇12小时。

（二）利尿剂

1.适应证

（1）水肿患者。

（2）高血压患者。

（3）肾功能衰竭患者。

2.用法与用量

静脉注射，治疗急性左心衰竭时，起始40mg静脉注射，必要时每小时追加80mg。

3.不良反应

（1）常见的不良反应与水、电解质紊乱有关，尤其是大剂量长期使用时，如体位性低血压、休克、低血钾、低氯血症、低钙血症引起的口渴、乏力、肌肉酸痛、心律失常等。

（2）少见的不良反应是过敏反应。

（3）大剂量静脉注射可有耳鸣、听力障碍等。

4.禁忌证

孕妇及哺乳期的妇女禁用，本品可通过胎盘屏障致胎儿肾盂积水，流产和胎儿死亡率升高。

5.注意事项

（1）正确使用利尿剂，注意药物的不良反应：利尿剂最主要的不良反应是低钾血症，从而诱发心律失常和洋地黄中毒，低血钾表现为乏力、腹胀、肠鸣音减弱，心电图U波增高。

（2）服用利尿剂时要多补充含钾的食物，如鲜橙汁、西红柿、柑橘、香蕉、枣、杏、无花果、马铃薯、深色蔬菜等。

（3）口服补钾宜在饭后，以减轻胃肠道的不适。

（4）利尿剂选择的时间应该在早晨或者日间，避免夜间排尿过勤影响患者休息。

四、心理护理

（1）对于意识清醒的患者，应多与其交谈，了解患者的心理动态，以耐心、细致的护理工作取得患者的信任和合作。

（2）向患者和家属解释治疗的目的、过程和手续。鼓励患者缓慢深呼吸，以协助其放松。指导呼吸锻炼，教会患者有效咳嗽、叩击排痰、体位引流、缩唇呼吸法、腹式呼吸法。尽量减少外在环境和不必要的刺激。

（3）在家属的配合下，帮助患者克服不良情绪，树立战胜疾病的信心。

五、转科指导

（1）评估患者的病情、自理能力、合作程度及心理状态。

（2）家属签署患者转运知情同意书，做好急诊绿色通道的优先原则介绍。

（3）做好转科前的准备工作，如住院证的办理、相关资料的复印，电话通知呼吸科和电梯做好接收患者的充分准备。

（4）安全护送：①备齐抢救药品、物品（心电监护仪、除颤仪）；②氧疗护理：持续低流量、低浓度给氧，氧流量为1~2L/min，浓度为25%~29%，防止肺性脑病；③静脉输液通畅，管路安全固定；④严密监测心电监护波形，及时发现心率和呼吸的变化；⑤必须由1名医生、1名护士和1名护工护送。

第二章　心血管系统危急重症的急救护理

第一节　急性冠状动脉综合征的急救护理

一、概述

急性冠脉综合征（Acute Coronary Syndromes，ACS）是冠心病的急症，临床上包括不稳定型心绞痛、非ST段抬高型心肌梗死（Non-ST Segment Elevated Myocardial Infarction，NSTEMI）和ST段抬高型心肌梗死（ST Segment Elevated Myocardial Infarction，STEMI）。

二、病情评估

1.主要症状

（1）先兆：约半数患者在发病前有前驱症状，如乏力、气短、频发心绞痛等。

（2）心前区疼痛：突然发生，表现为胸骨后或心前区的压榨样疼痛，持续数分钟至数十分钟，休息或含硝酸甘油不能缓解。

（3）恶心、呕吐、上腹疼痛。

（4）低血压或休克：疼痛常伴有血压下降，部分患者出现休克表现。

（5）呼吸困难、发绀、烦躁，重者可发生肺水肿或心力衰竭。

（6）猝死：ACS最严重的一种临床表现。

2.体征

（1）心率加快或减慢，心尖区第一心音减弱，可出现第四心音或奔马律。

（2）心电图的改变：NSTE-ACS表现为T波改变（高尖、低平或者倒置）和（或）ST段压低>0.05mV；STE-ACS表现为至少两个相关导联ST段抬高>0.1mV和（或）T波改变。

（3）心肌酶标记物TnI/TnT一般在发病2~4小时升高，10~24小时达到高峰；CK-MB则在发病3~4小时开始升高，10~24小时达高峰值。

三、急救护理

（一）建立静脉通路

用18G或20G套管针在近心端的大静脉做静脉留置，滴速<40滴/分。

（二）按医嘱用药

1.扩血管药物

可用硝酸甘油，每5分钟舌下含服0.4mg，可反复应用3次。必要时给予静脉制剂。

2.镇静镇痛药

成人剂量，哌替啶一般给予50~75mg肌内注射，吗啡5~10mg皮下或静脉注射；对于烦躁不安者，可适当给予安定10mg静注或肌内注射。

3.β受体阻滞剂

如患者没有低血压、心动过缓、房室传导阻滞等禁忌都应口服β受体阻滞剂。

4.抗栓药物

急性期治疗，伊诺肝素优于普通肝素。

5.抗血小板治疗

症状出现后应尽早使用阿司匹林，不能耐受阿司匹林的患者应使用氯吡格雷。对早期保守治疗的患者应在阿司匹林的基础上开始氯吡格雷治疗。

6.溶栓药物

以纤维蛋白溶酶激活剂激活血栓中纤维蛋白溶酶原，使其转变为纤维蛋白溶酶而溶解血栓。

（三）早期介入治疗

对有早期介入治疗指征的患者应尽快做好介入治疗前准备。

（四）急诊冠脉搭桥术

急诊CABG适用于无法进行溶栓或PCI治疗的患者。

（五）临床观察

（1）常规12导联心电图持续监测，密切观察心率、心律、呼吸、血压、意识变化。

（2）观察胸痛的性质及有无缓解。

（3）观察动态心肌酶谱的变化。

（4）观察尿量，记录24小时出入量。

（六）药物观察内容

（1）使用扩血管药（如硝酸甘油、硝普钠等）时注意疗效和不良反应，并根据血压及时调节药物浓度。

（2）吗啡或哌替啶有呼吸抑制作用，吗啡同时有降血压作用，应严密观察呼吸、血压。

（3）应用溶栓药物时，要随时观察患者有无出血的症状和体征，尤其应注意有无颅内出血的表现，定时监测血小板，检查凝血酶原时间、凝血谱指标等。

（七）并发症的观察及预防

1.心律失常

常见的有室性期前收缩、室性心动过速、心室颤动、阵发性室上性心动过速、房室传导阻滞等，严密观察及早发现，并做好除颤准备。

2.心力衰竭

主要是急性左心衰竭，严重者可发生急性肺水肿，早期表现有夜间阵发性呼吸困难，或突发气促、发绀、心尖部奔马律等。

3.心源性休克

患者可出现血压下降、脉率增快、面色苍白、尿量减少到小于20mL/h等，应适当补充血容量，根据病情可酌用多巴胺、多巴酚丁胺等升压药和硝普钠、硝酸甘油等血管扩张剂。

（八）一般护理

（1）绝对卧床休息，予单人房间，保持环境安静。

（2）给氧：对于所有AMI（Acute Myocardial Infarction ，急性心肌梗死）患者，动脉血氧饱和度（SaO$_2$）<90%，入院后6小时内常规用氧，氧流量为3～6L/min。对于伴有心力衰竭、心源性休克或严重心律失常者，可采用高浓度面罩给氧。

（3）做好心理护理，避免情绪激动，预防并消除紧张情绪。

（4）饮食宜清淡易消化，忌饮食过饱和油腻食物，忌烟酒。保持大便通畅，如便秘可用缓泻剂，避免排便过度用力或屏气发生意外。

第二节　心搏骤停与心肺脑复苏技术

一、心搏骤停概述

心搏骤停是指各种原因引起的心脏突然停止跳动，丧失泵血功能，导致全身各组织缺血、严重缺氧。

心搏骤停是临床上最危急的情况，心肺复苏术（Cardio Pulmonary Resuscitation，CPR）是最初的急救措施。一般认为，完全缺血缺氧4～6分钟脑细胞就会发生不可逆的损害。

1.原因

心肺复苏指南中指出：引起心搏骤停且易逆转的常见原因概括为5-H，5-T，即：

（1）低血容量——hypovolemia。

（2）缺氧——hypoxia。

（3）酸中毒——hydrogenion-acidosis。

（4）低/高血钾——hypo-/hyperkalemia。

（5）低体温——hypothermia。

（6）毒物/药物中毒——tablets/drug overdose。

（7）心包填塞——tamponade cardial。

（8）张力性气胸——tension pneumothorax。

（9）血栓-冠状动脉——thrombosis coronary。

（10）血栓-肺——thrombosis pulmonary。

2.急救措施

（1）评估：意识突然丧失、大动脉搏动消失（判断心搏骤停主要依据）。如在心电监护状态心搏骤停有以下3种心电图表现：①心电静止，心电图呈一直线；②心室颤动；③心-电机械分离。

（2）确认患者的心搏呼吸停止，立即平卧置复苏体位，呼叫来人，实施CPR。

（3）开放气道，包括仰头抬颏法、下腭突出法（疑颈椎受伤时使用）。

（4）判断呼吸：在畅通呼吸道后，用看、听、感觉同时判断呼吸，时间不超过10秒。

（5）人工呼吸：口对口人工呼吸2次（现场急救徒手抢救时的首选方法）。在医院或有条件时可选用袋-活瓣-面罩呼吸囊（BVM）或立即气管插管使用人工呼吸机，CPR时主张较少的潮气量。①没有辅助给氧时，潮气量应为10mL/kg（700～1000mL）。②辅助给氧时（$FiO_2 \geq 40\%$），潮气量应为6～7mL/kg（400～600mL）。

（6）判断颈动脉搏动：10秒之内（5～10秒）无搏动立即心脏按压30次。

（7）电击除颤：当心搏骤停或室颤时立即给予单相波360J、双相波150J电击除颤，电击后立即心脏按压2分钟再评估。

（8）心电监护。

（9）建立静脉通道：首选近心端或中心静脉给药，其次行气管内给药，给药剂量是静脉的2～2.5倍。

（10）常用复苏药物：①心搏骤停的首选药物为肾上腺素1mg，静脉注射，3～5分钟可重复使用，当室颤和无脉搏性室速除颤后可选用加压素40U，静脉注射，只用1次量。②对于室性心律失常，首选药物为利多卡因1.0～1.5mg/kg，静脉注射，维持量为1～3mg/min。注意利多卡因过量会出现反应迟钝、烦躁、抽搐以及心率变慢等。③顽固性室颤可用胺碘酮300mg，静脉注射，维持量为1mg/min，微量注射泵维持6小时后再减为0.5mg/min，静脉维持18小时。④对于尖端扭转型室速或疑有低血镁或难治性室颤，用硫酸镁1～2g，静脉注射。⑤纠正酸中毒和高血钾，用碳酸氢钠125mL（成人），根据血气分析调节用量。多种药物静脉维持时注意配伍禁忌，碳酸氢钠和肾上腺素不能同时在同一条静脉上使用。⑥调节血压：按医嘱使用多巴胺、阿拉明等。使用升压药时注意局部渗出和管道通畅情况，有无红、肿、热、痛和皮肤苍白。

（11）寻找引起心搏骤停的常见原因并对症处理，如低血容量、低血钾、低体温、中毒、心包填塞、气胸、缺氧、肺动脉栓塞、冠状动脉栓塞等。

（12）脑复苏：①首先头部置冰帽、全身大血管处冰敷，必要时人工冬眠，保持亚低温状态，体温调节为33～35℃，以降低脑耗氧。②按医嘱使用甘露醇、激素、利尿剂及改善脑细胞代谢的药物。老年人应慎用甘露醇脱水，因可引起不可逆的肾功能损害，故使用过程中应严密观察肾功能。

（13）监测生命体征：重点观察心律失常情况，持续监测体温、脉搏、呼吸、血压、心率和血氧饱和度。留置导尿，观察和记录每小时尿量，严密记录24小时出入量。

（14）抢救过程应及时记录，包括复苏开始时间、用药、抢救措施、病情变化及各种参数。

（15）并发症的观察和预防：

①心律失常：严密监测心率、心律的变化，有无多源性室性早搏、RonT、室性早搏二联律及三联律、室性心动过速等现象，一旦发现及时处理。

②弥散性血管内凝血（Disseminated Intravascular Coagulation，DIC）：严密观察口腔黏膜、皮肤的出血点，注意监测实验室结果，如凝血酶原时间、凝血谱等项目。

③多脏器功能衰竭（Multiple Organ Failure，MOF）：严密观察呕吐物、大便的次数及性状，注意应激性溃疡的发生，一般因缺氧引起的消化道出血在多脏

器功能衰竭中最早出现。注意球结膜水肿的情况，同时严密观察心、肺、肾等功能。

④感染：加强皮肤、呼吸道、泌尿道的护理，严格无菌操作。

（16）评估复苏是否有效：①面色、指甲、口唇发绀是否改善或消失；②观察瞳孔有无缩小及对光反应；③有无反射（睫毛、吞咽反射）；④有无自主呼吸；⑤心电图波形。

二、心肺脑复苏

心肺复苏（CPR）术是针对呼吸、心搏停止所采取的抢救措施，包括基础生命支持（Basic Life Support，BLS）、进一步生命支持（Advanced Life Suppot，ALS）和持续生命支持（Prolonged Life Support，PLS）三部分。而复苏的最终目的是脑功能的恢复，故心肺复苏（CPR）又发展成心肺脑复苏（Cardio-pulmonary-Cerebral Resuscitation，CPCR）。

口对口呼吸法、胸外心脏按压法和体外电击除颤法构成了现代心肺复苏的三大要素。

（一）基础生命支持

基础生命支持又称初级复苏或现场急救，即CPR中的A-B-C-D步骤。

（1）A——assessment＋airway（判断和畅通呼吸道）：A_1，评估意识；A_2，打开呼吸道，评估呼吸，用3L，即look，看胸廓有无起伏；listen，听呼吸气体声音；feel，感觉呼吸气流。

（2）B——breathing：给予正压呼吸。

（3）C——circulation：给予胸部按压。

（4）D——defibrillation：评估是VF或VT，是否需电击。

（5）给药途径

①静脉给药：首选途径，其特点是安全、方便、起效快。中心静脉或颈外静脉为首选，其次为肘关节或以上部位静脉，手背或足背部位静脉不宜使用。

②气管内给药：是其次，在院前急救或无合适的静脉通道条件下给药，剂量是静脉给药的2～2.5倍，常用药物为肾上腺素、阿托品、利多卡因等。方法：将所需的药物稀释到10mL，通过气管导管注入气管内，立即挤压人工呼吸囊或接

上人工呼吸机，使药液尽快到达肺泡进入肺循环。

③骨髓内给药：对于6岁或6岁以下的小儿，如果未能在30～60秒静脉穿刺成功，可施行骨髓穿刺进行骨髓内给药。

④心内给药：目前不主张使用。

（二）进一步生命支持

ALS是在BLS基础上应用辅助设备及特殊技术，建立和维持有效的通气和血液循环，建立有效的静脉通路，识别及治疗心律失常，改善并保持心肺功能及治疗原发病。

1.A——airway（建立人工气道）

尽快给予呼吸道的器材。呼吸道的器材有口咽通气管、鼻咽通气管、环甲膜穿刺、气管插管等。

（1）气管插管：尽早尽快地气管插管可确保氧疗，且有助于防止误吸，利于气道吸引和使用多种通气方式及气管内给药。气管插管最好在30秒内完成，停止心肺复苏时间不超过10秒。

（2）环甲膜穿刺：当用各种方法都不能缓解气道阻塞且又情况紧急时，可用粗针头经环甲膜穿刺后维持通气。

2.B——breathing（呼吸支持）

呼吸道的器材适宜且固定妥善，并保证足够的有效通气及给氧量。

3.C——circulation（心脏循环支持）

除继续人工胸外心脏按压或使用机械胸外心脏按压器以外，应尽快建立静脉通道，心电监护以确认心律失常的种类，给予合适的治疗方式。

4.D——differential diagnosis

寻找原因，鉴别诊断，并立即处理。

5.给予合适的药物

即心搏骤停时使用的药物和抗心律失常药物。

6.纠正酸中毒和电解质紊乱

心搏骤停早期大多因通气障碍而引起呼吸性酸中毒，因此需加强通气。当有高血钾、血气分析为代谢性酸中毒时，或心搏骤停心肺脑复苏超过10分钟者，则考虑使用碳酸氢钠。碳酸氢钠的剂量宜小，可反复使用，按血气分析结果加以调节，其使用原则为延时、间歇、慎用。

7.脑缺氧的防治

一般采用低温疗法，尽早头部降温，配合体表降温，必要时采用冬眠合剂，使体温降至32～34℃，以降低脑细胞代谢，保护脑细胞。

8.纠正低血压和改善微循环

当自主循环恢复后，既要用升压药提高脏器灌注，也需要用扩血管药加大脉压，降低体循环血管阻力，减轻心脏负荷，改善微循环。

9.注意监测和防治多脏器功能衰竭

加强心律、心率、血流动力学、血气、体温、肝肾功能、血凝系统等的监测，尽早采取措施，及时处理，以防止MOF的发生。

（三）持续生命支持（PLS）

持续生命支持的重点是脑保护、脑复苏及复苏后疾病的防治。除此之外，还应严密监测心、肺、肝、肾、血液及消化器官的功能。

1.脑复苏

根据脑缺氧损害发生与发展的规律，脑复苏疗法主要针对四个方面，即降低脑细胞代谢率、加强氧和能量供给、促进脑循环及纠正可能引起继发性脑损害的全身和颅内的病理因素。

（1）维持血压：将血压维持在正常或稍高的水平，以恢复脑循环和改善周身组织灌注。

（2）呼吸管理：脑复苏患者一般采用气管插管人工呼吸机辅助呼吸，目前研究表明，不再主张过度通气，维持pH值和$PaCO_2$正常即可。

（3）亚低温：对防治脑水肿、降低颅内压非常重要，降温时间越早越好，1小时内降温效果最好，最好在复苏的5～30分钟内进行。

（4）应用脑复苏药物。

2.维持循环功能

进行心电、血压监护，密切观察心电图变化，发现心律失常及时处理；观察末梢循环、尿量等，必要时给予中心静脉压（Central Venous Pressure，CVP）监测。

3.维持呼吸功能

加强气道管理，保持呼吸道通畅，持续进行有效的人工通气，注意气道湿化和清除呼吸道分泌物，选择适合的通气模式与通气参数，进行血气监测，防治肺部感染，加强抗炎对症治疗，促进自主呼吸尽快恢复正常。

4.纠正酸中毒和电解质紊乱

根据动脉血气分析决定碳酸氢钠的用量，监测电解质，及时处理低钾和高钾，纠正低钙。

5.防治肾衰竭

应留置导尿管，观察尿液的颜色，监测每小时尿量，记录24小时进出量，定时检查血常规、尿素氮和血肌酐浓度、血电解质浓度。重要的是，心搏恢复后必须及时稳定循环、呼吸功能，纠正缺氧和酸中毒，从而预防肾衰竭的发生。

6.观察患者的症状和体征

观察患者的意识、瞳孔、自主呼吸恢复情况。如果患者的瞳孔对光反射恢复，角膜、吞咽、咳嗽等反射逐渐恢复，说明病情好转。

7.并发症的观察和预防

保持室内空气新鲜，病情许可时勤翻身、叩背，防止压疮的发生；注意口腔及眼部护理，防止继发感染；吸痰时严格无菌操作，以防继发肺部感染。

第三节　严重心律失常的急救护理

一、概述

心律失常是指心搏的速率和节律发生改变。严重心律失常是指由于心律失常而引起的严重血流动力学改变，并威胁患者的生命。常见的严重心律失常包括快速型心律失常中的阵发性室上性心动过速、阵发性室性心动过速、心室颤动、快速心房颤动、心房扑动等，缓慢型心律失常中的严重窦性心动过缓、高度窦房阻滞、二度Ⅱ型房室传导阻滞及完全性房室传导阻滞等。

二、病情评估

快速型心律失常可使心脏病患者发生心绞痛、心力衰竭、肺水肿、休克。缓慢型心律失常可发生阿-斯综合征，引起昏厥或抽搐。

1.主要症状

（1）头昏、乏力。

（2）心悸、胸闷、昏厥，甚至抽搐、昏迷等。

2.体征

（1）听诊：①心率加快或减慢；②心律不齐；③心音有杂音或奔马律。

（2）血压改变：快速性心律失常会引起血压下降。

（3）心电图改变：因心律失常的类型不同，通过12导联心电图检查了解心电图各波的形态、节律、频率与P-R间期等，以及P波与QRS的关系。

（4）有室早的Q-T间期延长综合征，易演变为室性心动过速或心室颤动，心肌梗死早期出现严重的室性早搏往往是心室颤动的先兆。

三、急救护理

（1）吸氧：保持呼吸道通畅，持续鼻导管或面罩吸氧，开始流量为4～6L/min，稳定后改为3～4L/min。观察氧疗情况，根据病情变化进行调节和记录。

（2）立即开通静脉通道，并确保通畅，给予静脉套管针留置，滴速<40滴/分。

（3）绝对卧床休息，去除诱发因素，保持病室安静。床边备除颤仪、起搏器、吸引器等抢救仪器和抢救药品，以备急用。

（4）床边全导联心电图监护记录。严密观察并记录动态心电监测变化，如心率、心律、血压、SPO$_2$变化及ST段改变，T波有无异常或出现Q波等，并做好电复律准备。

（5）根据医嘱正确及时地使用不同的抗心律失常药物。熟练掌握常用抗心律失常药的浓度、剂量、用法及药物的作用和不良反应。

（6）药物的观察：①利多卡因过量会出现反应迟钝、烦躁等意识改变以及抽搐、心搏变慢等；②胺碘酮会引起血管扩张、血压下降，应注意血压波动、Q-T间期延长；③使用硫酸镁、苯妥英钠时，应注意监测呼吸、血压、心率的变化。

（7）临床评估：①严密观察生命体征及意识情况，注意患者的症状持续时间和频繁程度，以及有无改善。如有意识丧失、心搏呼吸停止，应立即进行CPR。②心电监护：严密观察并记录动态心电监测变化，如心率、心律、血压变化及ST段改变，并做好电复律准备。③动态观察血气分析、电解质、心肌酶谱。

（7）做好心理护理，消除紧张、恐惧心理，避免情绪激动。

（8）并发症的观察与预防：①患者出现夜间阵发性呼吸困难或突发气促、发绀、心尖部奔马律等，常为心力衰竭的早期表现。②若患者出现血压下降、脉率增快、面色苍白、尿量减少（<20mL/h）等，应警惕心源性休克的发生。

四、急救措施

（一）室性心动过速、心室扑动和心室颤动的急救措施

1.电复律

当心室颤动、心室扑动或室性心动过速伴有低血压、休克、急性心肌梗死、心力衰竭和脑血流灌注不足时，应迅速电复律。

2.药物治疗

（1）胺碘酮：对于顽固性心室颤动、室性心动过速连续3次电击无效可优选胺碘酮。

（2）利多卡因：首次1～1.5mg/kg静脉推注，无效可重复给药50～75mg，继而1～3mg/kg，微泵静脉维持，总极量为3mg/kg。

（3）普鲁卡因胺：利多卡因无效可考虑使用，静注20～30mg/min，直至转为窦性心律，总极量为17mg/kg，或以1.0g溶于5％的葡萄糖溶液250mL中滴注，2～4mL/min，总量不超过1.0g。

（4）苯妥英钠：适用于洋地黄中毒引起的室性心动过速，以125～250mg稀释于20mL生理盐水缓慢静注。

（5）硫酸镁：适用于急性心肌梗死或高血压患者的尖端扭转型室性心动过速。以25％的硫酸镁10mL用生理盐水稀释至40mL，静脉缓慢注射。

（6）其他抗心律失常药物：慢心律、心律平（普罗帕酮）、溴苄铵等。

3.起搏治疗

室性心动过速如发生在心动过缓的基础上，如病窦综合征、完全性房室传导阻滞等，经安装起搏器起搏后可不再发作。

4.手术治疗

常规药物治疗无效者可考虑手术治疗，手术方式有心内膜心室切开术、心内膜切除术。

（二）心动过速的急救措施

（1）如心室率大于150次/分，准备立即电复律；如心室率小于150次/分，常不予立即电复律。

（2）心房颤动或心房扑动：①可静脉推注西地兰0.4mg，必要时1小时后可重复推注0.2～0.4mg，以减慢心室率；②胺碘酮和奎尼丁口服；③β受体阻滞剂，如心得安或异搏定5mg静脉推注，或普鲁卡因胺30mg/min静脉推注；④电复律：如心室率极快、药物治疗无效、循环不稳定、血压降低、出现重要器官低灌注状态时，可用胸外同步直流电击复律。

（三）阵发性室上性心动过速

（1）刺激迷走神经。①屏气法：深吸一口气后屏气，再竭力呼气，直至不能坚持屏气为止；②呕吐：用压舌板刺激患者咽喉部诱发呕吐；③压迫颈动脉窦：患者仰卧，头后仰，偏向按压对侧，用手指在颈部与甲状软骨上缘同水平扪得搏动最明显处，用手指向颈椎压迫，不能两侧同时按，每次不超过5～10秒；④压迫眼球：患者仰卧，以手指压迫一侧或两侧眼球约10秒，避免用力过猛，以免引起视网膜剥离，青光眼或高度近视者禁用。

（2）药物治疗。①心律平（普鲁帕酮）：适用于预激综合征伴室上性心动过速。②胺碘酮：以150mg加入生理盐水中缓慢静脉推注。对潜在的病窦综合征患者慎用。③异搏定（维拉帕米）：以5mg加入生理盐水20mL中缓慢静脉推注，应注意心率与血压。伴预激综合征者禁用。④西地兰：适用于室上性心动过速伴心衰患者。以0.4mg加入生理盐水20mL中缓慢静脉推注。伴预激综合征者禁用。⑤腺苷：快速静注，若无效，1～2分钟后再静脉注射12mg，1次注射量不宜超过20mg，以免诱发阿-斯综合征。病窦综合征患者禁用，冠心病及老年人慎用。

（3）使用药物转律时必须心电监护，边推注药物边观察，转律成功立即停止推注，以免引起窦性停搏或房室传导阻滞；无心电监护条件时，应边听心音边推注药物。

（4）使用心律平（普罗帕酮）、异搏定、ATP及西地兰，如1次转律不成功需多次用药时，应注意防止过量，对于老年人和长期服用此类药物者，应提醒医生酌情减量，对病态窦房结综合征者禁用，以防引起心搏骤停。

（四）心动过缓的急救措施

（1）严重的窦性心动过缓主要治疗基本病变，如果心室率低于45次/分并有头晕甚至昏厥时，可酌情给予阿托品0.3mg口服，每日3次，或肌内注射阿托品0.5～1.0mg，必要时可直接静脉推注。异丙肾上腺素口服10mg，每日3次，如伴低血压者可口服麻黄碱25mg，每日3次。若药物治疗无效仍有昏厥反复发作，必要时可安置人工心脏起搏器。

（2）二度Ⅱ型房室传导阻滞或三度房室传导阻滞，应给予药物治疗。①阿托品0.5～2mg静脉推注注射，适用于房室结阻滞的患者。②异丙肾上腺素1～4μg/min静脉注射，用法：1mg加入5％的葡萄糖或生理盐水500mL中缓慢静脉滴注，滴速随心率调节；或1mg加49mL生理盐水微泵注射，3mL/h，开始根据心率调节，控制心率在60～70次/分。对于心肌梗死的患者，异丙肾上腺素应慎用，可能会导致心律失常。③对症状明显、心室率减慢者，应及时给予临时性起搏和永久性起搏治疗。④阿–斯综合征时立即CPR，行紧急导管起搏术。

第四节　高血压危象的急救护理

一、概述

在高血压过程中，由于某种诱因使周围小动脉发生暂时性强烈痉挛，血压进一步急剧增高，引起一系列神经–血管加压性危象、某些器官危象及体液性反应，这种临床综合征称为高血压危象。本病可发生于缓进型高血压或急进型高血压、各种肾性高血压、嗜铬细胞瘤、妊娠高血压综合征、卟啉病等，也可见于主动脉夹层动脉瘤和脑出血。

二、病情评估

1.主要症状

（1）神经系统症状：剧烈头痛、多汗、视力模糊、耳鸣、眩晕或头晕、手足震颤、抽搐、昏迷等。

（2）消化道症状：恶心、呕吐、腹痛等。

（3）心脏受损症状：胸闷、心悸、呼吸困难等。

（4）肾脏受损症状：尿频、少尿、无尿、排尿困难或血尿。

2.体征

（1）突发性血压急剧升高，收缩压＞200mmHg，舒张压≥120mmHg，以收缩压升高为主。

（2）心率加快（大于110次/分），心电图可表现为左室肥厚或缺血性改变。

（3）眼底视网膜渗出、出血和视乳头水肿。

三、高血压危象的急救护理

（1）立即给患者采取半卧位，吸氧，保持安静。

（2）尽快降血压，一般收缩压＜160mmHg，舒张压＜100mmHg，平均动脉压＜120mmHg，不必急于将血压完全降至正常。采用硝酸甘油、压宁定（利喜定）静脉给药。

（3）有抽搐、躁动不安者使用安定等镇静药。如有脑水肿发生可适当使用脱水药和利尿药，常用药物有20%甘露醇和呋塞米。①使用利尿剂时，要注意观察有无电解质紊乱，如低钾、低钠等表现。在用呋塞米时，还应注意观察患者有无听力减退、血尿酸增高、腹痛及胃肠道出血情况。②按医嘱正确使用降压药，用药过程中注意观察药物的疗效与不良反应，如心悸、颜面潮红、搏动性头痛等。降压过程中要严防血压下降过快，严格按规定调节用药剂量与速度，收缩压＜90mmHg、舒张压＜60mmHg时及时通知医生调整药物剂量和给药速度。

（4）临床观察：①严密观察血压，严格按规定的测压方法定时测量血压并做好记录，最好进行24小时动态血压监测，并进行心电监护，观察心率、心律变化，发现异常及时处理。②注意患者的症状，观察头痛、烦躁、呕吐、视力模糊等症状经治疗后有无好转，精神状态有无由兴奋转为安静。高血压脑病随着血压的下降，意识可以恢复，抽搐可以停止，所以应迅速降压、制止抽搐以减轻脑水肿，遵医嘱适当使用脱水剂。③记录24小时出入量，昏迷患者予留置导尿，维持水、电解质和酸碱平衡。

（5）并发症的观察和预防：①心力衰竭：主要为急性左心衰竭，应注意观察患者的心率、心律变化，做心电监护，及时观察有无心悸、呼吸困难、咳粉红色泡沫样痰等情况出现。②脑出血：脑出血表现为嗜睡、昏迷、肢体偏瘫、面瘫，伴有或不伴有感觉障碍，应加以观察，出现情况及时处理。③肾衰竭：观察尿量，定期复查肾功能，使用呋塞米时尤其应注意。

第三章 呼吸系统危急重症的急救护理

第一节 急性呼吸窘迫综合征的护理

急性呼吸窘迫综合征（Acute Respiratory Distress Syndrome，ARDS）是指严重感染、创伤、休克等非心源性疾病过程中，肺毛细血管内皮细胞和肺泡上皮细胞损伤造成弥漫性肺间质及肺泡水肿，导致的急性低氧性呼吸功能不全或衰竭，属于急性肺损伤（Acute Lung Injury，ALI）的严重阶段。以肺容积减少、肺顺应性降低、严重的通气/血流比例失调为病理生理特征。临床上表现为进行性低氧血症和呼吸窘迫，肺部影像学表现为非均一性的渗出性病变。本病起病急、进展快、死亡率高。

ALI和ARDS是同一疾病过程中的两个不同阶段，ALI代表早期和病情相对较轻的阶段，而ARDS代表后期病情较为严重的阶段。发生ARDS时，患者必然经历过ALI，但并非所有的ALI都要发展为ARDS。引起ALI和ARDS的原因和危险因素很多，根据肺部直接损伤和间接损伤对危险因素进行分类，可分为肺内因素和肺外因素。肺内因素是指致病因素对肺的直接损伤，包括：①化学性因素：如吸入毒气、烟尘、胃内容物及氧中毒等。②物理性因素：如肺挫伤、放射性损伤等。③生物性因素：如重症肺炎。肺外因素是指致病因素通过神经体液因素间接引起肺损伤，包括严重休克、感染脓毒症、严重非胸部创伤、大面积烧伤、大量输血、急性胰腺炎、药物或麻醉品中毒等。ALI和ARDS的发生机制非常复杂，目前尚不完全清楚。多数学者认为，ALI和ARDS是由多种炎性细胞、细胞因子和炎性介质共同参与引起的广泛肺毛细血管急性炎症性损伤过程。

一、临床特点

ARDS的临床表现可以有很大差别，取决于潜在疾病和受累器官的数目和类型。

（一）临床表现

（1）发病迅速：ARDS多发病迅速，通常在发病因素攻击（如严重创伤、休克、败血症、误吸）后12～48小时发病，偶尔有长达5天者。

（2）呼吸窘迫：呼吸窘迫是ARDS最常见的症状，主要表现为气急和呼吸频率增快，呼吸频率大多在25～50次/分钟。其严重程度与基础呼吸频率和肺损伤的严重程度有关。

（3）咳嗽、咳痰、烦躁和神志变化：ARDS可有不同程度的咳嗽、咳痰，可咳出典型的血水样痰，可出现烦躁、神志恍惚。

（4）发绀：发绀是未经治疗ARDS的常见体征。

（5）ARDS患者也常出现呼吸类型的改变，主要为呼吸浅快或潮气量的变化。病变越严重，这一改变越明显，甚至伴有吸气时鼻翼翕动及三凹征。在早期自主呼吸能力强时，常表现为深快呼吸，当呼吸肌疲劳后，则表现为浅快呼吸。

（6）早期可无异常体征，或仅有少许湿啰音，后期多有水泡音，也可出现管状呼吸音。

（二）影像学表现

1.X线胸片

早期病变以间质性为主，胸部X线片常无明显异常或仅见血管纹理增多，边缘模糊，双肺可见分布的小斑片状阴影。随着病情进展，上述的斑片状阴影进一步扩展，融合成大片状，或两肺均匀一致增加的毛玻璃样改变，伴有支气管充气征，心脏边缘不清或消失，称为"白肺"。

2.胸部CT

胸部CT与X线胸片相比，胸部CT尤其是高分辨CT（HRCT）可更清晰地显示出肺部病变分布、范围和形态，为早期诊断提供帮助。由于肺毛细血管膜通透性一致性增高，引起血管内液体渗出，两肺斑片状阴影呈现重力依赖性现象，还可出现变换体位后的重力依赖性变化。在CT上表现为病变分布不均匀：

（1）非重力依赖区（仰卧时主要在前胸部）正常或接近正常。

（2）前部和中间区域呈毛玻璃样阴影。

（3）重力依赖区呈现实变影。这些提示肺实质的实变出现在受重力影响最明显的区域。无肺泡毛细血管膜损伤时，两肺斑片状阴影均匀分布，既不出现重力依赖现象，也无变换体位后的重力依赖性变化。这一特点有助于与感染性疾病鉴别。

（三）实验室检查

1.动脉血气分析

$PaO_2 < 8.0kPa$（60mmHg），有进行性下降趋势，在早期$PaCO_2$多不升高，甚至可因过度通气而低于正常，早期多为单纯呼吸性碱中毒，随病情进展可合并代谢性酸中毒，晚期可出现呼吸性酸中毒。氧合指数较动脉氧分压更能反映吸氧时呼吸功能的障碍，而且与肺内分流量有良好的相关性，计算简便。氧合指数参照范围为53.2～66.5kPa（400～500mmHg），在ALI时，小于或等于300mmHg；ARDS时，小于或等于200mmHg。

2.血流动力学监测

通过漂浮导管，可同时测定并计算肺动脉压（Password Authentication Protoco，PAP）、肺动脉楔压（Pulmonary Artery Wedge Pressure，PAWP）等，不仅对诊断、鉴别诊断有价值，而且对机械通气治疗也是重要的监测指标。肺动脉楔压一般小于1.6kPa（12mmHg），若大于2.4kPa（18mmHg），则支持左侧心力衰竭的诊断。

3.肺功能检查

ARDS发生后呼吸力学发生明显改变，包括肺顺应性降低和气道阻力增高，肺无效腔/潮气量是不断增加的，肺无效腔/潮气量增加是早期ARDS的一种特征。

二、诊断及鉴别诊断

中华医学会呼吸病学分会制订的诊断标准如下。

（1）有ALI和（或）ARDS的高危因素。

（2）急性起病、呼吸频数和（或）呼吸窘迫。

（3）低氧血症：ALI时，氧合指数小于或等于300mmHg；ARDS时，氧合指数小于或等于200mmHg。

（4）胸部X线检查显示两肺浸润阴影。

（5）肺动脉楔压≤2.4kPa（18mmHg）或临床上能排除心源性肺水肿。

符合以上5项条件者，可以诊断ALI或ARDS。必须指出，ARDS的诊断标准并不具有特异性，诊断时必须排除大片肺不张、自发性气胸、重症肺炎、急性肺栓塞和心源性肺水肿（见表3-1）。

表3-1 ARDS与心源性肺水肿的鉴别

类别	ARDS	心源性肺水肿
特点	高渗透性	高静水压
病史	创伤、感染等	心脏疾病
双肺浸润阴影	＋	＋
重力依赖性分布现象	＋	＋
发热	＋	可能
白细胞增多	＋	可能
胸腔积液	－	＋
吸纯氧后分流	较高	可较高
肺动脉楔压	正常	高
肺泡液体蛋白	高	低

三、急症处理

ARDS是呼吸系统的一个急症，必须在严密监护下进行合理治疗。治疗目标是：改善肺的氧合功能，纠正缺氧，维护脏器功能和防治并发症。

（一）氧疗

应采取一切有效措施尽快提高PaO_2，纠正缺氧。可给高浓度吸氧，使$PaO_2 \geq 8.0$kPa（60mmHg）或$SaO_2 \geq 90\%$。轻症患者可使用面罩给氧，但多数患者需采用机械通气。

（二）去除病因

病因治疗在ARDS的防治中占有重要地位，主要是针对涉及的基础疾病。感染是ALI和ARDS常见原因，也是首位高危因素，而ALI和ARDS又易并发感染。如果ARDS的基础疾病是脓毒症，除了清除感染灶，还应选择敏感抗生素，同时收集痰液或血液标本分离培养病原菌和进行药敏试验，指导下一步抗生素的选择，一旦建立人工气道并进行机械通气，即应给予广谱抗生素，以预防呼吸道感染。

（三）机械通气

机械通气是最重要的支持手段。如果没有机械通气，许多ARDS患者会因呼吸衰竭在数小时至数天内死亡。机械通气的指征目前尚无统一标准，多数学者认为，一旦诊断为ARDS，就应进行机械通气。在ALI阶段可试用无创正压通气，使用无创机械通气治疗时应严密监测患者的生命体征及治疗反应。神志不清、休克、气道自洁能力障碍的ALI和ARDS患者不宜应用无创机械通气。如无创机械通气治疗无效或病情继续加重，应尽快建立人工气道，行有创机械通气。

为了防止肺泡萎陷，保持肺泡开放，改善氧合功能，避免机械通气所致的肺损伤，目前常采用肺保护性通气策略，主要措施包括以下两方面。

1.呼气末正压

适当加用呼气末正压可使呼气末肺泡内压增大，肺泡保持开放状态，从而达到防止肺泡萎陷、减轻肺泡水肿、改善氧合功能和提高肺顺应性的目的。应用呼气末正压应首先保证有效循环血容量足够，以免因胸内正压增加而降低心排血量，而减少实际的组织氧运输；呼气末正压先从低水平$0.29 \sim 0.49$kPa（$3 \sim 5$cmH$_2$O）开始，逐渐增加，直到PaO$_2 > 8.0$kPa（60mmHg）、SaO$_2 > 90\%$时的呼气末正压水平，一般呼气末正压水平为$0.49 \sim 1.76$kPa（$5 \sim 18$cmH$_2$O）。

2.小潮气量通气和允许性高碳酸血症

ARDS患者采用小潮气量（$6 \sim 8$mL/kg）通气，使吸气平台压控制在$2.94 \sim 34.3$kPa（$30 \sim 35$cmH$_2$O）以下，可有效防止因肺泡过度充气而引起的肺损伤。为保证小潮气量通气的进行，可允许一定程度的CO$_2$潴留[PaCO$_2$一般不宜高于10.7～13.3kPa（80～100mmHg）]和呼吸性酸中毒（pH值为7.25～7.30）。

（四）控制液体入量

在维持血压稳定的前提下，适当限制液体入量，配合利尿药，使出入量保持轻度负平衡（每天500mL左右），使肺脏处于相对"干燥"状态，有利于肺水肿的消除。液体管理的目标是在最低（0.7～1.1kPa或5～8mmHg）的肺动脉楔压下维持足够的心排血量及氧运输量。在早期可给予高渗晶体液，一般不推荐使用胶体液。存在低蛋白血症的ARDS患者，可通过补充清蛋白等胶体溶液和应用利尿药，有助于实现液体负平衡，并改善氧合指数。若限液后血压偏低，可使用多巴胺和多巴酚丁胺等血管活性药物。

（五）加强营养支持

营养支持的目的在于不但纠正现有的患者的营养不良，还应预防患者营养不良的恶化。营养支持可经胃肠道或胃肠外途径实施。如有可能应尽早经胃肠补充部分营养，不但可以减少补液量，而且可获得经胃肠营养的有益效果。

（六）加强护理，防治并发症

有条件时，应在ICU中动态监测患者的呼吸、心律、血压、尿量及动脉血气分析等，及时纠正酸碱失衡和电解质紊乱。注意预防呼吸机相关性肺炎的发生，尽量缩短病程和机械通气时间，加强物理治疗，包括体位、翻身、拍背、排痰和气道湿化等。积极防治应激性溃疡和多器官功能障碍综合征。

（七）其他治疗

糖皮质激素、肺泡表面活性物质替代治疗、吸入一氧化碳在ALI和ARDS的治疗中可能有一定价值，但疗效尚不肯定。不推荐常规应用糖皮质激素预防和治疗ARDS。糖皮质激素既不能预防ARDS的发生，对早期ARDS也没有治疗作用。ARDS发病＞14天，应用糖皮质激素会明显增加病死率。对于感染性休克并发ARDS的患者，如合并肾上腺皮质功能不全，可考虑应用替代剂量的糖皮质激素。肺表面活性物质有助于改善氧合，但是还不能将其作为ARDS的常规治疗手段。

四、急救护理

在救治ARDS过程中，精心护理是抢救成功的重要环节。护士应做到及早发现病情，迅速协助医师采取有力的抢救措施。密切观察患者的生命体征，做好各项记录，准确完成各种治疗，备齐抢救器械和药品，防止机械通气和气管切开的并发症。

1.护理目标

（1）及早发现ARDS的迹象，及早有效地协助抢救。维持生命体征稳定，挽救患者生命。

（2）做好人工气道的管理，维持患者最佳气体交换，改善低氧血症，减少机械通气并发症。

（3）采取俯卧位通气护理，缓解肺部压迫，改善心脏的灌注。

（4）积极预防感染等各种并发症，提高救治成功率。

（5）加强基础护理，增加患者舒适感。

（6）减轻患者的心理不适，使其保持平静，积极配合治疗。

2.护理措施

（1）及早发现病情变化：ARDS通常在疾病或严重损伤的最初24～48小时后发生。首先出现呼吸困难，通常呼吸浅快。吸气时可存在肋间隙和胸骨上窝凹陷。皮肤可出现发绀和斑纹，吸氧不能使之改善。

护士发现上述情况要高度警惕，及时报告医师，进行动脉血气和胸部X线等相关检查。一旦诊断考虑ARDS，立即积极治疗。若没有机械通气的相应措施，应尽早转至有条件的医院。患者转运过程中应有专职医师和护士陪同，并准备必要的抢救设备，氧气必不可少。若有指征行机械通气治疗，可以先行气管插管后转运。

（2）迅速连接监测仪，密切监护心率、心律、血压等生命体征，尤其是呼吸的频率、节律、深度及血氧饱和度等。观察患者意识、发绀情况、末梢温度等。注意有无呕血、黑粪等消化道出血的表现。

（3）氧疗和机械通气的护理治疗：ARDS最紧迫问题在于纠正顽固性低氧，改善呼吸困难，为治疗基础疾病赢得时间。需要对患者实施氧疗甚至机械通气。

严密监测患者呼吸情况及缺氧症状。若单纯面罩吸氧不能维持满意的血氧饱和度，应予辅助通气。首先可尝试采用经面罩持续气道正压吸氧等无创通气，但大多需要机械通气吸入氧气。遵医嘱给予高浓度氧气吸入或使用呼气末正压呼吸（Positive End Expiratory Pressure，PEEP）并根据动脉血气分析值的变化调节氧浓度。

使用PEEP时，应严密观察，防止患者出现气压伤。PEEP是在呼气终末时给予气道以一恒定正压使之不能恢复到大气压的水平。可以增加肺泡内压和功能残气量，改善氧合，防止呼气使肺泡萎陷，增加气体分布和交换，减少肺内分流，从而提高PaO_2。由于PEEP使胸腔内压升高，静脉回流受阻，致心搏减少，血压下降，严重时可引起循环衰竭，另外正压过高，肺泡过度膨胀、破裂，有导致气胸的危险。所以在监护过程中应注意PEEP，观察有无心率增快、突然胸痛、呼吸困难加重等相关症状，发现异常立即调节PEEP压力并报告医师处理。

帮助患者采取有利于呼吸的体位，如端坐位或高枕卧位。

（4）人工气道的管理有以下几方面。

①妥善固定气管插管，观察气道是否通畅，定时对比听诊双肺呼吸音。经口插管者要固定好牙垫，防止阻塞气道。每班检查并记录导管刻度，观察有无脱出或误入一侧主支气管。套管固定松紧适宜，以能放入一指为准。

②气囊充气适量：充气过少易产生漏气，充气过多可压迫气管黏膜导致气管食管瘘，可以采用最小漏气技术，用来减少并发症发生。用10mL注射器将气体缓慢注入，直至在喉及气管部位听不到漏气声，向外抽出气体0.25～0.5mL/次，至吸气压力到达峰值时出现少量漏气为止，再注入0.25～0.5mL气体，此时气囊容积为最小封闭容积，气囊压力为最小封闭压力，记录注气量。观察呼吸机上气道峰压是否下降及患者能否发音说话，长期机械通气患者要观察气囊有无破损、漏气现象。

③保持气道通畅。严格无菌操作，按需适时吸痰。过多反复抽吸会刺激黏膜，使分泌物增加。先吸气道再吸口、鼻腔，吸痰前给予充分气道湿化、翻身叩背、吸纯氧3分钟，吸痰管最大外径不超过气管导管内径的1/2，迅速插吸痰管至气管插管，感到阻力后撤回吸痰管1～2cm，打开负压边后退边旋转吸痰管，吸痰时间不应超过15秒。吸痰后密切观察痰液的颜色、性状、量及患者心率、心律、血压和血氧饱和度的变化，一旦出现心律失常和呼吸窘迫，立即停止吸痰，给予吸氧。

④用加温湿化器对吸入气体进行湿化，根据病情需要加入盐酸氨溴索、异丙阿托品等，每日3次雾化吸入，湿化满意标准为痰液稀薄、无泡沫、不附壁、能顺利吸出。

⑤呼吸机使用过程中注意电源插头要牢固，不要与其他仪器共用一个插座；机器外部要保持清洁，上端不可放置液体；开机使用期间定时倒掉管道及集水瓶内的积水，集水瓶安装要牢固；定时检查管道是否漏气、有无打折、压缩机工作是否正常。

（5）维持有效循环，维持出入液量轻度负平衡。循环支持治疗的目的是恢复和提供充分的全身灌注，保证组织的灌流和氧供，促进受损组织的恢复。在能保持酸碱平衡和功能的前提下达到最低水平的血管内容量。

①护士应迅速帮助完成该治疗目标。选择大血管，建立2个以上的静脉通道，正确补液，改善循环血容量不足。

②严格记录出入量、每小时尿量。出入量管理的目标是在保证血容量、血压稳定前提下，24小时出量大于入量500～1000mL，利于肺内水肿液的消退。充分补充血容量后，护士遵医嘱给予利尿剂，消除肺水肿。观察患者对治疗的反应。

（6）俯卧位通气护理：由仰卧位改变为俯卧位，可使75%的ARDS患者的氧合改善。可能与血流重新分布，改善背侧肺泡的通气，使部分萎陷肺泡再膨胀达到"开放肺"的效果有关。随着通气/血流比例的改善进而改善了氧合。但存在血流动力学不稳定、颅内压增高、脊柱外伤、急性出血、骨科手术、近期腹部手术、妊娠等不可实施俯卧位。①患者发病24～36小时后取俯卧位，翻身前给予纯氧吸入3分钟，预留足够的管路长度，注意防止气管插管过度牵拉致脱出。②为减少特殊体位给患者带来的不适，用软枕垫高头部15°～30°，嘱患者双手放在枕上，并在髋、膝、踝部放软枕，每1～2小时更换1次软枕的位置，每4小时更换1次体位，同时考虑患者的耐受程度。③注意血压变化，因俯卧位时支撑物放置不当，可使腹压增加，下腔静脉回流受阻而引起低血压，必要时在翻身前提高吸氧浓度。④注意安全、防坠床。

（7）预防感染的护理：①注意严格无菌操作，每日更换气管插管切口敷料，保持局部清洁干燥，预防或消除继发感染。②加强口腔及皮肤护理，以防护理不当而加重呼吸道感染及发生压疮。③密切观察体温变化，注意呼吸道分泌物的情况。

（8）心理护理，减轻恐惧，增加心理舒适度：①评估患者的焦虑程度，指导患者学会自我调整心理状态，调控不良情绪。主动向患者介绍环境，解释治疗原则，解释机械通气、监测及呼吸机的报警系统，尽量消除患者的紧张感。②耐心向患者解释病情，对患者提出的问题要给予明确、有效和积极的信息，消除其心理紧张和顾虑。③护理患者时保持冷静和耐心，表现出自信和镇静。④如果患者由于呼吸困难或人工通气不能讲话，可提供纸笔或以手势与患者交流。⑤加强巡视，了解患者的需要，帮助患者解决问题。⑥帮助并指导患者及家属应用松弛疗法、按摩等。

（9）营养护理：ARDS患者处于高代谢状态，应及时补充热量和高蛋白、高脂肪营养物质。能量的摄取既应满足代谢的需要，又应避免糖类的摄取过多，蛋白摄取量一般为每天1.2～1.5g/kg。

尽早采用肠内营养，协助患者取半卧位，充盈气囊，证实胃管在胃内后，用加温器和输液泵匀速泵入营养液。若有肠鸣音消失或胃潴留，暂停鼻饲，给予胃肠减压，一般留置5～7天后拔除，更换到对侧鼻孔，以减少鼻窦炎的发生。

3.健康指导

在疾病的不同阶段，根据患者的文化程度做好有关知识的宣传和教育，让患者了解病情的变化过程。

（1）提供舒适安静的环境以利于患者休息，指导患者正确卧位休息，讲解由仰卧位改变为俯卧位的意义，尽可能减少特殊体位给患者带来的不适。

（2）向患者解释咳嗽、咳痰的重要性，指导患者掌握有效咳痰的方法，鼓励并协助患者咳嗽、排痰。

（3）指导患者自己观察病情变化，如有不适及时通知医护人员。

（4）嘱患者严格按医嘱用药，按时服药，不要随意增减药物剂量及种类。服药过程中，需密切观察患者用药后反应，以指导用药剂量。

（5）出院指导：指导患者出院后仍以休息为主，活动量要循序渐进，注意劳逸结合。此外，患者病后生活方式的改变需要家人的积极配合和支持，应指导患者家属给患者创造一个良好的身心休养环境。出院后1个月内来院复查1～2次，出现情况随时来院复查。

第二节 慢性阻塞性肺病急性发作的护理

一、概述

慢性阻塞性肺疾病（Chronic Obstructive Pulmonary Diseases，COPD）是一种具有气流受限特征的肺部疾病，气流受限不完全可逆，呈进行性发展。确切的病因不清楚。

二、病因及发病机制

1.吸烟

吸烟是导致COPD最重要的因素。吸烟的时间愈长、吸烟量愈大，COPD的发病率就愈高。烟草中有多种有害化学成分。

2.感染

反复感染是导致COPD发生与发展的重要因素。主要病毒有流感病毒、鼻病毒、呼吸道合胞病毒等。常见细菌有肺炎球菌、流感嗜血杆菌、卡他莫拉菌及葡萄球菌，支原体感染也是重要因素之一。

3.理化因素

长期接触职业粉尘和化学物质，如接触烟雾、粉尘、有害气体（二氧化硫、二氧化氮、氯气、臭氧等）对支气管黏膜造成损伤，为细菌入侵创造条件。接触变应原（尘埃、虫螨、细菌、寄生虫、花粉和化学气体等）可引起支气管痉挛、组织损害和炎症反应，使气道阻力增加。理化因素的致病性与接触浓度与致病性呈正相关。

4.其他因素

蛋白酶—抗蛋白酶失衡，氧化应激，自主神经功能失调，老年人呼吸道防御功能降低，营养缺乏，遗传和环境因素的突变等。

三、临床表现

1.慢性咳嗽

随病程发展可终生不愈。常晨间咳嗽明显，夜间有阵咳或排痰。

2.咳痰

一般为白色黏液或浆液性泡沫痰，偶可带血丝，清晨排痰较多。

3.气短或呼吸困难

早期在劳累时出现，然后逐渐加重，以致在日常活动甚至休息时也感到气短，是COPD的标志性症状。

4.喘息和胸闷

部分患者特别是重度患者或急性加重时出现喘息。

5.其他

晚期患者有体重下降、食欲减退等。

四、辅助检查

1.呼吸功能检查

呼吸功能检查是判断气流受阻主要的客观指标，反映阻塞性通气障碍。第1秒用力呼气容积占用力肺活量的百分比（FEV1/FVC）＜70％及第1秒用力呼气容积占预计值百分比（FEV1％）＜80％预计值，可确定为不完全可逆的气流受限。肺总量（Total Lung Capacity，TLC）、功能残气量（Functional Residual Capacity，FRC）和残气量（Residual Volume，RV）增加，肺活量（Vital Capacity，VC）增加，表示肺过度充气。依据呼吸功能检查可进行COPD病情严重性分级。

2.血气分析

血气分析早期无异常，随病情进展可出现动脉血氧分压降低，进一步发展出现二氧化碳分压升高，可导致酸碱平衡失调。

3.影像学检查

胸部X线检查对COPD诊断的特异性不高。可见肺纹理增粗、紊乱等非特异性改变，也可出现两肺透亮度增加、肋间隙增宽、膈降低等肺气肿改变。

4.其他

急性发作或并发肺部感染时，血白细胞计数和中性粒细胞增多，痰涂片或培养可查到致病菌。

五、治疗

急性加重是指咳嗽、咳痰、呼吸困难加重或痰量增多或呈黄色，最主要的原因是细菌或病毒感染。故以控制感染为主，辅助祛痰止咳、解痉平喘。应选择敏感抗生素，如 β-内酰胺类/β-内酰胺酶抑制剂，如青霉素、阿莫西林；第二代或第三代头孢菌素，如头孢唑肟或头孢曲松；大环内酯类，如阿奇霉素等；氟喹诺酮类，如左氧氟沙星等，以消除炎症。对痰不易咳出者，应使用盐酸氨溴索或溴己新祛痰剂能有效祛痰。对严重喘息者，可给予沙丁胺醇等 β_2 受体激动剂、异丙托溴铵等抗胆碱能药，进行雾化治疗及氨茶碱口服舒张支气管。病情严重者可在应用抗生素及支气管舒张药的基础上使用糖皮质激素，缺氧者可给予低流量吸氧。

六、急救护理

（1）确定急性加重期的原因及病情严重程度，最多见的加重原因是细菌或病毒感染。

（2）按医嘱正确使用药物：①β_2肾上腺素受体激动剂：主要有沙丁胺醇气雾剂，每次100~200μg，雾化吸入。②抗胆碱药：主要有异丙托溴铵气雾剂，起效较沙丁胺醇慢。③茶碱类：茶碱缓释或控释片，0.2g，早晚各1次。④抗生素：当患者呼吸困难加重，咳嗽伴痰量增加、有脓性痰时，应根据致病菌和感染程度选用敏感的抗生素进行治疗。⑤糖皮质激素：对急性加重期患者可考虑口服泼尼松龙，也可静脉给予甲泼尼龙，连续5~7天。

（3）控制性吸氧：发生低氧血症者可鼻导管吸氧，一般吸入氧浓度为28%~30%。

（4）临床观察：①严密观察病情，注意生命体征变化，定期测量体温。②注意观察呼吸节律、频率、深浅度，动态监测血气分析，观察痰色、量及性质，并做好记录。

（5）药物的观察：①沙丁胺醇在静脉滴注时易引起心悸。因此，在用药中要严密观察患者心率、心律的变化。②糖皮质激素吸入治疗，少数患者可引起口咽念珠菌感染、声音嘶哑等不良反应，治疗中应注意保持患者口腔清洁，防止感染。

（6）并发症的观察和预防：①慢性呼吸衰竭：常在COPD急性加重时发生，可出现缺氧和二氧化碳潴留的临床表现，护理中应警惕。②自发性气胸：如有突然加重的呼吸困难，并伴有明显的发绀，患侧肺部叩诊为鼓音，听诊呼吸音减弱或消失，应考虑自发性气胸，通过X线检查可确诊。

（7）一般护理：①保持病室空气新鲜，卧床休息，注意保暖，防止受寒。②心理护理：慢性阻塞性肺病常常反复急性发作，患者情绪低落、焦虑，护士应根据患者的具体情况向患者及家属做好解释工作，解除患者的焦虑和消极情绪。③保持呼吸道通畅，做好胸部物理治疗。

第三节　急性重症哮喘的护理

一、概述

支气管哮喘（简称哮喘）是由多种细胞（如嗜酸性粒细胞、肥大细胞、T细胞、中性粒细胞、气道上皮细胞等）和细胞组分参与的气道慢性炎症性疾病。支气管哮喘可分为急性发作期、慢性持续期和缓解期。哮喘急性发作时其程度轻重不一，病情加重可在数小时或数天内出现，偶尔可在数分钟内危及生命，故应对病情作出正确评估，以便给予及时有效的紧急治疗。如哮喘严重发作持续达24小时以上，经一般治疗无效者，称为哮喘持续状态。

二、病因

重症哮喘形成的原因很多，发生机制也较为复杂，哮喘患者发展成为重症哮喘的原因往往是多方面的。目前已基本明确的病因主要有以下7点。

1.变应原或其他致喘因素持续存在

哮喘是由于支气管黏膜感受器在特定的刺激下发生的速发相及迟发相反应而

引起的支气管痉挛、气道炎症和气道高反应性，造成的呼吸道狭窄所致的疾病。如果患者持续吸入或接触变应原或其他致喘因子（包括呼吸道感染），可导致支气管平滑肌的持续痉挛和进行性加重的气道炎症，上皮细胞剥脱并损伤黏膜，使黏膜充血水肿、黏液大量分泌甚至形成黏液栓，加上气道平滑肌极度痉挛，可严重阻塞呼吸道，引起哮喘持续状态而难以缓解。

2.β_2受体激动药的应用不当和（或）抗感染治疗不充分

目前已证实，哮喘是一种气道炎症性疾病，因此抗炎药物已被推荐为治疗哮喘的第一线药物。然而，临床上许多哮喘患者长期以支气管扩张剂为主要治疗方案，抗感染治疗不充分或抗感染治疗药物使用不当，导致气道变态反应性炎症未能有效控制，使气道炎症日趋严重，气道高反应性加剧，哮喘病情日益恶化。而且长期盲目地大量应用β_2受体激动药，可使β_2受体发生下调，导致其"失敏"。在这种情况下突然停止用药可造成气道反应性显著增高，从而诱发危重哮喘。

3.脱水、电解质紊乱和酸中毒

哮喘发作时，患者出汗多和张口呼吸使呼吸道丢失水分增多；吸氧治疗时，加温湿化不足；氨茶碱等强心、利尿药使尿量相对增加；患者呼吸困难，饮水较少等也是致病因素。因此，哮喘发作的患者常存在不同程度的脱水。因而造成组织脱水，痰液黏稠，形成无法咳出的黏液痰栓，广泛阻塞中小气道，加重呼吸困难，导致通气功能障碍，形成低氧血症和高碳酸血症。同时，由于缺氧、进食少，体内酸性代谢产物增多，可合并代谢性酸中毒。在酸中毒情况下，气道对许多平喘药的反应性降低，进一步加重哮喘病情。

4.突然停用激素，引起"反跳现象"

某些患者因对一般平喘药无效或因医生治疗不当，长期反复应用糖皮质激素，使机体产生依赖性或耐受性，一旦某种原因，如缺药、手术、妊娠、消化道出血、糖尿病或治疗失误等导致突然停用糖皮质激素，可使哮喘不能控制并加剧。

5.情绪过分紧张

患者对病情的担忧和恐惧一方面可通过皮层和自主神经反射加重支气管痉挛和呼吸困难，另一方面昼夜不眠可使患者体力不支。此外，临床医师和家属的精神情绪也会影响患者，促使哮喘病情进一步恶化。

6.理化因素和因子的影响

有些报道发现，一些理化因素，如气温、湿度、气压、空气离子等，对某些哮喘患者可产生不同程度的影响，但迄今为止机制不清楚。有人认为，气候因素能影响人体的神经系统、内分泌功能、体液中的pH值、钾与钙的平衡及免疫机制等。空气中阳离子过量也可使血液中钾与钙起变化，导致支气管平滑肌收缩。

7.有严重并发症或伴发症

如并发气胸、纵隔气肿或伴发心源性哮喘发作、肾衰竭、肺栓塞或血管内血栓形成等均可使哮喘症状加重。

三、临床表现

1.症状

与哮喘相关的症状有咳嗽、喘息、呼吸困难、胸闷、咳痰等。典型的表现是发作时伴有哮鸣音的呼气性呼吸困难。严重者可被迫采取坐位或呈端坐呼吸，干咳或咯大量白色泡沫痰，甚至出现发绀等。哮喘症状可在数分钟内发作，经数小时至数天，用支气管扩张药可缓解或自行缓解。早期或轻症的患者多数以发作性咳嗽和胸闷为主要表现。这些表现缺乏特征性。

哮喘的发病特征如下。

（1）发作性。当遇到诱发因素时呈发作性加重。

（2）时间节律性。常在夜间及凌晨发作或加重。

（3）季节性。常在秋冬季节发作或加重。

（4）可逆性。平喘药通常能够缓解症状，可有明显的缓解期。

2.体征

缓解期可无异常体征。发作期，胸廓膨隆，叩诊呈过清音，多数有广泛的呼气相为主的哮鸣音，呼气延长。严重哮喘发作时，常有呼吸费力、大汗淋漓、发绀、胸腹反常运动、心率增快、奇脉等体征。

四、实验室和其他检查

1.血液常规检查

发作时可有嗜酸性粒细胞增高，但多数不明显，如并发感染可有白细胞数增高，中性粒细胞比例增高。

2.痰液检查

涂片在显微镜下可见较多嗜酸性粒细胞，可见嗜酸性粒细胞退化形成的尖棱结晶（Charcot-Leyden结晶体）、黏液栓（Curschmann螺旋）和透明的哮喘珠（Laennec珠）。如合并呼吸道细菌感染，痰涂片革兰染色、细胞培养及药物敏感试验有助于病原菌诊断及指导治疗。

3.肺功能检查

缓解期，肺通气功能多数在正常范围。在哮喘发作时，由于呼气流速受限，表现为第一秒用力呼气量（FEV_1）、一秒率（FEW/FVC）、最大呼气中期流速（Maximal Mid-Expiratory flow Rate，MMER）、呼出50%肺活量与75%肺活量时的最大呼气流量（MEF50%与MEF75%）以及呼气峰值流量（Peak Expiratory Flow Rate，PEFR）减少。可出现用力肺活量减少、残气量增加、功能残气量和肺总量增加，残气占肺总量百分比增高。经过治疗后可逐渐恢复。

4.血气分析

哮喘严重发作时可出现缺氧，PaO_2和SaO_2降低，过度通气时可使PaCO2下降，pH值上升，表现为呼吸性碱中毒。如重症哮喘，病情进一步发展，气道阻塞严重，可有缺氧及潴留，$PaCO_2$上升，表现为呼吸性酸中毒。如缺氧明显，可合并代谢性酸中毒。

5.胸部X线检查

早期在哮喘发作时可见两肺透亮度增加，呈过度充气状态，在缓解期多无明显异常。如并发呼吸道感染，可见肺纹理增加及炎症性浸润阴影。同时要注意肺不张、气胸或纵隔气肿等并发症的存在。

6.特异性过敏原的检测

可用放射性过敏原吸附试验（Radio Allergo Sorbent Test，RAST）测定特异性IgE，过敏性哮喘患者血清IgE可较正常人高2~6倍。在缓解期可做皮肤过敏试验判断相关的过敏原，但应防止发生过敏反应。

五、治疗

重症哮喘患者病情危重，严重者甚至有生命危险，护理人员应具备良好的专业素养，配合医生尽快为患者实施抢救。

1.氧疗

重症哮喘患者常有不同程度的低氧血症，因此原则上都应吸氧，根据病情需要，可选用鼻导管或面罩给氧。氧气需要加温湿化，以免干燥、过冷刺激气道。对于伴有CO_2潴留的患者应给予低流量低浓度吸氧。

2.解除支气管痉挛

在治疗过程中，可以应用β_2受体激动剂（控制哮喘急性发作的首选用药）、茶碱类药物、抗胆碱药物、糖皮质激素（治疗重症哮喘最有效的药物）等药物降低气道阻力，改善通气功能。可以通过雾化吸入，借助储雾器使用MDI给药及静脉给药。

3.纠正脱水兼顾纠正酸碱失衡和电解质紊乱

重症哮喘患者由于哮喘过度呼吸、发热、出汗及摄入不足等原因，常有不同程度的脱水，使气道分泌物黏稠，痰液难以咳出，影响通气，故必须及时纠正脱水，根据心功能和脱水程度，一般每日补液2000～3000mL。若pH值＜7.2且合并代谢性酸中毒时，应适度补充碱性药物。若呼吸性酸中毒，应积极改善肺通气，排出潴留的CO_2，及时补钾，注意监测电解质变化。

4.控制感染，促进痰液排出

重症哮喘患者由于气道炎症、痰液黏稠及支气管痉挛等导致气道阻塞，因此加强排痰，保持呼吸道通畅尤其重要。可选择药物去痰、雾化吸入、机械性排痰，必要时给予吸痰。

5.机械通气

对经上述治疗症状仍无明显改善的患者，特别是$PaCO_2$进行性增高伴酸中毒者，为了避免严重并发症的发生，应及时建立人工气道，实施机械通气，包括无创正压通气和气管插管及气管切开机械通气。

六、急救护理

（1）氧气吸入，高流量吸氧，使$SaO_2 \geq 90\%$。必要时气管插管，应用人工呼吸机辅助通气。

（2）按医嘱正确使用药物。①短效β_2受体激动剂：常用药物有沙丁胺醇或特布他林气雾剂，每次100～200μg，雾化吸入，通常5～10分钟即可见效。必要时，沙丁胺醇0.5mg稀释后静脉滴注。②抗胆碱药：主要品种为异丙托溴铵气雾剂，每次25～75μg。③茶碱类：静脉注射首次剂量为4～6mg/kg，注射速度不超过0.25mg/（kg·min）。④糖皮质激素：可用琥珀酸氢化可的松100～400mg/d静脉注射，4～6小时起效；甲泼尼龙80～160mg/d静脉注射，2～4小时起效；地塞米松10～30mg/d静脉注射。

（3）药物的观察：①沙丁胺醇在静脉滴注时易引起心悸，因此在用药中要严密观察患者心率、心律的变化。②糖皮质激素吸入治疗，少数患者可引起口咽念珠菌感染、声音嘶哑等不良反应，治疗中应注意保持患者口腔清洁，防止感染。

（4）临床观察：①注意观察呼吸节律、频率、深浅度，动态监测血气分析，观察肺部体征，血氧饱和度，痰色、量及性质，并做好记录。②严密观察病情变化，注意生命体征及意识，做好心电监护。

（5）并发症的观察和预防：①做好皮肤护理，定时翻身，勤换衣服，及时擦干患者身上的汗水，防止压疮的发生。②气胸：严密观察患者呼吸频率和幅度，及时听诊两肺呼吸音，发现异常及时通知医生进行处理。

（6）一般护理：①卧床休息，取半坐位或坐位。保持病室舒适安静，减少探视，注意保暖。②心理护理，缓解患者及家属的紧张情绪。③饮食指导，嘱患者进食清淡、易消化、富含营养的食物。

第四节　急性呼吸道感染的护理

急性呼吸道感染是具有一定传染性的呼吸系统疾病，急性呼吸道感染通常包括急性上呼吸道感染和急性气管-支气管炎。急性上呼吸道感染是鼻腔、咽或喉部急性炎症的总称。常见病原体为病毒，仅有少数由细菌引起。本病全年皆可发病，但冬春季节多发，具有一定的传染性，有时引起严重的并发症，应积极防治。急性气管-支气管炎是指感染、物理、化学、过敏等因素引起的气管-支气管黏膜的急性炎症，可由急性上呼吸道感染蔓延而来，多见于寒冷季节或气候多变、气候突变时。

一、病因与发病机制

（一）急性上呼吸道感染

急性上呼吸道感染有70%～80%由病毒引起，其中主要包括流感病毒、副流感病毒、呼吸道合胞病毒、腺病毒、鼻病毒等。由于感染病毒类型较多，又无交叉免疫，人体产生的免疫力较弱且短暂，同时在健康人群中有病毒携带者，故一个人可能多次发病。细菌感染占20%～30%，可直接或继病毒感染之后发生，以溶血性链球菌最为多见，其次为流感嗜血杆菌、肺炎球菌和葡萄球菌等。偶见革兰阴性杆菌。当全身或呼吸道局部防御功能降低时，尤其是年老体弱或有慢性呼吸道疾病者更易患病，原先存在于上呼吸道或外界侵入的病毒和细菌迅速繁殖，引起本病。通过含有病毒的飞沫或被污染的用具传播，引起发病。

（二）急性气管-支气管炎

1.感染

由病毒、细菌直接感染，或急性上呼吸道病毒（如腺病毒、流感病毒）、细菌（如流感嗜血杆菌、肺炎链球菌）感染迁延而来，也可在病毒感染后继发细菌感染，也可为衣原体和支原体感染。

2.物理、化学性因素

过冷空气、粉尘、刺激性气体或烟雾的吸入使气管-支气管黏膜受到急性刺激和损伤，引起本病。

3.变态反应

花粉、有机粉尘、真菌孢子等的吸入以及对细菌蛋白质过敏等，均可引起气管-支气管的变态反应。寄生虫（如钩虫、蛔虫的幼虫）移行至肺，也可致病。

二、临床表现

急性上呼吸道感染主要症状和体征个体差异大，根据病因不同可有不同类型，各型症状、体征之间无明显界定，也可互相转化。

1.普通感冒

普通感冒又称急性鼻炎或上呼吸道卡他，以鼻咽部卡他症状为主要表现，俗称"伤风"。成人多为鼻病毒所致，起病较急，初期有咽干、咽痒或咽痛，同时或数小时后有打喷嚏、鼻塞、流清水样鼻涕，2～3日后分泌物变稠，伴咽鼓管炎可引起听力减退，伴流泪、味觉迟钝、声嘶、少量咳嗽、低热不适、轻度畏寒和头痛。检查可见鼻腔黏膜充血、水肿、有分泌物，咽部轻度充血。如无并发症，一般经5～7日痊愈。

2.流行性感冒（简称流感）

流行性感冒由流感病毒引起，起病急，鼻咽部症状较轻，但全身症状较重，伴高热、全身酸痛和眼结膜炎症状，而且常有较大或大范围的流行。

3.病毒性咽炎和喉炎

临床特征为咽部发痒、不适和灼热感、声嘶、讲话困难、咳嗽、咳嗽时咽喉疼痛，无痰或痰呈黏液性，有发热和乏力；伴有咽下疼痛时，常提示有链球菌感染，体检发现咽部明显充血和水肿、局部淋巴结肿大且触痛，提示流感病毒和腺病毒感染，腺病毒咽炎可伴有眼结合膜炎。

4.疱疹性咽峡炎

疱疹性咽峡炎主要由柯萨奇病毒A引起，夏季好发。有明显咽痛，常伴有发热，病程约1周。体检可见咽充血，软腭、腭垂、咽和扁桃体表面有灰白色疱疹及浅表溃疡，周围有红晕。多见于儿童，偶见于成人。

5.咽结膜热

咽结膜热常为柯萨奇病毒、腺病毒等引起。夏季好发，游泳传播为主，儿童多见。表现为发热、咽痛、畏光、流泪、咽及结膜明显充血。病程4～6日。

6.细菌性咽-扁桃体炎

细菌性咽-扁桃体炎多由溶血性链球菌感染所致，其次为流感嗜血杆菌、肺炎球菌、葡萄球菌等引起。起病急，咽痛明显、伴畏寒、发热，体温超过39℃。检查可见咽部明显充血，扁桃体充血肿大，其表面有黄色点状渗出物，颌下淋巴结肿大伴压痛，肺部无异常体征。

本病如不及时治疗可并发急性鼻窦炎、中耳炎、急性气管-支气管炎。部分患者可继发病毒性心肌炎、肾炎、风湿热等。

三、实验室及其他检查

1.血常规

病毒感染者白细胞正常或偏低，淋巴细胞比例升高；细菌感染者白细胞计数和中性粒细胞增高，可有核左移现象。

2.病原学检查

可做病毒分离和病毒抗原的血清学检查，确定病毒类型，以区别病毒和细菌感染。细菌培养及药物敏感试验可判断细菌类型，并可指导临床用药。

3.X线检查

胸部X线多无异常改变。

四、护理措施

（一）一般护理

注意隔离患者，减少探视，避免交叉感染。患者咳嗽或打喷嚏时应避免对着他人。患者使用的餐具、痰盂等用具应按规定消毒，或用1次性器具，回收后焚烧弃去。多饮水，补充足够的热量，给予清淡易消化、高热量、丰富维生素、富含营养的食物。避免刺激性食物，戒烟、酒。患者以休息为主，特别是在发热期间。部分患者往往因剧烈咳嗽而影响正常的睡眠，可给患者提供容易入睡的休息环境，保持病室适宜温度、湿度和空气流通。保证周围环境安静，关闭门窗。指导患者运用促进睡眠的方式，如睡前泡脚、听音乐等。必要时可遵医嘱给予镇咳、祛痰或镇静药物。

（二）病情观察

关注疾病流行情况、鼻咽部发生的症状、体征及血常规和胸X线片改变。注意并发症，如耳痛、耳鸣、听力减退、外耳道流脓等提示中耳炎；如头痛剧烈、发热、伴脓涕、鼻窦有压痛等提示鼻窦炎；如在恢复期出现胸闷、心悸、眼睑水肿、腰酸和关节痛等提示心肌炎、肾炎或风湿性关节炎，应及时就诊。

（三）对症护理

1.高热护理

体温超过37.5℃，应每4小时测体温1次，观察体温过高的早期症状和体征，体温突然升高或骤降时，应随时测量和记录，并及时报告医师。体温＞39℃时，要采取物理降温。降温效果不好可遵照医嘱选用适当的解热剂进行降温。患者出汗后应及时处理，保持皮肤的清洁和干燥，并注意保暖。鼓励多饮水。

2.保持呼吸道通畅

清除气管、支气管内分泌物，减少痰液在气管、支气管内的聚积。指导患者采取舒适的体位进行有效咳嗽。观察咳痰情况，如痰液较多且黏稠，可嘱患者多饮水，或遵照医嘱给予雾化吸入治疗，以湿润气道、利于痰液排出。

（四）用药护理

1.对症治疗

选用抗感冒复合剂或中成药减轻发热、头痛，减少鼻、咽充血和分泌物，如对乙酰氨基酚、银翘解毒片等。干咳者可选用右美沙芬、喷托维林等，咳嗽有痰可选用复方氯化铵合剂、溴己新或雾化祛痰。咽痛者可含服喉片或草珊瑚片等。气喘者可用平喘药，如特布他林、氨茶碱等。

2.抗病毒药物

早期应用抗病毒药有一定疗效，可选用利巴韦林、奥司他韦、金刚烷胺、吗啉胍和抗病毒中成药等。

3.抗菌药物

如有细菌感染，最好根据药物敏感试验选择有效抗菌药物治疗，常可选用大环内酯类、青霉素类、氟喹诺酮类及头孢菌素类。

根据医嘱选用药物，告知患者药物的作用、可能发生的不良反应和服药的注意事项，如按时服药；对于应用抗生素者，注意观察有无迟发过敏反应发生；对于应用解热镇痛药者，注意避免大量出汗引起虚脱等。发现异常及时就诊等。

（五）心理护理

急性呼吸道感染预后良好，多数患者于1周内康复，仅少数患者可因咳嗽迁延不愈而发展为慢性支气管炎，患者一般无明显心理负担。但如果咳嗽较剧烈，加之伴有发热，可能会影响患者的休息、睡眠，进而影响工作和学习，个别患者产生急于缓解咳嗽等症状的焦虑情绪。护理人员应与患者进行耐心、细致的沟通，通过对病情的客观评价，解除患者的心理顾虑，建立治疗疾病的信心。

（六）健康指导

1.疾病知识指导

帮助患者和家属掌握急性呼吸道感染的诱发因素及本病的相关知识，避免受凉、过度疲劳，注意保暖；外出时可戴口罩，避免寒冷空气对气管、支气管的刺激。积极预防和治疗上呼吸道感染，症状改变或加重时应及时就诊。

2.生活指导

平时应加强耐寒锻炼，增强体质，提高机体免疫力。有规律地生活，避免过度劳累。室内空气保持新鲜、阳光充足。少去人群密集的公共场所。戒烟、酒。

第四章　消化系统危急重症的急救护理

第一节　消化道出血的护理

一、概述

消化道以屈氏韧带为界，其上的消化道出血称为上消化道出血，其下的消化道出血称为下消化道出血。

1.上消化道出血的病因

（1）上消化道疾病：门静脉高压引起的食管胃底静脉曲张破裂或门脉高压性胃病。

（2）上消化道邻近器官或组织的疾病：胆道出血，胰腺疾病累及十二指肠，主动脉瘤破入食管、胃或十二指肠，纵隔肿瘤或脓肿破入食管。

（3）全身性疾病：血管性疾病、血液病、尿毒症、结缔组织病、急性感染、应激相关胃黏膜损伤。

2.下消化道出血的病因

肠道原发疾病、全身疾病累及肠道。

二、病情评估

1.临床表现

（1）呕血与黑粪：是上消化道出血的特征性表现。下消化道出血一般为血便或暗红色大便，不伴呕血。

（2）失血性周围循环衰竭：一般表现为头晕、心悸、乏力、突然起立发生昏厥、肢体冷感、心率加快、血压偏低等。严重者呈休克状态，表现为烦躁不安或意识不清、面色苍白、四肢湿冷、口唇发绀、呼吸急促等，休克未改善时尿量减少。

（3）贫血和血常规变化：急性大量出血后均有失血性贫血，但在出血的早期，血红蛋白浓度、红细胞计数与红细胞压积可无明显变化。在出血后，组织液渗入血管内，使血液稀释，一般需经3～4小时以上才出现贫血，出血后24～72小时血液稀释到最大限度。贫血程度除取决于失血量外，还和出血前有无贫血、出血后液体平衡的状况有关。

（4）发热。

（5）氮质血症：上消化道大量出血后，由于大量血液蛋白质的消化产物在肠道被吸收，血中尿素氮浓度可暂时增高，称为肠源性氮质血症。

2.主要辅助检查

（1）红细胞计数、血红蛋白、血小板测定。

（2）内镜检查，了解出血的部位和病因，还可通过内镜进行止血。

（3）X线钡餐检查，明确出血部位。

（4）其他：放射性核素显像、动脉造影等。

三、急救护理

（1）建立静脉通道：迅速建立两条以上大静脉通道，抽血验血型、交叉备血，快速输液、输血。

（2）出血期禁食。

（3）止血药的使用：根据医嘱准确、快速给予止血药。

（4）三腔二囊管压迫止血：若确诊为食管–胃底静脉曲张破裂出血，应立即插入三腔管予以压迫止血。做好三腔二囊管的使用护理。

（5）经内镜局部止血治疗：常用的有急诊胃灌洗、经内镜喷洒药物止血、局部注射止血、经内镜激光止血等。

（6）临床观察内容：①严密监测血压、呼吸、体温的变化，观察呕血和便血的量、颜色、性状并详细记录，记录24小时出入量。②保证输血、输液通畅，以维持水电解质、酸碱平衡。对心、肺疾病患者应监测心脏功能，通过测定中心静脉压来控制输液速度。

（7）并发症的观察和预防。①窒息：大出血时头偏向一侧，嘱患者不要咽下呕吐物，床边备吸引器，必要时准备气管切开。②失血性休克：注意患者脸色，出血的量、性状和颜色，一旦发现患者大汗淋漓、面色苍白、血压下降、脉搏细速等，应考虑失血性休克的发生，应立即报告医生，同时进行抗休克治疗。

（8）出现下列情况应外科手术治疗，积极做好术前准备：①经包括内镜治疗在内的内科治疗无效者。②多次反复出血，久治不愈者。③较大溃疡出血，内镜下有恶变可能者。④慢性十二指肠球后病变出血或胃小弯溃疡，出血来自较大动脉不易止血者。

（9）一般护理：①出血量大的患者绝对卧床休息，保持环境安静、温度适宜，注意保暖。②专人护理，细微生活照顾，消除恐惧。③给予吸氧。

第二节　急性重症胰腺炎的护理

一、概述

急性胰腺炎是一种常见的严重急腹症，其发生率为1.5%～2.3%，仅次于急性阑尾炎、急性胆囊炎、急性肠梗阻和溃疡病急性穿孔，居急腹症的第5位。根据病理变化，急性胰腺炎可分为急性水肿性胰腺炎（轻症胰腺炎）和急性坏死性胰腺炎（重症胰腺炎）；根据发病原因，可分为胆石性急性胰腺炎、酒精性急性胰腺炎、手术后急性胰腺炎、药物性急性胰腺炎和特发性急性胰腺炎。

二、病情评估

（一）症状

1.腹痛

重症急性胰腺炎最突出和最早出现的症状。

2.胃肠道症状

患者出现持续反射性恶心和呕吐，呕吐后腹痛、腹胀并不减轻。

3.黄疸

胆石嵌顿于胆总管壶腹部、胆总管下端水肿或受肿大胰头的压迫、肝胰壶腹括约肌痉挛等可以影响胆汁的排出，使患者出现黄疸。

4.全身症状

多数患者可有发热。重症急性胰腺炎时，血管活性物质和消化酶大量释放，导致血管通透性增加，血容量减少，引起腹腔大量积液和休克，可能并发低氧血症、呼吸困难、高血糖、低血钙、肾功能衰竭、胃肠道出血或弥散性血管内凝血。个别患者发病后很快进入休克状态，出现胰性脑病，表现为脉搏细速、血压下降、呼吸急促、面色苍白、四肢湿冷、尿少、意识障碍、谵妄等，多在12小时内死亡。

（二）体征

1.腹膜炎体征

重症急性胰腺炎患者有局部压痛或全腹痛，有明显的肌紧张和反跳痛，叩诊可有移动性浊音，肠鸣音减弱或消失，腹式呼吸减弱（腹腔炎症和疼痛的刺激导致）。

2.皮下出血

外溢的胰液沿组织间隙到达皮下，溶解皮下脂肪，使毛细血管破裂出血，出现皮下斑点，出现腰部蓝棕色斑（Grey-Turner征）或脐周围蓝色改变（Cullen征）。

（三）实验室检查

（1）血尿淀粉酶升高（大于500单位），或突然下降至正常但病情恶化。

（2）C反应蛋白：C反应蛋白是公认的重症胰腺炎的血清标志物。

（3）白介素6：细胞因子白介素6是早期诊断重症胰腺炎的可靠指标。

三、急救护理

（1）生命体征平稳者取半卧位，给予吸氧。

（2）严格禁食、禁水，必要时行胃肠减压。

（3）建立静脉通路，根据病情抗休克、抗腹胀治疗，维持水、电解质及酸碱平衡。

（4）遵医嘱正确用药，减少胰酶分泌。①抗胆碱能药物的应用：阿托品、山莨菪碱等。②胰酶抑制剂：抑肽酶。③生长抑制素：奥曲肽。④抑酸药：法莫替丁、奥美拉唑。⑤氟尿嘧啶。⑥肾上腺皮质激素：地塞米松、氢化可的松等。⑦抗生素：根据病情使用广谱抗生素。

（5）营养支持疗法：可行全胃肠外营养支持疗法。

（6）必要时手术治疗。

（7）临床观察：①严密观察病情，评估腹痛部位、性质、程度、有无放射及伴随症状；②注意有无胃肠道症状，如恶心、呕吐、排气或排便停止等；③观察腹部体征变化，注意有无腹膜刺激征、肠鸣音、移动性浊音等；④观察尿量，记24小时出入量；⑤监测生命体征情况，必要时测CVP，定时测量体温；⑥动态监测血、尿淀粉酶及血常规、电解质变化。

（8）药物的观察：①对诊断不明、需继续观察的患者，严禁使用止痛剂，以免掩盖病情。②抗生素使用过程中要注意有无药物过敏反应。

（9）并发症的观察和预防。①急性呼吸衰竭：严密观察患者的意识、呼吸频率与节律、有无发绀等，监测动脉血氧饱和度，发现异常及时告知医生。②消化道出血：注意患者有无腹痛、恶心、呕吐情况，观察呕吐物及大便的颜色、量和性状。③败血症：注意体温变化，出现发热时应查出原因，积极对症处理。

（10）一般护理：①卧床休息，注意保暖，病室保持适宜的温度、湿度。②心理护理，消除紧张、焦虑情绪。③做好生活护理。

第三节 肝性脑病的护理

一、概述

肝性脑病过去称肝性昏迷，是由严重肝病引起的以代谢紊乱为基础、中枢神经系统功能失调的综合征。大部分肝性脑病是由各型肝硬化（病毒性肝炎肝硬化最多见）引起，也可由为改善门静脉高压的门体分流手术引起。小部分肝性脑病见于重症病毒性肝炎、中毒性肝炎和药物性肝病的急性或暴发性肝功能衰竭阶段。更少见的病因有原发性肝癌、妊娠期急性脂肪肝、严重胆道感染等。

二、病情评估

主要临床表现是意识障碍、行为失常和昏迷。根据意识障碍程度、神经系统表现和脑电图改变，可分为四期。

1.一期（前驱期）

轻度性格改变和行为失常，如欣快激动或淡漠少语、衣冠不整或随地便溺。应答尚准确，但吐字不清且缓慢。可有扑翼样震颤，脑电图多数正常。此期历时数日或数周，有时症状不明显，易被忽视。

2.二期（昏迷前期）

以意识错乱、睡眠障碍、行为失常为主。前一期症状加重，扑翼样震颤存在，脑电图有特异性异常。患者可出现不随意运动及运动失调。

3.三期（昏睡期）

以昏睡和精神错乱为主，各种神经症状持续或加重，大部分时间患者呈昏睡状态，但可以唤醒。扑翼样震颤仍可引出。肌张力增加，四肢被动运动常有抵抗力。锥体束征常呈阳性，脑电图有异常波形。

4.四期（昏迷期）

意识完全丧失，不能唤醒。浅昏迷时，对痛刺激和不适体位尚有反应，腱反射和肌张力仍亢进,扑翼样震颤无法引出;深昏迷时,各种反射消失。肌张力降低,瞳孔常散大,可出现阵发性惊厥、踝阵挛和换气过度。脑电图明显异常。

三、急救护理

(1)吸氧,保持呼吸道通畅,及时清除口、鼻腔分泌物,必要时行气管切开。

(2)迅速去除诱因。①消化道出血:补充血容量,迅速止血,清除胃肠道积血;②低钾:每日口服氯化钾4～6g,短期内失钾较多者,静脉补钾,1次放腹水不超过3000mL;③感染:选择适宜的抗生素。

(3)按医嘱正确用药。①减少体内氨的产生:限制蛋白质的摄入,以葡萄糖供应热能,促进蛋白质合成雄性激素。口服新霉素0.5mg,每6小时1次,可抑制大肠埃希菌。口服乳果糖20～40mL,每日3次,可使肠道为酸性,阻止氨的吸收。清洁肠道。②应用药物去除体内的氨:谷氨酸盐,有谷氨酸钾、谷氨酸钠;25%精氨酸,10～20g/d;鱼精蛋白对肝昏迷有出血倾向患者有益,γ-氨酪酸有恢复肝细胞功能和降低血氨的作用。③左旋多巴:每日3～5g,口服或静脉滴注,可改善脑细胞功能,促进苏醒作用优于谷氨酸。不宜与碱性药物、维生素B、氯丙嗪等合用。④抗胆碱能药物:解除微循环痉挛,调整机体免疫功能,阻断抗原-抗体反应。⑤复方氨基酸制剂:纠正支链氨基酸/芳香氨基酸比值异常,调整氨基酸代谢失调,促进意识改善。⑥降压药:治疗脑水肿,常用20%甘露醇,用法为每次1～2g/kg,每4小时1次。⑦治疗原发病:原发病多为重症肝炎和肝硬化,应使用保肝药物,如维生素C、维生素K_1、维生素B、维生素E联用。维丙胺能量合剂对保肝、利胆、降低转氨酶、促苏醒均有益。

(4)血浆置换:是治疗急性肝功能衰竭的一个有效方法,排除血中过剩的毒性代谢产物,补充外源性血浆。

(5)血液透析治疗。

(6)支持疗法:促进肝细胞生长,每日总热能为6694kJ左右,糖为300g左右,适量输血或白蛋白;水的出入保持轻度负平衡,钾盐可采取"宁偏多勿偏少"的原则,钠盐则相反;酸碱平衡应持"宁酸多勿偏碱"的原则。

(7)有条件者进行人工肝治疗或肝移植。

(8)严密观察病情变化,包括生命体征、主要症状、体征等,还应特别注意有无精神错乱、嗜睡、扑翼样震颤等。如有异常立即告知医生，及时处理。

（9）药物观察：①应用去除体内氨的药物时，应根据电解质情况应用谷氨酸盐，高钾者不宜用谷氨酸钾，高钠者不宜用谷氨酸钠，高血钾者慎用25％精氨酸。鱼精蛋白对肝昏迷有出血倾向患者有益，但用肝素者不宜选用，低血压者禁用γ-氨酪酸。②左旋多巴不宜与碱性药物、维生素B、氯丙嗪等合用。

（10）并发症的观察和预防：①水、电解质和酸碱平衡失调：观察尿量，准确记录出入量，定期复查肝功能、肾功能、血气分析和电解质等。②脑水肿：注意输液速度和量，防止输液过快，水的入量应限于2000mL/d。

（11）一般护理：①卧床休息，对意识不清的患者做好安全防护，适当应用约束带及床栏。②饮食保证每日热量为1500～2000kcal，患者发生昏迷时禁止蛋白质饮食，待病情好转后给予逐渐调整。

第五章　其他危急重症的急救护理

第一节　急性脑血管病的护理

一、概述

脑血管疾病是一种严重危害人类健康的常见病，其发病率、死亡率和致残率都很高，包括脑出血、脑梗死等。

（一）脑出血

脑出血是急性脑血管病中最常见的一种出血性疾病，是由脑血管破裂引起的非外伤性或自发性的脑实质内出血。

1.病因

（1）高血压、动脉硬化是最常见的病因。

（2）其次：脑动脉瘤、脑动静脉畸形、脑肿瘤等。

（3）其他：淀粉样血管病变，凝血功能障碍，如血友病、再生障碍性贫血、血小板减少性紫癜、抗凝或溶栓治疗后、急性白血病等。

2.诱因

暴饮暴食、酗酒、极度精神刺激、劳累（脑力和体力）、屏气用力、激烈竞争状态、环境刺激等。

（二）脑梗死

由于脑血管狭窄或完全闭塞，导致血供不足，使相应的脑组织缺血、坏死，称为脑梗死。临床上常见有两种情况。

1.脑血栓形成

脑血栓形成即脑动脉本身的病变形成血栓，使管腔狭窄甚至完全闭塞，引起局部脑组织坏死。

2.脑栓塞

脑栓塞指来自身体各部的栓子，通过颈动脉或椎动脉阻塞脑血管，使供血区缺血、坏死，发生脑梗死和脑功能障碍。

二、病情评估

1.脑出血的临床表现

多发生于55岁以上中老年人，在各种诱因下突然发病。前驱症状有头痛、头晕、呕吐、意识障碍、肢体瘫痪、大小便失禁、血压显著升高、双侧瞳孔不等大、眼底见视乳头边缘不清、视网膜出血及渗出，脑膜刺激征阳性，可在几小时到2天进行性加重。

2.脑梗死的临床表现

（1）患者多为中老年人，有脑动脉硬化病史（有或无高血压）或糖尿病和高脂血症。

（2）有前驱症状，如头晕、头痛、眩晕、肢体麻木或无力、一过性脑缺血发作。

（3）起病缓慢，常在夜间睡眠时发病，醒来已发生偏瘫等体征。

（4）一般意识清楚，可有轻度头痛。

三、急救护理

（一）体位

不同病情采用不同的体位。颅压高者可采用头高位（15°～30°），有利于静脉血回流和减轻脑水肿。急性期患者意识不清并伴有呕吐时，应采用平卧位，头偏向一侧。保持安静，避免过多搬动。

（二）保持呼吸道通畅

及时清除分泌物，吸氧。

（三）建立静脉通路，按医嘱合理用药

1.脑出血

（1）脱水降颅压药：常用20％甘露醇、10％甘油果糖、呋塞米、白蛋白等药物。

（2）激素：常用地塞米松。

（3）止血药：如氨甲环酸。

（4）降压药：如压宁定。控制好血压，使血压维持在较理想水平，避免骤降骤升。

（5）促进脑细胞代谢药：脑活素、ATP、辅酶A、胞二磷胆碱等。

（6）镇静药：如有抽搐情况，可给予安定镇静。禁用吗啡、哌替啶，防止呼吸抑制。

2.脑梗死

（1）自由基对抗剂：以扩张血管，改善微循环，防治脑水肿。

（2）降压药：大面积梗死，首选20％甘露醇脱水降颅压治疗控制血压。保持血压在20～21.33/12～13.3kPa，急性期血压保持在稍高水平。

（3）溶栓药物：防止血栓进展，发病早期（6小时内）可进行溶栓，选用尿激酶，肝素、低分子肝素抗凝治疗（注意高血压，肝、肾疾病，高龄者禁用，肝素肌内注射、稀释后静脉滴注）。

（4）保护脑细胞：应用脑保护剂、脑细胞代谢活化剂。

（5）巴曲酶、降纤酶降纤治疗。

（6）阿司匹林抗血小板聚集。

（四）协助做好各项检查（X线、CT或MRI等）

各项检查以明确诊断，如有需手术者，应及时做好术前准备。必要时紧急钻孔减压。

（五）临床观察

（1）密切观察患者的意识、瞳孔变化及肢体活动。

（2）做好生命体征的监测，有条件者行颅内压监测，定时测量并记录。

（六）药物观察

（1）应用脱水剂时应注意水电解质、酸碱平衡。20%甘露醇在输注过程中应快速静脉滴注，避免药液外渗造成局部坏死。对于老年患者，注意观察尿量的变化，防止肾衰竭的发生。

（2）控制液体的摄入量：对于颅脑外伤的患者，短时间内大量饮水及过量过多地输液会使血流量突然增加，加剧脑水肿，使颅内压增高。

（3）每次使用安定后应注意观察呼吸变化。禁用吗啡、哌替啶镇静，因为这些药物有呼吸抑制作用，可诱发呼吸暂停，也影响病情的观察。

（4）对溶栓的患者应密切观察有无出血倾向。

（七）并发症的观察和预防

1.脑疝

密切观察预兆危象，如头痛剧烈、呕吐频繁、脉搏减慢、呼吸减慢、血压升高，提示颅内压升高，很可能出现脑疝，应立即通知医生，采取脱水降颅压等措施。

2.上消化道出血

注意患者有无黑便、呕血情况。

3.脑水肿

控制液体的输入量和输液速度，观察患者的意识、瞳孔变化，防止脑水肿的发生。

4.下肢深静脉栓塞

注意患者肢体活动以及肢体末梢的颜色和温度，及时发现异常，警惕深静脉栓塞的发生。

（八）一般护理

（1）对于意识清醒的患者应做好心理护理，避免情绪激动导致颅内压升高。

（2）对于烦躁不安的患者应做好安全护理，适当约束，床栏保护。

（3）保持大便通畅，防止颅内压增高。便秘者可给予缓泻剂，嘱患者大便时不要过度用力，禁用高位灌肠。如小便困难或尿潴留，应予以导尿，忌用腹部加压帮助排尿，以免诱发脑疝。

第二节　癫痫持续状态的护理

一、概述

癫痫持续状态又称癫痫状态，指持续频繁发作形成一个固定的癫痫状态。

（一）分类

根据发作形式分为以下几种。

（1）惊厥性全身性癫痫状态，如强直-阵挛（大发作）状态，发作期间患者意识不清。

（2）非惊厥性癫痫状态，如失神（小发作）状态和复杂性部分发作（精神运动性发作）状态，表现为意识蒙眬。

（3）单纯性部分性发作（局限性发作）状态，一般无意识障碍。

（二）病因

1.原发性癫痫

其病因不明，常与遗传因素有关。

2.继发性癫痫

（1）脑部疾病：脑肿瘤、脑外伤、各种脑炎、脑血管疾病、脑发育异常、脑组织瘢痕和粘连、脑缺氧、脑寄生虫病等。

（2）全身性疾病：高热、中毒（如妊娠高血压综合征、尿毒症、酒精中毒）、低血糖、甲亢、阿-斯综合征和维生素B$_6$缺乏症等。

无论是原发性癫痫或继发性癫痫都可能发生癫痫持续状态，常见的诱因是癫痫患者突然停用抗癫痫药物、感染、情绪不稳、睡眠障碍、环境突变等。

二、病情评估

1.惊厥性全身性癫痫状态

（1）强直-阵挛癫痫大发作：短暂的前驱症状，常为喉头痉挛，尖叫或局限性小发作，继之意识不清，眼球凝视一侧，四肢强直性抽搐，同时伴面色苍白、口吐白沫、小便失禁。

（2）自主神经症状：心率增快、出汗多、双侧瞳孔散大、血压升高、支气管分泌物增多，呼吸不规则、呼吸暂停。

（3）癫痫反复发作或发作间歇中意识仍不恢复。

（4）强直-阵挛反复发作而不能被控制，患者常伴有脑水肿、高热、脱水、白细胞升高、酸中毒等并发症，严重者危及患者生命。少数患者伴有神经系统后遗症，如痴呆、去皮质状态等。

（5）发作可持续数小时或数日。

2.非惊厥性持续状态

表现为持续的意识不清，呈蒙眬状态30分钟以上或几小时、几天，甚至达几个月，如失神状态和复杂部分发作状态。

3.单纯性部分发作状态

单纯一侧肢体或上肢、下肢肌肉反复抽搐，持续数小时或数天，但无意识障碍。

三、急救护理

（1）癫痫发作时应立即扶其躺下，注意保护患者的头和四肢，摘下眼镜、义齿（假牙），解开患者衣领和裤带。

（2）头偏向一侧，及时清除口腔分泌物，保持气道通畅。

（3）吸氧。

（4）迅速建立静脉通道，按医嘱使用止痛药，及时控制发作。①地西泮（安定）：是治疗各类癫痫持续状态的首选药物。一般用10～20mg静脉注射，速度应缓慢，每分钟不超过2mg。②氯硝西泮：作用比地西泮强5～10倍，起效快，2mg缓慢静脉注射，作用持续24～48 h。③苯巴比妥钠：肌内注射20～30 min起作用，0.1～0.2g肌内注射。④10%水合氯醛：20～30mL灌肠。⑤人工冬眠疗法。

（5）临床观察：①严密观察患者的意识、瞳孔变化以及对光反射。②监测生命体征、测心电图。③注意观察患者的抽搐部位及持续时间，并详细记录。④定时监测体温。抽搐患者出现发热，主要是由于肌肉过度活动引起。对于有感染者，遵医嘱给予抗生素，体温过高及时使用物理降温或药物降温。

（6）药物观察：安定、氯硝西泮、苯巴比妥钠都有抑制呼吸作用，静脉注入时速度要慢，同时注意观察患者的呼吸、心率、血压，必要时准备好气管插管和人工呼吸机。

（7）并发症的观察和预防。

①神经系统损害：癫痫持续状态常发生脑水肿，继发颅内压增高，如意识障碍、瞳孔改变、呼吸不规则、血压升高等临床表现。及时使用快速脱水降颅内压及护脑药物。

②酸中毒：过度肌肉活动可使机体的无氧代谢增加，导致乳酸中毒。定时监测血气，及时纠酸，维持水、电解质平衡。

③心律失常：患者抽搐发作时，心脏处于缺血缺氧状态，加之交感神经兴奋、电解质紊乱，均可导致心律失常，应给予心电监护，注意观察心电图的T波变化。

④肾功能损害：酸中毒、电解质紊乱、血压改变均可使肾功能受损害。监测肌酐、尿素氮，观察出入量。

（8）一般护理：①患者抽搐发作时做好安全护理，如取出义齿，防止误吸；用缠有纱布的压舌板放于上、下臼齿之间，防止舌咬伤；勿用力按压抽搐的肢体，防止骨折、脱臼；安好床挡，防止坠床。②保持环境安静，尽量避免刺激，各种检查、治疗和护理操作应集中进行。③做好心理护理，消除恐惧心理。

第三节　急腹症的护理

一、概述

急腹症是指以急性腹痛为突出表现，具有发病急、变化快、病情重等特点。一般可分为内、妇、儿和外科急腹症。引起急腹症的病因包括内、外、妇、儿等科的许多疾病，但以外科疾病最常见。

二、病情评估

详细询问患者的病史，进行准确的身体检查、必要的辅助检查，合理地综合分析判断。

（一）病史

病史是诊断急腹症的重要依据之一。

（二）症状

1.腹痛

（1）部位：一般情况，腹痛起始和最明显的部位往往是病变所在的部位。疼痛的放射部位是某些疾病的特征，如胆囊炎及胆石症的疼痛可放射到肩部，胰腺炎可放射到腰背部，输尿管结石可放射到会阴部。

（2）性质：腹痛发作的特点一般可分为持续性、阵发性和持续性疼痛伴有阵发性加重三种。

（3）程度：不同病因引起的疼痛程度也有所不同，当然要注意患者对疼痛的敏感程度。

（4）腹痛时患者喜取的体位。

2.胃肠道症状

（1）恶心、呕吐：早期为反射性，是内脏神经受到刺激所致，一般较轻。

（2）大便情况：要注意询问有无肛门排气，有无大便及性状、颜色。

（3）其他伴有症状：绞痛伴有尿频、尿急、尿痛或血尿，多考虑泌尿系感染和结石。腹痛伴有胸闷、咳嗽、血痰或伴有心律失常，应考虑胸膜、肺部炎症或心绞痛等。

3.发热

急腹症早期体温可正常或稍高，以后逐步升高。

（三）体格检查

急腹症患者的检查应既有重点，又不可忽视全面系统的检查。

1.全身检查

（1）生命体征：体温、脉搏、呼吸、血压。

（2）意识、体位、肤色（包括出血点、皮疹）、肢端末梢循环情况。

（3）心、肺、脑、肝、肾等重要脏器的检查：对周身情况的观察在急腹症是十分重要的，可以初步判断患者病情的轻、重、缓、急。

2.腹部检查

（1）视诊：腹部形态、腹式呼吸是否存在或减弱，有无胃肠型及蠕动波。

（2）触诊：腹痛部位、范围、程度及压痛、反跳痛。腹肌紧张的范围和程度。腹腔内腹股沟部有无肿块及位置、大小、形状、边缘、硬度、压痛和活动度。

（3）叩诊：肝浊音界缩小或消失，腹内有无移动性浊音。

（4）听诊：肠蠕动音是否减弱或亢进，有无气过水声。

（5）肛门指诊检查：应作为常规内容，由此可以发现肿瘤、肠套叠等。

三、急救护理

（1）生命体征平稳者取半卧位。

（2）通知患者禁食、禁水，必要时行胃肠减压。

（3）建立静脉通路，根据病情抗休克、抗腹胀治疗，维持水、电解质及酸碱平衡。

（4）按医嘱给予抗炎、抑制消化酶分泌、制酸剂。

（5）临床观察。

①严密观察病情，评估腹痛部位、性质、程度、有无放射及伴随症状。第一，部位。注意有无转移性疼痛、放射性疼痛。第二，性质。持续性疼痛多反映腹内炎症和出血，因为炎性物质及腹腔内的血液刺激腹膜所致。阵发性腹痛多为空腔脏器梗阻或痉挛所致。第三，程度。腹痛一般可有胀痛、刺痛、烧灼样痛、刀割样痛、钻顶样痛，也有些患者开始腹痛较轻呈隐痛，随着病情的发展而腹痛逐渐变得剧烈。第四，腹痛的放射部位。如胆囊炎及胆石症的疼痛可放射到肩部，胰腺炎可放射到腰背部，输尿管结石可放射到会阴部。第五，注意患者喜取的体位。如脏器穿孔、破裂所致的腹膜炎，患者常采取侧卧屈曲位；胆道蛔虫、胆绞痛患者常常辗转反侧、抱腹等。

②注意胃肠道症状。第一，恶心、呕吐。如阑尾炎早期、胃十二指肠溃疡穿孔等。由于胃肠道通过障碍导致呕吐，称为逆流性呕吐，一般表现较晚、较重，如晚期肠梗阻。也有因毒素吸收刺激中枢所致，晚期出现呕吐。第二，大便情况。注意观察有无肛门排气和大便性状及颜色。如腹痛发作后停止排气、排便，多为机械性肠梗阻；反之，若出现腹泻或便后伴里急后重，可能是肠炎或痢疾。柏油便常为上消化道出血，小儿果酱样便应考虑肠套叠。第三，观察腹部体征变化，注意有无腹膜刺激征、肠鸣音、移动性浊音等。第四，观察尿量，记24小时出入量。第五，监测生命体征情况，定时测量体温。第六，动态监测血常规、电解质变化。如有异常，及时通知医生进行处理。

（6）药物的观察：①对诊断不明、需继续观察的患者，严禁使用止痛剂，以免掩盖病情。②抗生素使用过程中要注意有无药物过敏反应。

（7）对出现下列情况，应考虑急诊手术：①腹内出血不止。②疑有肠坏死或肠穿孔而有严重腹膜炎者。③绞窄性或扭转性脏器梗阻。④空腔脏器穿孔。⑤经密切观察和积极治疗后，腹痛不缓解，腹部体征不减轻，全身情况无好转反而加重。

（8）一般护理：①未能排除肠坏死、肠穿孔等不用灌肠和服用泻药。②心理护理应注意消除紧张、焦虑心情，稳定情绪，并做好生活护理

第四节　糖尿病酮症酸中毒的护理

一、概述

糖尿病酮症酸中毒是指体内胰岛素缺乏，使胰岛素反调节激素增加，引起糖和脂肪代谢紊乱，以高血糖、高酮血症和代谢性酸中毒为主要改变的临床综合征。

酮症酸中毒的发病大多有诱发因素，最常见的是各种感染，如呼吸道感染、泌尿道感染和皮肤感染等，约占50%以上；其他有胰岛素应用不当，如长期用量不足或突然中断，饮食失调，精神刺激或其他应激因素，如手术创伤、分娩、高热等；拮抗胰岛素的激素分泌量明显升高，如胰高血糖素、儿茶酚胺等。

二、病情评估

1.主要症状

（1）早期仅有多尿、口渴、多饮、疲倦等糖尿病症状加重或首次出现。

（2）进一步发展出现食欲减退、恶心、呕吐、极度口渴、尿量显著增加，并常伴有头痛、嗜睡、烦躁。

（3）后期出现尿量减少，皮肤干燥、弹性差，眼球下陷，眼压低，声音嘶哑，四肢厥冷，甚至各种反射迟钝或消失、昏迷。

2.体征

（1）呼吸深而快，呼出气体有烂苹果味。

（2）脉搏细弱，血压下降、脉压缩小，可出现低血容量性休克。

3.实验室检查

（1）尿糖及尿酮体阳性（极少数原有或伴有严重肾功能损害者，肾阈可增高而出现尿酮体阴性），可有蛋白及管型。

（2）血白细胞数增高可达200×10^9/L，血红蛋白升高。

（3）血糖明显升高，多为300～600mg/dL，超过600mg/dL应注意高渗性昏迷。血酮体增高可超过50mg/dL，其正常值为0.3～2mg/dL。血pH值<7.25，CO_2结合力常在13.47mmol/L以下。

（4）血浆电解质钠、钾、氯、镁可低下、正常或增高。

（5）血尿素氮可升高，与脱水及肾功能损害有关。

（6）酸碱平衡失调。

三、急救护理

（一）小剂量胰岛素治疗

首次剂量为普通胰岛素20U，静脉推注，以后普通胰岛素按0.1U/（kg·h）加入生理盐水或平衡液中持续静脉给药。当血糖降至250mg/dL左右时，可开始输入5%葡萄糖溶液加胰岛素治疗，每3～5g葡萄糖加1U胰岛素，按4U/h胰岛素的速度静脉滴注。当患者的血浆碳酸氢盐恢复大于18～20mmol/L，尿酮体消失并能进食进水时，可改为皮下注射胰岛素，但应在停静脉滴注胰岛素前1小时给予，经皮下注射1次，防止血糖回跳。

（二）补液

血钠正常，使用等渗液，若血钠>155mmol/L，则用0.45%的盐水，开始2小时内可输入1000～2000mL，第2～6小时内输入1000～2000mL，第8～12小时可输入2000～3000mL，第1天总量为4000～5000mL，严重者可达6000～8000mL。但要注意心功能情况，并根据血压、脉搏、每小时尿量、末梢循环、中心静脉压等情况调整输液量及输液速度。必要时可给予胶体及其他抗休克措施。

（三）补充电解质

胰岛素治疗后血钾可下降，故在静脉输入胰岛素及补液的同时应补钾，可用10%氯化钾10～15mL加入500mL溶液内静脉滴注，一般每日可给3～9g，应在心电监护下，根据尿量、血钾水平调整补钾量和速度。糖尿病酮症酸中毒患者血钠多数偏低，一般在补液时给一定量的生理盐水和平衡液，则血钠可以保持正常。

（四）纠正酸中毒

轻症患者经补液及胰岛素治疗后，酸中毒可逐渐得到纠正，不必补碱；重症酸中毒pH值<7.1或[HCO_3^-]<10mmol/L，可给予适当剂量的碳酸氢钠，剂量不宜过大，一般每千克体重给5%碳酸氢钠1mL。

（五）诱因与并发症的救治

1.感染

感染尽快应用广谱抗生素，抗生素的使用指征应适当放宽。

2.休克

经补液治疗后应纠正，如血压持续不升、休克严重者，应考虑有心肌梗死、肾上腺皮质功能不全等因素存在。

3.心力衰竭

心力衰竭可因输液过多、过快或碱性药物使用不当所引起，应根据血压、心率、尿量、中心静脉压等指标调整输液速度及输液量，必要时可用强心剂和利尿剂。

4.急性肾衰竭

急性肾衰竭多因严重失水、休克引起。应尽快纠正失水及进行抗休克治疗，必要时可行血液透析治疗。

（六）临床观察内容

（1）严密观察体温、脉搏、呼吸、血压，注意呼出气有无酮味，低血钾患者应做心电图监测。

（2）及时采集血标本、尿标本，送检尿糖、尿酮、血糖、血酮、血电解质及血气等。

（3）准确记录24小时出入量。

（七）药物观察内容

胰岛素用量要准确，注射部位要经常更换，防止局部硬化，局部消毒要严格，防止感染。治疗过程中应及时监测血糖，防止出现低血糖反应。

（八）并发症的观察和预防

（1）严密观察瞳孔大小和对光反应，注意意识状态，若治疗后酸中毒纠正、血糖下降，但昏迷反而加重或清醒后再度陷入昏迷要警惕脑水肿的发生，应及时报告医生采取措施。

（2）按医嘱及时补液，纠正脱水及电解质紊乱，输液不宜过多、过快，以免发生肺水肿。

（3）做好基础护理，定时清洁口腔及皮肤，预防感染和压疮的发生。

（九）一般护理

（1）绝对卧床休息，注意保暖，必要时吸氧。

（2）做好心理护理，消除紧张情绪。

第五节　宫外孕的护理

一、概述

异位妊娠是指受精卵在宫腔以外的器官着床发育，又称宫外孕。

二、病情评估

（一）症状

1.停经

多数患者停经6~8周以后出现不规则的阴道流血，但有些患者因月经期仅过几天，误将不规则的阴道流血视为月经，也可能无停经主诉。

2.腹痛

腹痛多发生在排大便时或增加腹压时。开始为患侧下腹剧痛，呈持续性或间歇性，疼痛为钝痛、绞痛或欲便感的肛门坠痛。出血多时可刺激腹膜产生全腹剧痛。血液达上腹刺激膈肌，则产生上腹痛及肩胛放射性疼痛。

3.阴道流血

胚胎死亡后常有不规则阴道流血，色暗红或深褐，量少呈点滴状，一般不超过月经量，少数患者阴道流血量较多，类似月经。

4.昏厥与休克

由于是腹腔急性内出血及剧烈腹痛，轻者出现昏厥，严重者出现失血性休克。出血量越多、出血越快，症状出现也越迅速、越严重，但与阴道流血不成正比。

5.腹部包块

当输卵管妊娠流产或破裂后所形成的血肿时间过久，可因血液凝固，逐渐机化变硬并与周围器官（子宫、输卵管、卵巢、肠管等）发生粘连而形成包块。

（二）体征

1.一般情况

患者呈急重病容、贫血貌，四肢湿冷，脉搏快而弱，血压下降。

2.腹部检查

腹部有压痛及明显的反跳痛，以患侧为显著。

3.阴道检查

宫颈有明显的举痛，变软；子宫正常大小或稍大，偏软，出血多时子宫有漂浮感；子宫直肠陷凹饱满，且有明显触痛。

三、急救护理

（1）大量内出血时的紧急处理：①迅速建立静脉通道，进行验血、备血，快速输液、输血；②给予吸氧；③禁食、禁水；④严密监测生命体征，注意皮肤、口唇、指甲颜色；⑤注意腹部症状和体征，注意腹部是否膨隆，有无压痛、反跳痛；⑥快速做好术前准备。

（2）手术治疗。

①输卵管切除术：适用于腹腔大量出血、伴有休克的急性患者。一般施行患侧输卵管切除。输卵管间质部妊娠时，可行子宫角部切除及患侧输卵管切除，必要时切除子宫。对侧输卵管有粘连、闭锁时，可行输卵管分离术及伞端造口术。

②保守性手术：适用于要求生育的年轻妇女。由于B超、hCG及腹腔镜的应用使异位妊娠的早期诊断成为可能，为输卵管妊娠的保守性手术创造了有利条件。伞部妊娠可行挤压术排出胚胎；壶腹部妊娠可纵向切开壶腹部，取出血块和胚胎，切口不缝合，称为造口术或开窗术；峡部妊娠可切除病灶，两侧断端行端端吻合术。以上手术也可在腹腔镜下进行。

（3）积极纠正患者的休克症状，注意进出量平衡。保持静脉通道通畅，视病情及时快速地输血输液。

（4）患者应卧床休息，避免腹部压力增大，从而减少异位妊娠破裂的机会。

（5）临床观察。

①密切观察患者的一般情况、生命体征，并重视患者的主诉，尤应注意阴道流血量与腹腔内出血不成比例，当阴道流血量不多时，不要误认为腹腔内出血量也很少。

②严密观察患者的出血情况，注意有无腹痛加剧、肛门坠胀感明显等情况，以便能及时发现病情的发展，给予相应的处理。必要时做好手术准备。

（6）药物的观察。

①对于非手术治疗的患者，用化学药物治疗期间应用B超和β-hCG进行严密监测，并注意患者的病情变化及药物的毒性反应。若用药后14日β-hCG下降，连续3次阴性，腹痛缓解或消失，阴道流血减少或停止者为显效。

②在使用甲氨蝶呤（MTX）期间，要观察药物的毒性反应，一般恶心、呕吐等胃肠道反应较轻。胃炎、腹泻和口腔溃疡较常见。

③在使用甲氨蝶呤期间，要观察药物引起的骨髓抑制毒性反应，一般白细胞和血小板减少发生在用药后4~14天，21天恢复。

（7）并发症的观察及预防。①失血性休克：在保守患者治疗期间或手术患者术前准备中，应严密观察患者面色和血压、脉搏变化，如出现面色苍白和血压下降、脉搏细速等，应警惕失血性休克的发生，及时向医生报告，迅速做好手术准备。②在用甲氨蝶呤治疗输卵管妊娠时，如用药后2周β-hCG不降或反而升高，症状不缓解或反而加重，或有内出血，应考虑手术治疗。

第六章　紧急救护技术规范

第一节　手法开放气道技术规范

一、定义

手法开放气道是指在没有辅助装置的情况时，以徒手的方式保持气道通畅。该方法简单有效，但需经训练人员完成。常用的三种手法包括仰头举颏法、仰头抬颈法和托下颌法。

二、适应证

（1）紧急情况下的气道通气不畅。

（2）呼吸心搏骤停。

（3）昏迷伴上呼吸道梗阻。

（4）头面颈部外伤。

（5）呼吸暂停综合征等。

三、禁忌证

有颈部损伤者，可使用托下颌法，禁忌头过度后仰。

四、目的

解除呼吸道梗阻，保持气道通畅。

五、准备

急救操作，无特殊要求，可准备手套，同时清退无关人员。

六、操作流程

（一）仰头举颏法

1.体位准备

患者去枕平卧，取仰卧位，双手放于身体两侧，头、颈、脊柱保持在同一纵轴上。

2.评估患者有无颈部损伤

无颈部损伤，可以使用此方式。

3.操作者准备

操作者立于患者头侧，手肘与患者同一平面。

4.压额

将一手掌置于患者前额，下压，使其头后仰。

5.仰面

达到头部和颈部略微伸展，颏和下颌角连线垂直水平面。

6.抬颏

另一手的示指和中指置于靠近颏部的下颌骨下方，不要用拇指托下巴，将下颌骨向上向外提起。

（二）仰头抬颈法

1.体位准备

患者去枕平卧，取仰卧位，双手放于身体两侧，头、颈、脊柱保持在同一纵轴上。

2.评估患者有无颈部损伤

无颈部损伤，可以使用此方式。

3.操作者准备

操作者立于患者头侧，手肘与患者同一平面。

4.压额

将一手掌置于患者前额，下压，使其头后仰。

5.仰面

达到头部和颈部略微伸展，颏和下颌角连线垂直水平面。

6.托颈

另一手掌面托举患者颈部。

（三）托下颌法

1.体位准备

患者去枕平卧，取仰卧位，双手放于身体两侧，头、颈、脊柱保持在同一纵轴上。

2.评估患者有无颈部损伤

患者有可疑的颈部损伤，推荐使用此方式。

3.操作者准备

操作者立于患者头顶，手肘与患者同一平面。

4.推举

双手2～5指置于下颌角下方，向上向外提拉下颌。

七、注意事项

（1）颈部有外伤者只能采用双手托下颌法开放气道，不宜采用仰头举颏法和仰头抬颈法，以避免进一步脊髓损伤。

（2）避免紧闭患者嘴巴或挤压下巴软组织。

（3）上述手法仍不能解除气道梗阻时，应考虑上呼吸道有异物存在，需及时使患者张口，以手法或吸引器清除异物。

第二节　气道异物的海姆立克手法技术规范

一、成人气道异物的海姆立克手法技术规范

（一）定义

海姆立克手法是一种急救技术。当一个人窒息时，操作者通过一个简单的动作，增加腹部和胸部的压力，将食物或其他物体从窒息者气道移除，可在几秒钟内挽救一条生命。

（二）适应证

气道异物梗阻。

（三）目的

利用肺部残留气体，形成气流冲出异物，解除气道梗阻。

（四）准备

急救操作，无特殊要求。

（五）操作流程

1.站立的患者

（1）评估患者：①患者往往用手掐住自己的喉咙，或者有以下表现：不能呼吸或呼吸大声、呼吸困难，不能说话，无法有效咳嗽，嘴唇和指甲床呈青紫、发白，甚至意识丧失。②有意识，能配合站立。

（2）安抚患者：告知操作的目的，取得配合。

（3）体位准备：患者取站立位。

（4）操作者准备：操作者立于患者背后，双腿分开站立，尽力支持身体。

（5）环抱：双手臂环绕患者腰部，使之略微前倾。

（6）手部方法：一手握拳，将拳的拇指一侧放在患者胸廓下和脐上的腹部，用另一手抓住拳头。

（7）推压：快速用力推患者腹部，向内向上压迫。

（8）重复：连续做五次推压，若未成功，重复操作。

2.平卧位的患者

（1）评估患者：①患者往往用手掐住自己的喉咙，或者有以下表现：不能呼吸或呼吸大声、呼吸困难，不能说话，无法有效咳嗽，嘴唇和指甲床呈青紫、发白，甚至意识丧失。②操作者无法环抱患者，或者患者倒地。

（2）安抚患者：告知患者操作的目的，取得配合。

（3）体位准备：患者取平卧位。

（4）操作者准备：面对患者，双膝着地，骑跨在患者的髋部。

（5）手部方法：用一手置于另一手上方，将下面一手的掌根放在患者胸廓下、脐上的腹部。

（6）推压：用身体的重量快速向上推压患者的腹部。

（7）重复：重复至异物排出。

（六）注意事项

（1）如果患者咳嗽，不要试图拍打他的后背。咳嗽表示部分梗阻，拍背可令异物下移，导致完全的梗阻。

（2）不能用拳击和挤压，不要挤压胸廓，冲击力限于抢救者的手上，不能用双臂加压。

（3）推压要快速有力。

（七）前沿进展

海姆立克操作法或腹部推力法是一种公认的应对异物气道阻塞的有效方法。然而，有些个案描述了严重的并发症，例如膈疝嵌顿、主动脉夹层、胃穿孔、膈肌破裂伴胃扭转等，应当在操作中引起重视。

二、小儿气道异物的海姆立克手法技术规范

（一）定义

1岁以内婴儿的海姆立克手法为背部叩击联合胸部冲击法，即包括背部叩击法和胸部冲击法。

1.背部叩击法

先让婴儿趴在操作者前臂，并倚靠在操作者的大腿上，保持头低于躯干位，在其背部两肩胛骨间拍击5次。

2.胸部冲击法

背部叩击法无效时再将婴儿翻过来，保持婴儿头低于躯干位，在婴儿胸骨下半段，用食指及中指压胸5次。重复背部拍击联合胸部叩击法，直至婴儿排出异物。

（二）适应证

1岁以内婴儿气道异物梗阻。

（三）目的

利用肺部残余气体，形成气流冲出异物，解除气道梗阻。

（四）准备

急救操作，无特殊要求。

（五）操作流程

1.1岁以内的婴儿

（1）评估婴儿：①婴儿突然剧烈呛咳、反射性呕吐、声音嘶哑、呼吸困难、面唇青紫。②婴儿意识清醒。

（2）安抚患者：告知操作的目的。

（3）背部叩击法：①婴儿骑跨于操作者前臂上。②操作者固定婴儿下颌角。③将婴儿翻转成俯卧位，保持婴儿头低于躯干位。④操作者另一手掌跟在婴儿两肩胛骨之间拍击5次。⑤叩击手法：掌根拍击。⑥叩击部位：两肩胛骨

之间。

（4）胸部冲击法：①固定后颈部。②翻转成仰卧位，保持婴儿头低于躯干位。③操作者用两指快速向下冲击5次。④冲击手法：两指按压。⑤冲击部位：胸骨下半段，两乳头连线稍下方。⑥深度：约为小婴儿胸廓的1/3或者1/2。

（5）重复：重复背部叩击联合胸部冲击法，直至婴儿排出异物。

2.1岁以上的儿童

气道异物急救方法同成人。

（六）注意事项

（1）按压部位准确，防止骨折。

（2）操作过程中注意保持婴儿头低于躯干位，便于异物排出。

（3）密切观察婴儿面部表情、反应。

第三节　呼吸球囊人工通气技术规范

一、定义

呼吸球囊人工通气技术是危重患者在无法及时建立人工气道时临时替代的通气方法，当氧气进入球形气囊和储氧袋，通过人工挤压气囊打开前方活瓣将一定浓度的氧气送入患者口鼻贴紧的面罩内或气管导管内，以达到人工通气的目的。

二、适应证

1.人工呼吸

各种原因所致的呼吸停止或呼吸衰竭的抢救及麻醉期间的呼吸管理。

2.患者转运

适用于机械通气患者作特殊检查、进出手术室等情况。

3.紧急情况下临时替代

遇到呼吸机故障、停电等特殊情况时可临时替代。

三、禁忌证

（1）中等以上活动性咯血。

（2）急性心肌梗死。

（3）未经减压及引流的张力性气胸、纵隔气肿。

（4）大量胸腔积液。

（5）严重误吸引起的窒息性呼吸衰竭。

（6）重度肺囊肿、肺大疱等。

四、目的

（1）增加或辅助患者的自主通气。

（2）改善患者的气体交换功能。

（3）纠正患者的低氧血症，缓解组织缺氧状态。

（4）为临床抢救争取时间。

五、准备

1.用物准备

呼吸球囊一套、检查呼吸球囊各配件性能并连接（面罩完好无漏气、单向阀安装正确、压力安全阀开启、气囊及储氧袋完好无损、氧气连接管配套）、开口器、口咽通气管、氧气装置、备吸痰装置。

2.环境准备

病室安静整洁，光线充足，操作适宜，关闭门窗（或窗帘），请无关人员回避，保护患者隐私。

3.护士准备

衣帽整洁，洗手戴口罩。

4.患者准备

患者处于安静状态，头、颈、躯干平直无扭曲，双手放于躯干两侧。

六、操作流程

1.素质准备

整洁服装。

2.评估患者及呼吸球囊的性能

（1）患者的年龄、体位、呼吸道是否畅通、呼吸状况（频率、节律、深浅度），是否符合使用呼吸球囊的指征和适应证，有无自主呼吸。

（2）评估有无使用呼吸球囊的禁忌证，如中等以上活动性咯血、张力性气胸、肺大疱等。

（3）呼吸球囊性能完好（面罩完好无漏气、单向阀安装正确、压力安全阀开启、气囊及储氧袋完好无损）。

3.洗手戴口罩

七步洗手法正确洗手。

4.物品准备

呼吸球囊一套、开口器、口咽通气管、氧气装置、备吸痰装置。

5.解释核对

采用两种身份识别的方法进行患者身份确认（腕带、反问式）。

6.移床，撤床头板

床头离墙面1m。

7.体位准备

去枕仰卧位，头、颈、躯干平直无扭曲，双手放于躯干两侧。松解衣领，掀开被子，暴露胸廓，松开裤腰带。

8.放置呼吸球囊

放置于患者头侧，便于操作。

9.清理呼吸道

检查口腔，若有分泌物，应头偏向一侧，将其清除。

10.开放气道

仰头举颏法，抢救者应位于患者头部的后方，将头部向后仰，并托牢下颌使其朝上，使气道保持通畅[开通气道的方法：成人：下颌角和耳垂连线与患者身体的长轴垂直；儿童（1~8岁）：下颌角和耳垂连线与身体长轴成60°角；婴儿

（1岁以内）：下颌角和耳垂连线与身体长轴成30°角]。

11.固定面罩

（1）正确连接呼吸球囊，连接氧气，调节氧流量：8～10L/min。

（2）采用EC手法固定面罩：拇指和食指将面罩紧扣于患者口鼻部，固定面罩保持面罩密闭无漏气。中指、无名指和小指放在患者耳垂下颌角处，将下颌向前上托起，保持气道打开。

（3）单手对掌挤压球囊（600～800mL），频率在10～12次/分。无氧源时潮气量给予800～1200mL。

（4）挤压吸呼比为1：（1.5～2）。

12.效果观察

（1）胸廓的起伏。

（2）生命体征、SPO_2是否改善，嘴唇与面部颜色是否转红。

（3）单向阀是否打开。

（4）面罩内是否呈雾气状。

13.整理患者及用物

安慰患者，清点物品。

14.终末处理

除储氧袋及氧气连接管外，简易呼吸气囊的其他部件予以500mg/L有效氯浸泡30分钟后，用流动水反复冲洗晾干，如遇特殊感染者，应一次性使用，或用环氧乙烷消毒。储氧袋及连接管以500mg/L有效氯消毒液擦拭消毒，流动水冲净晾干，各部件连接后放清洁干燥盒内备用。

15.洗手记录

若为抢救，抢救记录应在抢救结束后6小时内完成，记录患者生命体征、吸入氧浓度。

七、注意事项

（1）根据患者选择合适的面罩，面罩固定时不可漏气，同时避免损伤患者的皮肤黏膜。

（2）通过挤压和释放呼吸球囊中的气体来维持患者的呼吸，要确认患者胸廓是否起伏。

（3）如果在呼吸过程中阻力太大，应当清除口腔和咽喉的分泌物或异物，并确认气道是否充分开放。密切注意患者自主呼吸情况及生命体征变化，使用时注意潮气量、呼吸频率、吸呼比等。

（4）一般潮气量8~12mL/kg（通常成人400~600mL的潮气量就足以使胸壁抬起），以通气适中为好，有条件时测定二氧化碳分压以调节通气量，避免通气过度。快速挤压气囊时，应注意频率和患者呼吸的协调性。在患者呼气与气囊膨胀复位之间应有足够的时间，以防在患者呼气时挤压气囊。吸呼时间比成人一般为1∶（1.5~2）；慢阻肺、呼吸窘迫综合征患者吸呼比为1∶（2~3）。

（5）为保证呼吸过程中呼吸的氧浓度相对恒定，应先连接氧气并使储氧袋充分充盈，再连接患者。

（6）每次使用前要检查压力安全阀，根据患者情况合理选择输送气体压力。

（7）呼吸球囊使用后应严格消毒，待消毒后的部件干燥、检查无损坏后，将部件按顺序组装好备用。

（8）对清醒患者做好心理护理，解释应用呼吸球囊的目的和意义，缓解紧张情绪，使其主动配合，并边挤压呼吸球囊边指导患者"吸""呼……"。

八、前沿进展

（一）开放气道的方法

1.仰头举颏法

抢救者将一手掌小鱼际（小拇指侧）置于患者前额，下压使其头部后仰，另一手的食指和中指置于靠近颏部的下颌骨下方，将颏部向前抬起，帮助头部后仰，气道开放。必要时拇指可轻牵下唇，使口微微张开。

2.仰头抬颈法

患者仰卧，抢救者一手抬起患者颈部，另一手以小鱼际侧下压患者前额，使其头后仰，气道开放。

3.双手抬颌法

患者平卧，抢救者用双手从两侧抓紧患者的双下颌并托起，使头后仰，下颌骨前移，即可打开气道。

此法适用于颈部有外伤者，以下颌上提为主，不能将患者头部后仰及左右转动。颈部有外伤者只能采用双手抬颌法开放气道，不宜采用仰头举颏法和仰头抬颈法，以避免进一步损伤脊髓。

（二）呼吸球囊的测试检查

（1）压力泄压阀未锁上，挤压球体，确认球体能快速恢复，如球体快速恢复则无问题，反之，检查球体进气端是否异常。

（2）将压力泄压阀上锁，将吐气端堵起，挤压球体，确认有无漏气部位，如球体无漏气则无问题，反之，检查球体进气端及吐气端是否异常。

（3）将压力泄压阀解锁，将吐气端堵起，挤压球体，确认压力泄压阀会自动泄压，如压力泄压阀自动泄压则无问题，反之，检查压力泄压阀是否解锁。

（4）将储气阀和储氧袋接在一起，将气体挤入储气阀，使储氧袋膨胀，将接头堵住，挤压储氧袋气体自储气阀溢出。如未能察觉溢出时，请检查安装是否正确。

（三）呼吸球囊的使用

1.双手挤压呼吸球囊的方法

两手捏住呼吸球囊中间部分，两拇指相对朝内，四指并拢或略分开，两手用力均匀挤压呼吸球囊，待呼吸球囊重新膨起后开始下一次挤压，应尽量在患者吸气时挤压呼吸球囊。

2.单手挤压呼吸球囊的方法

用左手拇、食指固定面罩，并紧压使患者口鼻与面罩紧合，其余三指放在颏下以维持患者呈后仰位。用右手均匀挤压、放松呼吸球囊，使呼吸瓣恢复原形，患者呼出气体排入大气。重复挤压动作。

（四）压力安全阀问题

（1）成人型压力限制在60cmH$_2$O以下（儿童、婴儿型40cmH$_2$O），气道压力高于此限时，气体经压力安全阀排出，而不会强制压入肺内，以保护肺部免于受到高压力伤害。

（2）当婴儿及儿童使用呼吸球囊时，应具备安全阀装置，自动调整压力，以保障患者安全。如果需要较高的压力，请将压力阀向下压，使安全阀暂时失效。

（五）容积问题

（1）成人球囊一般为1500mL，双手捏到底压缩气体量可达1350mL，而正常呼吸时潮气量400～600mL就足以达到通气目的。所以，平时抢救或转运时只需单手捏到底即可，约挤压呼吸球囊的1/3为宜（气体量为400～500mL），否则容易使气道压过高引起气压伤（双手挤压呼吸球囊1/2～2/3，气体量为600～800mL）。

（2）儿童及婴儿的呼吸球囊通气也同理，只是因为选择呼吸球囊型号不同而有所区别。现在一般儿童、婴儿的球囊容积/最大压缩气体量分别为550/350mL、280/100mL。

（六）频率问题

（1）给予一般成人呼吸频率10～15次/分即可足够分钟通气量，这个频率是指患者在无自主呼吸的情况下的理想频率范围。如果患者还有自主呼吸或恢复了自主呼吸，挤压部分通气顺从自主吸气，在两次自主呼吸间隔中若时间过长，可给予1次辅助呼吸。在心肺复苏时，应按指南里面的30：2给予通气。

（2）成人正常呼吸频率为10～15次/分，平均4～6秒送气1次。若吸呼比为1：1.5的话，假设5秒送气1次，那吸气时间（捏球囊）为2秒，呼气时间（松球囊）为3秒，可以嘴里数101（1秒），102（2秒），103（3秒）……计时。

（七）呼吸球囊面罩的充气

（1）面罩内充气量为总容量的2/3～3/4，目的是确保与面部皮肤密闭，无漏气。

（2）成人面罩充气110～120mL，小儿面罩充气50～60mL。

（八）呼吸球囊的保养问题

呼吸球囊应由专人负责，每周保养并检测1次，检查各部件是否齐全、有无老化、各连接口有无松动，面罩与呼吸球囊应配套，面罩充气，弹性良好，呼吸球囊不漏气，各阀门性能良好，活瓣灵活，氧气接头与吸氧管对接牢固，确保设备处于完好备用状态。

第四节　环甲膜穿刺护理配合技术规范

一、定义

环甲膜穿刺术是在确定性人工气道建立之前，建立紧急气道的一种方式，可迅速提供临时路径进行有效通气的一项急救技术，是施救者通过用刀、穿刺针或其他任何锐器，从环甲膜刺入，建立新的呼吸道，快速解除呼吸道阻塞的急救方法。当气管插管不成功或面罩通气不充分时，环甲膜穿刺是急诊非手术方式中提供通气支持的紧急治疗措施。

二、适应证

（1）急性上呼吸道梗阻，喉源性呼吸困难，头面部严重外伤气管插管禁忌或不能及时气管切开建立人工气道者。

（2）牙关紧闭，气管插管失败，不能及时气管切开者。

（3）上呼吸道吸入性损伤、热损伤或腐蚀性损伤。

（4）为喉、气管内其他操作准备。

（5）气管内给药。

（6）颈部畸形的窒息患者，无法暴露声门完成插管或无法摆放气管切开手术体位。

（7）颈部外伤，气管插管或气管切开需移动头部，可能加重病情者。

三、禁忌证

（1）解剖标志无法识别者。

（2）有出血倾向者，穿刺局部感染者。

（3）喉气管断裂，并且远端气管收缩至纵隔者。

（4）已经明确呼吸道梗阻发生在环甲膜水平以下者。

（5）喉部病变者（狭窄、癌症、感染等）。

（6）颈椎骨折，颈部制动者。

（7）未满8岁的儿童。

四、目的

（1）通过环甲膜穿刺，紧急开放气道，解除上呼吸道梗阻，缓解严重呼吸困难和窒息。

（2）行气管内药物注射。

（3）经环甲膜穿刺反向引导气管切开术（Cricothyroid Membrane Puncture Directed Tracheostomy，CMPDT）。

五、准备

1.用物准备

0.5%聚维碘酮、无菌棉球、无菌治疗盘、2%利多卡因溶液、5mL无菌注射器、无菌手套、胶布、环甲膜穿刺针、T形管、吸氧装置。若使用16G针头（50mL注射器针头）穿刺，配2.5mL注射器、7~7.5ID气管导管接头。

2.环境准备

病室安静整洁，温度适宜，光线充足，适宜操作，关闭门窗（或窗帘），请无关人员回避，保护患者隐私。

3.护士准备

衣帽整洁，洗手戴口罩。

4.患者准备

情况许可时，向患者或者家属告知穿刺目的、操作过程及注意事项，并让其签署知情同意书。询问患者有无药物过敏史。了解患者的凝血功能。

六、操作流程

1.素质准备

服装整洁。

2.评估

监测患者的血压、呼吸、脉搏，判断患者的意识。

3.洗手戴口罩

七步洗手法正确洗手。

4.物品准备

0.5％聚维碘酮、无菌棉签、2％利多卡因溶液、5mL无菌注射器、无菌手套、胶布、环甲膜穿刺针、吸氧装置。若使用16G针头（50mL注射器针头）穿刺，配2.5mL注射器针筒、7～7.5ID气管导管接头。

5.医嘱核对

采用两种身份识别的方法进行患者身份确认。

6.体位准备

患者仰卧位、肩下垫一薄枕，头后仰，充分显露颈部气管环，不能耐受者可取半卧位。

7.定位

确定穿刺位置，在环状软骨与甲状软骨之间，可触及一椭圆形凹陷，正中部位最薄，为穿刺部位。

8.消毒

使用0.5％聚维碘酮消毒液消毒皮肤，消毒范围直径不少于15cm。紧急情况可不考虑消毒。

9.麻醉

自甲状软骨下缘至胸骨上窝，用2％利多卡因于颈前中线作皮下和筋膜下浸润麻醉。昏迷、窒息等其他危重紧急情况可不麻醉。

10.戴无菌手套

严格按照戴无菌手套的方法进行操作。

11.固定穿刺部位

左手食指、拇指固定环甲膜两侧皮肤。

12.穿刺

右手持环甲膜穿刺针，针尖垂直刺入皮肤、筋膜及环甲膜，有落空感时，自针头有气体回抽出，拔除注射器活塞芯杆，穿刺时嘱患者勿吞咽或咳嗽。

13.固定针头

交叉蝶形胶布固定法固定针头位置。

14.给氧

连接T形管，上臂一端与环甲膜穿刺针头连接，下臂一端与氧气连接，连接口紧密不漏气。（若为50mL注射器针头穿刺，可配2.5mL注射器针筒后接7～7.5ID气管导管接头）。

15.观察、宣教

穿刺结束后观察穿刺部位有无渗血、肿胀，观察患者的生命体征，安抚患者，交代注意事项。

16.终末处理

（1）整理用物，垃圾分类放置，脱手套。

（2）取舒适体位，整理床单位。

（3）妥善放置呼叫铃。

17.洗手记录

（1）七步洗手法洗手。

（2）记录穿刺时间、患者的生命体征、吸氧浓度、注射药物名称剂量。

（3）签医嘱。

七、注意事项

（1）环甲膜穿刺仅仅是呼吸复苏的一种急救措施，不能作为确定性处理，穿刺针留置时间不宜超过24小时。在初期复苏成功、呼吸困难缓解、危急情况好转后，改做气管切开或立即做消除病因处理。

（2）进针不宜过深，穿刺针透过皮肤5mm基本可达气管内，避免损伤气管后壁黏膜，或穿透气管形成食管–气管瘘。

（3）环甲膜穿刺针头与T形管连接口紧密不漏气。

（4）必须回抽空气，确定针尖在气道内才能注射药物。针头拔出以前防止喉部上下运动，否则容易损伤气道黏膜。

（5）拔针时棉球压迫片刻，穿刺部位若明显出血应及时止血，以免血液流入气管内。

（6）如遇血凝块或分泌物阻塞针头，可用注射器注入空气，或用少许生理盐水冲洗，以保证其通畅。

（7）妥善固定穿刺针，避免患者头过度后仰，防止穿刺针退至喉黏膜下层及皮下，造成喉黏膜及颈部皮下气肿。

（8）术后床边备吸引器、气管切开器械及急救药品。

第五节　徒手心肺复苏技术规范

一、定义

徒手心肺复苏是心肺脑复苏中的基础生命支持（BLS）中的重要一步。主要是针对心脏、呼吸骤停所采取的人工徒手的方法尽快实施CPR的抢救措施。通过胸部按压建立暂时的人工循环，促进心脏恢复自主搏动；采用人工呼吸纠正缺氧，恢复自主呼吸，从而确保心、肺、脑等重要脏器的血氧供给。

本规范理论部分主要依据：中国研究型医院学会心肺复苏专业委员会发布的《2016年中国心肺复苏专家共识》。该标准由来自全国各家医院的百余位专家参照指南及相关文献形成具有中国特色的专家共识。旨在全方位、全过程、全立体地诠释CPR的内涵与外延，对指导CPR的理论研究和临床实践有重要意义。

本规范操作部分主要依据美国心脏学会（American Heart Association，AHA）于2015年发布的《心肺复苏与心血管急救指南更新》。该指南基于复苏国际联络委员会（Interna TionalLiaison Committee On Resuscitation，ILCOR）制定的《2015年心肺复苏和心血管急救科学与治疗建议的国际共识》，由来自全球39个国家的250位证据审查专家依据GRADE分级共同参与完成。其内容涵盖了成人基础生命支持与心肺复苏、心肺复苏代替技术与辅助装置、成人高级生命支持等十五个部分。

二、适应证

任何原因引起突发呼吸、心搏骤停的患者。

三、目的

（1）尽快恢复心脏自主搏动及自主呼吸。

（2）确保重要脏器的血氧供给。

（3）为高级生命支持及延续生命支持的基础阶段。

（4）提高猝死患者的复苏成功率。

四、准备

1.用物准备

急救情况下即刻实施心肺复苏。院内急救时可立即呼叫他人准备抢救物品，如抢救车等。

2.环境准备

评估救护环境是否安全，如存在危险应立即将患者转移至安全区域。

五、操作流程

（一）评估：患者意识

轻拍患者或轻摇患者的肩部并大声呼叫："喂，您醒醒!"如知道患者姓名可直接呼叫"喂，某某某!"患者无反应，则呼叫旁人启动急救救援系统。

（二）判断：患者的呼吸、心搏情况

（1）立即检查有无呼吸及呼吸形态（看胸廓起伏、听呼吸音、感觉有无气体呼出），时间：5～10秒。

（2）检查颈动脉搏动（气管喉结旁开两指），时间：5～10秒。

（3）确认时间及环境安全。

（三）安置体位

去枕平卧，头、颈、躯干在同一轴线上，置于坚实的平面上。解开患者的衣扣及裤带。

（四）胸外按压

（1）手的正确姿势：用一只手掌根部置于按压部位，另一手掌根部叠放其上，双手指紧扣，以手掌根部为着力点进行按压。

（2）按压部位：胸骨下半段，按压点位于双乳头连线中点。

（3）按压幅度：至少5cm，但不超过6cm。

（4）每次按压后胸廓完全回弹。

（5）按压频率：100～120次/分，在15～18秒内进行30次按压。

（五）人工呼吸

取出口腔内呕吐物或其他异物，取下义齿，保持呼吸道通畅。（清理时间不宜过长）。间断胸外按压时间尽量小于10秒。开放气道常用以下方法。

1.仰头抬颏法

一手放在患者前额，用手掌用力向后推额头，使头部后仰，另一手指放在下颏处，向上抬颏。

2.双手推颌法（适用于确诊或怀疑有头颈部损伤的患者）

操作者站于患者头部前侧，两手肘置于患者头部两侧平面上，提起下颌，使颏上抬。

（六）人工呼吸

用置于患者前额之手的拇指和食指捏住患者的鼻孔，抢救者正常吸气后张开口用嘴唇包住患者的嘴，向患者口中缓慢吹起，每次吹气应持续1秒以上，直至胸廓上抬。吹气完后应立即与患者口部脱离，并放松捏住患者鼻孔的手。每5～6秒给予1次人工呼吸或每分钟给予人工呼吸10～12次。

（七）人员到场

单一施救者，采用30∶2的复苏周期，即心脏按压和呼吸的频率之比是30∶2。如有可能应尽早使用AED。

（八）判断复苏效果

（1）患者意识恢复。

（2）出现自主呼吸。

（3）可触及大动脉搏动。

（4）收缩压大于60mmHg。

（5）面色、口唇、甲床、皮肤等色泽红润。

（6）散大的瞳孔缩小，对光反射存在。

（九）记录

记录复苏时间，进入下一步生命支持。

六、注意事项

（1）发现患者心搏、呼吸停止，应立即进行心肺复苏。

（2）胸外心脏按压的位置必须准确，按压的力度要适宜。避免用力过度导致胸骨骨折，引起血胸、气胸等；也应避免按压力度不足，胸腔压力过小，复苏效果欠佳。

（3）实施心肺复苏时应将患者的衣扣和裤带解松，避免引起内脏损伤。

（4）口对口吹气量不宜过大，胸廓起伏即可。吹气时间过长会引起胃扩张、胃胀气和呕吐。吹气过程要注意观察患者的气道是否通畅。

（5）胸外按压应与人工呼吸同时进行，严格按吹气和按压的比例操作，吹气和按压的次数过多和过少均会影响复苏的成败。

（6）胸外按压时双臂要绷直、肘关节伸直，肘部出现弯曲会导致按压力量不足、按压深度不够，按压时要注意两手掌不要交叉放置位置，一定要重叠放置。

（7）对于可疑有颈椎骨折的患者，不要使用仰头抬颏法开放气道。

（8）人工呼吸时吹气应慢，避免过快，每次吹气1秒以上。

第六节　心肺复苏机使用技术规范

一、定义

心肺复苏机是一种全自动的、同步胸外心脏按压、间歇正压通气的仪器。

二、适应证

心源性心搏骤停。

三、禁忌证

（1）胸壁开放性损伤、肋骨骨折、胸廓畸形、心脏压塞。

（2）妊娠期。

（3）按压部位皮肤严重破损。

四、目的

恢复患者的心脏搏动，呼吸和神志。

五、准备

1.物品准备

纱布、75％乙醇溶液、心肺复苏机、中心氧源、手电筒、治疗车。

2.环境准备

环境整洁。

3.医务人员准备

仪表整洁，符合要求。

六、操作流程

1.素质准备

服装整洁。

2.评估

周围环境安全，判断患者的意识状态、呼吸、脉搏。

3.物品准备

接好管道，连接氧源，确定所有控制键都处于关闭状态，连接呼吸管。

4.放置底板

放置正确位置，将底板置入患者胸背部。

5.放置心肺复苏器

将心肺复苏器插入背板槽中，插入背板前确认机柱上的机臂抬升得足够高，高过患者的胸部。

6.调整位置

调整按压臂方向，松开臂锁降低机臂于胸部，使胸外按压机的按压装置位于胸骨的下半部，圆柱标志调至0位。

7.打开开关

打开总开关控制键"1"由STOP转向RUN，打开按压阀控制键"2"，使活塞下压直至臂柱后方指示的按压深度参考值。

8.调参数

胸外按压时，调节按压深度至少5cm，不超过6cm。

9.调节潮气量

根据患者情况选择是否通气，如需通气，根据患者的体重和病情，顺时针调整通气参数，调整潮气量控制键"3"，打开通气阀控制键"4"，通气管道连接麻醉面罩或气管导管给予患者正压通气。

10.观察

观察按压及通气的效果。

11.整理床单位

复苏成功，撤机，整理床单位。

12.洗手

七步洗手法正确洗手。

13.记录

准确记录患者复苏成功时间。

14.终末处置

整理管路，调整开关，还原心肺复苏器于初始状态。主机可用75%乙醇擦拭，螺纹管送消毒供应中心处置。使心肺复苏机处于备用状态。

七、注意事项

（1）操作熟练，沉着冷静，方法正确。

①使用过程中密切观察患者的心搏，其呼吸是否恢复，并做好记录。

②心肺复苏机是气动动力，不需电源，按压垫和按压力度是按成人设计的，所以只限于成人所用。

③如患者胸部创伤较重，如张力性气胸、胸骨肋骨骨折、胸部开发性伤口、先天性胸部畸形、心脏破裂的禁止使用。

④严格定位，正确按压，根据患者病情和体态严格调整按压深度（至少5cm，不超过6cm）和潮气量（5～12mL/kg），避免造成患者肋骨骨折和通气过度引起肺大泡及严重的伤害。

⑤操作时，严禁挪动患者，避免造成伤害。

⑥使用前确保机器处于良好状态，定期检查和维护。

（2）关心体贴患者，保护患者隐私。

（3）心肺复苏有效指征：①心音及大动脉搏动恢复。②神志恢复。③肤色转为红润。④瞳孔回缩，光反应恢复。⑤自主呼吸恢复。

第七章　急诊ICU护理

第一节　导管维护

一、深静脉导管护理

（一）定义

1.中心静脉导管（Central Venous Catheter，CVC）

导管末端位于上腔静脉或下腔静脉的导管，包括颈内静脉、锁骨下静脉、股静脉置管。CVC可用于任何性质的药物输注、血流动力学监测，但不用于高压注射泵注射造影剂（耐高压导管除外）。

2.经外周静脉置入中心静脉导管（Peripherally Inserted Central Cathetersb，PICC）

经上肢贵要静脉、肘正中静脉、头静脉、肱静脉、颈外静脉（新生儿还可通过下肢大隐静脉、头部颞静脉、耳后静脉等）穿刺置管，导管尖端位于上腔静脉或下腔静脉的导管。PICC适用于中长期静脉治疗，可用于任何性质的药物输注，但不用于高压注射泵注射造影剂和血流动力学监测（耐高压导管除外）。

3.导管相关性血流感染（Catheter Related Blood Stream Infection，CRBSI）

带有血管内导管的患者或拔除血管内导管48h内的患者出现菌血症或真菌血症，并伴有发热（大于38℃）、寒战或低血压等感染表现，除血管导管外无其他明确的感染源。

（二）护理要点

1.控制导管相关性血流感染

（1）严格执行手卫生。

（2）严格执行无菌操作。

（3）经输液接头进行输液及推注药液前，使用消毒剂用力擦拭接头的横切面及外围15s。

（4）输液完毕后，彻底冲封管，避免管壁残留血液及脂肪乳等，以免滋生细菌导致CRBSI的发生。

（5）观察穿刺处皮肤情况，如有发热、红肿、渗出、痒觉等感染症状，立即通知医生，并尽早拔除导管，拔除后导管尖端进行实验室微生物学检查。

2.导管的使用与维护

（1）经CVC、PICC输注药物前应通过抽吸回血来确定导管在静脉内。如果遇到阻力或者抽吸无回血的情况，需进一步确定导管的通畅性。液体滴注不畅时，用肝素盐水（肝素盐水的浓度：PICC及CVC可用0～10U/mL）脉冲式冲管，严禁强行冲洗导管，造成压力过大，导管破裂。

（2）血管活性药物应单独输注以免影响泵入速度。

（3）输液时液体不可滴空。由于导管末端位于上腔静脉，患者吸气时，可能产生负压，以防气体进入静脉，甚至引起空气栓塞。

（4）CVC、PICC冲管和封管应使用10mL以上注射器或者1次性专用冲洗装置脉冲式冲封管。

（5）给药前后或使用两种不同药物之间应用生理盐水脉冲式冲洗导管。

（6）覆盖穿刺部位的无菌透明敷料至少每7d更换1次，无菌纱布敷料至少每2d更换1次。

（7）若穿刺部位发生渗血时，应及时更换敷料；穿刺部位的敷料发生松动、污染等完整性受损时，应立即更换。

（8）PICC在治疗间歇期间至少每周维护1次。

3.A-C-L：导管维护"金标准"

（1）A（评估）：护士在给予药物和溶液前，作为评估导管功能的一个组成部分，护士应抽吸回血或者冲管来评估导管的通畅性。

（2）C（冲洗）：输液完毕后，冲洗血管通路装置。

（3）L（封管）：输液结束冲管之后，封闭血管通路装置。

4.观察要点

（1）每日观察穿刺点及周围皮肤，观察有无感染症状。

（2）测量CVC置管的刻度、PICC置管的外露刻度及臂围（定点测量并记录），防止导管脱出。

（3）做好健康宣教，告知患者置管上肢避免过度屈曲、上举等活动，可适当抬高穿刺侧上肢，并定时做握拳动作，以防血栓形成。

（4）粘贴导管标识，注明置管日期、时间及置管深度。在敷料边沿标明敷料更换日期、时间并签名。

（5）评估CVC置管留置的必要性，尽早拔除。

二、动脉导管护理

（一）定义

动脉置管：直接置入动脉内的穿刺管。常用于实时监测动脉血压、留取动脉血标本，是危重患者血压监测的首选方法。

（二）护理要点

1.置管部位的选择

置管部位首选桡动脉，必须先做Allen试验以检测穿刺部位侧肢循环情况，结果呈阴性者方可置管，以免影响远端肢体灌注。

2.动脉导管的使用及维护

（1）动脉导管如用于监测血压，需不定时进行系统校零，以减小误差。

（2）保持动脉测压管通畅，无漏液、漏气、积血、气泡。肝素盐水加压冲洗动脉导管，加压可选用加压袋（压力为300mmHg）或微量泵，冲洗速度为3～5mL/h，每24h更换1次冲洗液。

（3）从动脉导管抽取血标本后立即用肝素盐水冲洗导管，以免造成血液残留或堵管。若冲管阻力大，回抽无回血，应立即拔除。

3.观察要点

（1）妥善固定动脉，以防脱管；做好健康宣教，告知患者活动时避免擦碰。

（2）导管标识明确，注明置管日期、时间及刻度。

（3）各接头连接牢固，无漏气，无气泡。

（4）密切观察监护仪动脉血压波形，如有异常应考虑导管不畅或监护仪标尺设定不符。

（5）密切观察穿刺处有无出血、周围有无血肿，以及同侧肢体皮肤的颜色、温度，严防远端肢体循环障碍。

（6）评估动脉置管留置的必要性，尽早拔除，拔除后有效按压，防止局部血肿形成。

第二节　监测技术常见报警及处理

一、监护仪的常见报警及处理

（一）心律失常的心电图监测（Electro Cardio Gram，ECG）

1.窦性心动过缓

成人窦性心率低于60次/分，存在窦性P波，P-R间期≥0.12s，常伴窦性心律不齐。

处理：无症状时动态观察，有症状时可应用药物提高心率或起搏治疗。

2.窦性心动过速

成人窦性心率高于100次/分，P波存在或正常，RR不一致，PR恒定（≥0.12s）。

处理：去除诱发因素，如治疗心力衰竭等。必要时应用药物减慢心率。

3.窦性停搏

窦性P波或P波与QRS波群缺失，如出现一个较长的P-P间距，长P-P与窦性周期不呈整倍数关系。

处理：无症状时动态观察，有症状时通过药物提高心率或起搏治疗。

4.心房扑动

P波消失，代以形态、间距及振幅均绝对整齐呈锯齿状F波，频率为250～350次/分，QRS波群形态大多正常，心室率规则或不规则。

5.心房颤动

P波消失，代之以大小不等、形态不同的f波；频率在350～600次/分，QRS波群形态多数正常，波幅变化较大，R-R间距不等。

心房颤动的治疗方法为：①恢复窦性心律：电动复律（转复窦性心律）、射频消融治疗和外科迷宫手术治疗。②控制快速心室率：β受体阻滞剂、钙通道拮抗剂、洋地黄、胺碘酮。③神丹防止血栓形成和脑卒中：房颤时如不能恢复窦性心律，可应用抗凝药物预防血栓形成和脑卒中的发生。

6.阵发性室上性心动过速

连续3个或3个以上的房性或房室交界性期前收缩，QRS呈室上型，心律绝对整齐（同导联R-R间距相差<0.01s），频率为160～250次/分。

阵发性室上性心动过速的治疗方法如下。

（1）刺激迷走神经使发作终止。

（2）药物疗法：维拉帕米（异搏定）、毛花苷C（西地兰）、胺碘酮、三磷腺苷（ATP）等。

（3）电复律：上述方法治疗无效或发作时症状明显，且影响很大时可采用电复律。

（4）食管调搏。

（5）经导管射频消融术治疗。

7.心室扑动与颤动

（1）心室扑动：快速而规则的室性异位心律，P-QRS-T波群消失，代之以大小、形态和间距相对一致的大振幅波，室性频率为200～250次/分。

（2）心室颤动：QRS波群与T波完全消失，代之以形态大小不等、频率不规则的颤动波，频率为200～500次/分。

治疗方法：①直流电复律和除颤为治疗心室扑动和心室颤动的首选措施。若身边无除颤器应首先做心前区捶击2～3下，捶击心脏不复跳，立即进行胸外心脏按压，至少100~120次/分。②药物治疗，静脉注射利多卡因或普鲁卡因胺。若是洋地黄中毒引起室颤，应用苯妥英钠静脉注射。③若条件允许也可插入临时起搏导管进行右室起搏。

（二）心电图显示直线

1.原因

首先判断患者是否心搏骤停，其次检查电极是否脱落或电极、电缆是否接触不良。

2.处理

若患者心搏骤停，立即给予心肺复苏，更换电极或电缆。

（三）数值与波形不符

1.原因

若出现数值是波形的2倍，多由于T波过高，将T波当成QRS波，因此心率数值是实际心率的2倍。

2.处理

重新选择导联、调基线。

（四）心电干扰

1.原因

交流电干扰、皮肤清洁脱脂不彻底、电极固定不良或脱落、导线断裂、导电糊干涸、严重的机电干扰。

2.处理

清洁皮肤，更换或固定电极，更换导线。

（五）呼吸

1.呼吸参数异常或显示"-？-"

检查电极放置是否正确、有无脱落，与此同时密切观察患者有无窒息、缺氧、呼吸不规则等，及时采取措施，缓解患者呼吸窘迫症状。

2.呼吸频率高、低限报警

高、低限报警设置不当，呼吸参数在正常范围却出现呼吸报警，此时应重新设置报警界线参数。呼吸报警值的设置：一般低限为8~10次/分，高限为35次/分。

（六）血压

1.仅气泵充气，无血压值

检查监护仪所选择的模式是否正确，若成人使用儿童模式，则仅气泵充气而无法测出血压；若儿童使用成人模式，则袖带过高压力充气，对儿童造成伤害。检查袖带管路连接处是否漏气，及时更换袖带或接头。

2.血压高限报警

（1）原因：烦躁、血管活性药物1次进入过多或使用升压药物、病情变化、换能器误差或故障、被测肢体在身体下方、袖带环绕过松。

（2）处理：查找烦躁原因并对因处理，重新调零，更换换能器或电缆线，被测肢体与患者心脏在同一水平线上，袖带环绕松紧适当，以可插入一个手指为宜。

3.血压低限报警

（1）原因：血管活性药物1次进入过多、病情变化（如血容量不足、心率下降）、被测肢体在身体上方、袖带环绕过紧。

（2）处理：对因处理，被测肢体与患者心脏在同一水平线上，袖带环绕适当松紧，以可插入一个手指为宜。

（七）血氧饱和度

1.屏幕上无氧饱和度和脉率值

（1）原因：①患者烦躁，移动过度；②灌注不良，如肢体温度过低、末梢循环太差；③传感器损坏、脱落；④血液中有染色剂（如亚甲蓝、荧光素）、皮肤涂色或甲床涂有指甲油；⑤环境中有较强的光源。

（2）处理：①密切观察患者病情；②使传感器在位且性能良好，连接正常，必要时更换探头或电缆线；③注意保暖；④避强光。

2.氧饱和度低限报警

（1）原因：①指端皮肤冰冷，末梢循环差；血管活性药物的影响。②同侧手臂测血压时。③指套松脱。④强光环境对信号的干扰。⑤荧光、太阳光等强光照射。⑥指端皮肤或颜色异常，涂抹指甲油尤其是紫色和蓝色。⑦探头佩戴时间过长。⑧疾病因素，如糖尿病、动脉硬化等，因其搏动血流减少，也会导致脉搏血氧饱和度下降。⑨百草枯中毒患者由于肺损伤所致的氧饱和度降低。

（2）处理：①将指甲清洗干净。②调整好指套位置，时间过长可换另一手指测量。③尽量避免同侧手臂测血压。④积极治疗原发病。

3.氧饱和度迅速变化，信号强度游走不定

（1）原因：患者移动过度或手术装置干扰操作性能、测量探头或电缆线损坏。

（2）处理：尽量使患者保持安静，远离手术装置；更换探头或电缆线。

（八）中心静脉压（CVP）

CVP和血压变化与临床处理之间的联系见表7-1所示。

表7-1　CVP和血压变化与临床处理之间的联系

CVP	血压	原因	处理
↓	↓	血容量不足	扩容，可快速补液或血浆，直至CVP升至5～12cmH2O
↓	正常	心脏代偿功能良好，血容量相对不足	扩容
↑	↓	心排血量降低（常见于心衰），而血容量相对过多	强心、利尿。应用增加心肌收缩力的药物，如西地兰或多巴酚丁胺，并采用利尿剂，严格控制液体入量
↑	正常	容量血管过度收缩，循环阻力增加，血容量过多或血容量正常	适当选用血管扩张剂
↑	↑	水钠潴留（尿毒症、醛固酮增多症）或血管收缩强烈（如嗜铬细胞瘤）	控制液体总量及滴速，或选用肾上腺受体阻滞剂

二、呼吸机的常见报警及处理

（一）气道高压

1.原因

（1）气道阻塞（呼吸对抗）。

（2）咳嗽。

（3）气管插管置入过深。

（4）气管套管滑入皮下。

（5）人机对抗。

（6）肺顺应性低（ARDS、肺水肿、肺纤维化）。

（7）限制性通气障碍（腹胀、气胸、纵隔气肿、胸腔积液）。

2.处理

（1）检查管道通畅度。

（2）吸痰。

（3）听诊肺部呼吸音是否对称、有无痰鸣音、呼吸音低；拍胸片排除异常情况。

（4）检查气管套管位置。

（5）适当调整呼吸机同步性。

（6）使用呼吸机同步递减性。

（7）使用递减流速波形。

（8）改用压控模式。

（9）应用支气管扩张剂。

（10）应用镇静剂。

（二）气道低压

1.原因

（1）管道漏气。

（2）气管套管滑出。

（3）呼吸机参数设置不当。

2.处理

（1）检查管道漏气情况。

（2）检查气管套管位置。

（3）增加峰值流速或改压力控制模式。

（4）增加潮气量。

（5）适当调整报警设置。

（三）低潮气量

1.原因

（1）低吸气潮气量：①潮气量设置过低；②报警设置过高；③自主呼吸模式下患者吸气力量较弱；④模式设置不当；⑤潮气量传感器故障。

（2）低呼气潮气量：管道漏气。

2.处理

（1）检查管道是否漏气。

（2）如患者吸气力量不足可增加PSV（Pressure Support Ventilation，压力支持）压力或改A/C模式。

（3）根据患者体重设置合适的报警范围。

（4）用模肺检查呼吸机送气情况。

（5）用潮气量表监测送气潮气量以判断呼吸机潮气量传感器是否准确。

（四）低分钟通气量

1.原因

（1）潮气量设置过低。

（2）通气频率设置过低。

（3）报警设置过高。

（4）自主呼吸模式下患者通气不足。

（5）管道漏气。

2.处理

（1）排除管道漏气。

（2）增加辅助通气参数。

（3）如自主呼吸频率不快可用MMV模式并设置合适的每分通气量。

（4）适当调整报警设置。

（五）高分钟通气量

1.原因

（1）患者紧张烦躁。

（2）有严重缺氧状况。

（3）呼吸机通气参数设置过高。

（4）呼吸机误触发导致高通气频率。

2.处理

（1）排除机器原因后可使用镇静剂甚至肌松剂以防止患者的过度通气。

（2）改善患者的氧合，可增加氧浓度或加用PEEP。

（3）合理调整通气参数。

（4）如有误触发可降低触发灵敏度，应关闭流速触发，检查呼气阀是否漏气。

（六）呼吸反比

1.原因

（1）吸气时间过长（送气流速过低、潮气量过大、气道阻力高）。

（2）呼气时间过短。

（3）呼吸频率过高。

2.处理

（1）增加吸气流速。

（2）减少压控模式的吸气时间。

（3）改善气道的通畅度。

（4）降低呼吸频率。

（5）如需要反比通气可关闭反比通气报警。

（七）窒息

1.原因

（1）患者自主呼吸过弱。

（2）患者出现呼吸暂停。

（3）气道漏气。

2.处理

（1）提高触发灵敏度。

（2）增加通气频率。

（3）改A/C或SIMV模式。

（4）检查气道漏气情况。

（八）呼吸机工作异常

（1）改用呼吸气囊辅助呼吸。

（2）用模肺检查呼吸机送气情况。

（3）关闭机器再打开，观察故障是否依然存在。

（4）做机器自检以判断故障原因。

三、呼气末CO_2浓度（$PETCO_2$）测定的常见报警及处理

（一）定义

呼气末CO_2浓度或分压（$PETCO_2$）的监测可反映肺通气及肺血流，一定程度上还可反映动脉血二氧化碳（$PaCO_2$）。正常$PETCO_2$为5%，相当于5kPa（38mmHg）。呼吸末二氧化碳监测仪可监测$PETCO_2$和呼吸频率。$PETCO_2$调节范围：0～9.9kPa/0～99mmHg，呼吸频率调节范围：0～150次/分，均可设置报警限制。根据传感器在气流中的位置不同，常用的取样方法有两种：主流与侧孔取样。主流取样是将传感器连接在患者的气道内，侧孔取样是经取样管从气道内持续吸出部分气体做测定，传感器并不直接连接在通气回路中。

（二）常见异常的判断及处理

1.突然降低到零附近

（1）原因：$PETCO_2$降为零常预示情况紧急，说明有效的肺循环和通气不足或缺乏。如气管导管插入食管，气道完全脱离呼吸机或气道完全梗阻。

（2）处理：听诊双肺呼吸音是否清晰，确认管道位置，解除气道梗阻。

2.突然降低至非零浓度

（1）原因：$PETCO_2$下降未到零，说明气道不能充分呼气，或代表气道内呼出气时漏气。如呼吸系统漏气、麻醉面罩连接不良。

（2）处理：寻找漏气原因，接回脱落管道。

3.呈指数降低

呈指数降低在短时间内发生，说明潜在的突发性严重肺灌注不足，预示心搏骤停。可能原因是生理性无效腔通气增加或从组织中扩散到肺内的CO_2减少，如低血压、心搏骤停、肺栓塞、严重肺低灌注。

4.持续低浓度

没有正常平台吸气前肺换气不彻底，呼出气被新鲜气流所稀释（在低潮气量和高气流时发生）。常见支气管痉挛、分泌物增多造成小气道阻塞，可闻及喘鸣音、啰音。

5.$PETCO_2$持续降低但肺泡平台良好

提示过度通气，或生理无效腔增大，$PETCO_2$与PaO_2之间存在较大的差异，两者唯一的区分方法是行血气分析。通气正常情况下可见于肺部疾病，如肺炎、小儿肺支气管发育不良等，以及血容量减少引起的肺动脉灌注不良、高气道压等。

6.$PETCO_2$逐渐降低，波形正常

（1）当波形获得正常，但$PETCO_2$在几分钟或几小时内缓慢降低，其原因可能与低体温、过度通气、全麻和（或）肺血容量不足、肺灌注降低有关。

（2）处理：调高室温、给患者加盖被、应用升温毯等复温措施，加快输液速度，保证有效灌注。

7.$PETCO_2$逐渐升高，波形正常

（1）当波形未变时，$PETCO_2$升高的可能原因为潮气量或者分钟通气量偏

低、外源性CO_2（VCO_2）吸收增加（使用胸腔镜或腹腔镜气腹时）、体温升高。

（2）处理：加大通气量，排出过多的CO_2。

8.$PETCO_2$突然升高

任何能使肺循环的CO_2总量急剧升高的原因均可使$PETCO_2$突然短暂上升。常见于静脉注入大量碳酸氢钠、体温升高、突然放松止血带以及恶性高热，这些情况均使CO_2产量增多，$PETCO_2$增加。且$PETCO_2$迅速增高是恶性高热敏感的早期指标。

四、PICCO的维护与护理

（一）定义

PICCO是一种利用经肺热稀释技术和脉搏波形轮廓分析技术，进一步进行血液动力监测和容量管理，对重症患者主要血流动力学参数进行检测的工具。

（二）PICCO导管的维护

1.保证监测的准确性

（1）PICCO仪定标采用的是"热稀释"法，一般为8h 1次。

（2）每次PICCO定标3次以上。

（3）定标的液体一般为冰盐水（要求与血液温度相差12℃）10~15mL。

（4）4s内匀速注入。

（5）定标首次测量前需暂停中心静脉输液30s以上。

（6）心律失常、主动脉瘤、主动脉狭窄、动脉栓塞等会出现特殊的动脉波形导致测量不准确，应及时汇报医生并做好记录。

2.防止感染

（1）严格遵守无菌操作原则。

（2）动脉导管置入处每日进行碘伏消毒，观察穿刺处有无红肿、渗血；每2d更换敷贴，如有污染、渗血应及时更换。

（3）三通管及换能器接头用无菌治疗巾包好，8h更换1次。

（4）遵医嘱给予抗生素抗感染。

（5）一般PICCO导管留置时间可达10d，若患者出现高热、寒战，应立即拔除导管，并留取导管尖端做细菌培养。

3.并发症观察和护理

（1）密切观察患者术肢足背动脉搏动、皮肤温度及血液供应情况。

（2）定时定点测量大腿周径并记录，加强交接班，观察有无肢体肿胀和静脉回流受阻，以尽早发现下肢有无缺血情况。

（3）嘱患者平卧，适当限制术侧肢体活动，不要屈曲，呈伸展位，防止局部血栓形成。

（4）一旦发现患者术肢足背动脉搏动较弱、皮肤温度明显低于另一侧者，立即采取保温措施。

4.拔管护理

（1）患者病情稳定，血流动力学各项指标正常，可考虑拔管。

（2）动脉导管拔除后按压15～30min并加压包扎，予1.0～1.5kg沙袋压迫6～8h，同时观察肢体温度、颜色及足背动脉搏动情况。

5.常用参数正常值及其意义

（1）心脏指数（CI）：正常值为3.5～5.5L/min/m^2，低于2.5L/min/m^{2}时可出现心力衰竭，低于1.8L/min/m^{2}并伴有微循环障碍时为心源性休克。

（2）胸内容量指数（ITBI）：正常值为850～1000mL/m^2，小于低值为前负荷不足，大于高值为前负荷过重。

（3）全舒张末容积指数（GEDI）：正常值为680～800mL/m^2，小于低值为前负荷不足，大于高值为前负荷过重。

（4）血管外肺水指数（ELWI）：正常值为3～7mL/kg，大于高值为肺水过多，将出现肺水肿。

（5）肺血管通透性指数（PVPI）：正常值为1～3，反映右心室后负荷大小。

（6）容量反应（每搏输出量变异SW，脉搏压力变异PPV）：正常值为≤10%，反映液体复苏的反应性。

（7）系统性血管阻力指数（SVRI）：正常值为1200～2000dyn·s·cm^{-5}·m^2，反映左心室后负荷大小；体循环中小动脉病变，或因神经体液等因素所致的血管收缩与舒张状态，均可影响结果。

（8）左心室收缩力指数（dP$_{max}$）：正常值为1200～2000mmHg/s，反映心肌收缩力。

五、临时起搏器的护理及常见报警处理

（一）定义

人工心脏起搏器由起搏器（脉冲发生器）发放一定的脉冲电流，通过起搏电极传到心肌，局部心肌产生兴奋并向周围传导，最终使整个心室与心脏兴奋收缩，从而代替心脏正常起搏点维持有效心搏。

（二）临时起搏器患者的护理

（1）持续心电监护，密切观察生命体征并观察记录起搏器各项参数，做好交接班（参数设置、起搏效果、置入途径、穿刺部位、其他特殊问题）。

（2）全面了解病情，注意心律与心率的变化，观察心率与起搏频率是否一致。

（3）注意起搏和感知功能是否正常，及时发现并处理与起搏相关的心律失常，以及有无打嗝或腹肌抽动现象。

（4）患者体位要求：穿刺入口的起搏导管尽量固定不动，经股静脉置管者注意预防下肢静脉血栓。

（5）穿刺部位每日更换敷贴，观察有无渗血、血肿、皮肤红肿和渗液等情况。

（6）备好备用电池，出现低电压报警时及时更换。更换电池时应有医生在场，在患者自主心率较快时更换。

（7）避免磁铁、磁疗健身器械等靠近起搏器。

（三）常见报警及处理

1.无刺激脉冲

（1）原因：①如放置磁铁后可解决问题，则其原因多半是过感知或一些起搏功能滞后；②电极导线或起搏器故障；③与起搏器相连的螺丝松动或脱节、电极导线导体故障或电极导线绝缘层破损或电池耗竭。

（2）处理：①降低感知灵敏度；②重新手术旋紧螺丝或更换起搏电极导线

或起搏器。

2.不能夺获

（1）原因：①起搏阈值升高；②电极导线末端电极的输出不能有效刺激与电极相连的心肌，造成传出阻滞；③电极导线故障、电极脱位或电池耗竭。

（2）处理：①可临时提高输出电压，纠正可能引起的原因，如应用激素、纠正电解质紊乱或更换起搏位置；②根据具体原因采取更换或重新放置电极导线或更换起搏器。

3.不能感知

（1）原因：①心内膜信号太小（电解质紊乱、酸中毒引起的暂时改变或心肌梗死或心肌病引起的局部心内膜永久性改变）；②电极脱位、故障或起搏器故障。

（2）处理：①提高感知灵敏度，或更换起搏位置；②根据具体原因采取重新放置或更换电极导线或起搏器。

六、主动脉内球囊反搏术（Intra Aortic Balloon Pump, IABP）常见报警及处理

（一）定义

主动脉内球囊反搏术是一项通过介入治疗起到机械性辅助循环的方法。将一根带球囊的导管放置于降主动脉内左锁骨下动脉开口远端，在心脏舒张期球囊充气，心脏收缩前球囊放气，从而起到辅助循环的作用。

（二）常见报警及处理

1.主机系统故障

（1）原因：计算机系统激活重置、主机硬件。

（2）处理：先关掉电源开关，再重新开机，若仍报警则需送修。

2.可能氦气有泄漏情况发生

（1）原因：①管路松动或接头漏气；②导管折曲；③管腔内有血液；④放气时间太晚；⑤充气太早；⑥球囊太大；⑦不规则触发或心律不齐。

（2）处理：①检查Balloon连接插头是否插妥，必要时做球囊漏气试验；

②确认球囊在护鞘外，排出折曲拉直；③立即拔出，置入新的导管；④先调整反搏比至1：2，调整Limiting至适当位置上，若仍报警做漏气试验，将降低球囊充气量；⑤放气时间提前，变更触发模式PEAK；⑥调整反搏比至1：2；⑦降低球囊充气量。

3.侦测到大量的氦气漏气

（1）原因：①球囊快速接头松脱；②导管或T型接头漏气。

（2）处理：①检查Balloon连接插头是否插妥；②检查所有接点再予以修正。

4.反搏推动失败

（1）原因：①未置入氦气瓶；②氦气不足；③漏失触发信号；④导管没有与主机连接；⑤前次警报状况没有重置。

（2）处理：①置入氦气瓶及开启氦气开关；②置入心电满载气瓶；③检查患者状况、电极片接触、电缆线，确认正确的触发信号选择；④将导管与主机连接；⑤检查按熄Reset灯号，重新激活Pump On。

5.基准线压力太高

（1）原因：①导管折曲；②可能有部分球囊未能完全撑开；③可能Balloon位置不好；④过度充气。

（2）处理：①确认球囊在护鞘外，排出折曲拉直；②用空注射器手动方式将Balloon做若干次的充放气；③重新依据X光片调整位置；④立刻通知维修人员。

6.失去心电图触发信号

（1）原因：①无心电图波形显示；②波形不清或有噪声；③波形太小或双QRS波；④触发模式选择不正确。

（2）处理：①检查患者状况、电极片接触、电缆线情形，必要时更换，改变电极极性；②如检查监护与ECGMON输入端子信号连接，检查患者心电导程选择，检查ECG信号来源选择；③更换导程或增大ECG增益；④选择正确的触发模式。

7.失去动脉血压触发信号

（1）原因：无血压波形显示。

（2）处理：①检查患者状况及全部信号连接处，接回动脉血压信号线或

Flash一下管路，检查血压信号来源选择；②重新执行血压归零，变更其他触发模式。

8.侦测不到心电图导程信号

（1）原因：①电极接触不良；②电缆线未接妥。

（2）处理：①更换电缆线或电极片改变电极极性；②重新检查电缆线连接。

9.放气设定超过一个周期（deflation＞100%）

（1）原因：放气设定超过一个周期。

（2）处理：将Deflate的时机调早一点。

10.排水失败

（1）原因：①水瓶已满或排水管折曲；②排水阀故障或系统故障。

（2）处理：①排出折曲管；②将集水瓶倾倒干净；③通知维修人员。

11.电池使用时间不超过20min

（1）原因：蓄电池使用时间不超过20min、10min、5min。

（2）处理：接上AC电源。

12.主机使用电池电力操作中

（1）原因：AC电源脱落或失效。

（2）处理：检查并接上AC电源。

13.蓄电池不能使用

（1）原因：电池线路故障。

（2）处理：确认电池保险开关在ON的位置，并通知维修人员。

14.时机设定错误

（1）原因：充/放气时机设定错误。

（2）处理：重新调整球囊充/放气时机的设定在正确的范围内。

15.使用INT trigger mode时发现心电图信号

（1）原因：患者有心电信号。

（2）处理：将trigger mode更换至pattern peak或AFIB模式进行Pumping。

16.脱离功能已停止

（1）原因：脱离功能设定时间已到。

（2）处理：评估患者状况，是否需要继续Pumping。

17.氦气供应不足

（1）原因：①氦气供应低于100PSI；②氦气瓶未锁住。

（2）处理：①更换氦气罐；②重新放置氦气瓶。

18.主机内部RAM电池电力不足

（1）原因：主机内RAM电池电力不足。

（2）处理：通知维修人员。

七、体外膜肺氧合技术操作中常见的问题及处理

（一）定义

ECMO（Extra Corporeal Membrane Oxygenation）是体外膜肺氧合的英文简称。ECMO的原理是将体内的静脉血引出体外，经过特殊材质在人工心肺旁路氧合后注入患者动脉或静脉系统，起到部分心肺替代作用，维持人体脏器组织氧合血供。

（二）常见问题及处理

1.膜肺气体出口液体漏出

（1）表现：膜肺气体出口有少量清亮液体滴出。

（2）原因：患者血温与室温的温差所致，是正常现象，不影响气体交换。

（3）处理：开启水箱，用加温的方法（水温≥35℃）减小温差。

2.膜肺气体出口大量泡沫流出

（1）表现：膜肺气体出口有大量淡黄色的泡沫流出。

（2）原因：膜肺因多种因素导致膜结构异常，出现血浆从中空纤维渗漏，量多时将堵塞气体交换膜，膜肺功能下降。

（3）处理：开大流量（8～10L/min），用大流量气体冲洗膜肺，无效时需全套更换ECMO系统。

3.机械原因造成的血尿

（1）表现：患者尿液颜色呈酱红色。

（2）原因：机械因素导致的血细胞破坏。

（3）处理：需更换ECMO系统。

4.膜肺氧合不良

（1）原因：①气源有无氧气；②空氧混合气内氧浓度与气流量是否合适；③血流量与膜肺气流量是否匹配；④气体管道连接是否正确，有无脱落；⑤膜肺气体出口是否开放，有无阻塞；⑥膜肺气体出口处流出液体是否清亮；⑦膜肺顶端是否有气泡；⑧检查膜肺出入口压力差；⑨膜肺内有无可见的血栓形成。

（2）处理：发现情况迅速报告医生。

5.变温水箱故障

（1）表现：变温水箱失灵或停止工作。

（2）原因：①电源中断或机器故障；②水箱水量不足，水管连接漏水；③水温设置错误。

（3）处理：①检查原因并处理；②水温一般设定在37～40℃；③通知维修人员；④防止电源线人为断开。

6.空气栓塞

（1）表现：离心泵头、管道内出现气泡。

（2）原因：①预充排气不彻底；②ECMO泵前负压部分密闭不全（插管、三通开关、接头等部位）；③从负压端给药、抽血、测压而进气。

（3）预防及处理：①检查漏气部位及原因，加固密闭；②停泵排气；③MAQUET膜肺有排气功能，打开顶端黄色盖子；④一般不得在ECMO管路中加药、抽血。

7.血栓形成

（1）表现：①可在ECMO管道、膜肺或离心泵发现血栓；②离心泵头出现异常声音，阻力增加，流量降低；③肺动静脉栓塞；④肢体缺血；⑤脑血管意外；⑥膜肺血浆渗出，气体交换障碍。

（2）原因：①抗凝不足；②凝血机制不稳定；③大量凝血因子消耗；④输血改变；⑤其他活动性出血有待控制；⑥尿量多，超滤改变肝素代谢时间；⑦体温较高，肝素代谢快；⑧人工材料激活凝血机制；⑨ACT监测不及时；⑩转流时间过长，膜肺超时限使用；⑪流量低，膜肺血流过缓；⑫跨膜肺阻力增高；⑬输新鲜血浆和血小板后，肝素用量不足；⑭输库血或血浆时未经过滤，微栓、聚合物进入循环系统。

（3）预防和处理：①抗凝治疗，增加肝素用量；②使用有抗凝涂层的

ECMO套包；③密切监测ACT；④避免流量过低；⑤ECMO管路避免死角；⑥出现严重血栓需要更换ECMO套包。

第三节　输血技术

一、各类血制品储存及使用方法

1.全血

采血后立即与抗凝保存液混匀，尽快放入4℃环境内保存血液。

2.血液成分及成分输血

（1）红细胞：主要种类有悬浮红细胞、浓缩红细胞、少白细胞红细胞、洗涤红细胞、冰冻红细胞和幼红细胞。

（2）白细胞。

（3）血小板。

（4）血浆：主要种类有新鲜液体血浆、新鲜冰冻血浆、普通冰冻血浆、冷沉淀。

3.血制品储存及使用方法

（1）红细胞应在4℃±2℃专用储血冰箱中储存，在常温下1U红细胞输注的时间不超过4h，洗涤红细胞不能长时间保存，应尽可能在洗涤后6～8h内输注（不超过24h）。

（2）浓缩白细胞可在室温下储存，有效期仅2d，故取回后应立即输注。

（3）血小板制备后的保存温度为22℃±2℃，故不能存放在4℃的冰箱里，也不能加温。

（4）新鲜冰冻血浆和普通冰冻血浆的保存温度都在−20℃以下，使用前垂直放置于37℃恒温水浴中，血浆袋连接口的上部高于水面，融化时间控制在10min内。融化后不能再重新冰冻保存。

（5）新鲜冰冻血浆和普通冰冻血浆在10℃的环境中放置不超过2h，暂时不输注时可放入4℃冰箱短时间保存，但时间不能超过24h，超过24h者只能用作普通冰冻血浆。普通冰冻血浆融化后可保存在冰箱，但必须在5d内使用。

（6）冷沉淀的保存、融化条件与新鲜冰冻血浆相同，融化后尽可能在4h内输注，输注速度要快，以便取得最大的效果，但应充分考虑患者的耐受程度。

二、输血安全管理

血液质量直接关系到临床用血的安全性和有效性。冷链是确保血液质量的基本条件，加强规范取血，提高冷链管理是保证血液质量的重要措施。

1.受血者血样的管理

（1）采血护士必须具备N1级以上护士职称，准确掌握各种血制品输注要求。

（2）护士在标本采集操作前，必须严格执行查对制度，须经两名医护人员共同核对，至少同时使用三种患者身份识别方法。

（3）每次为一名患者采集，禁止同时为两位患者采集血标本。

（4）血标本由输血患者所在科室采集，不得由其他科室人员代为采集。

（5）患者第1次输血应同时采取两管血标本，一管用于输血前传染病检验，另一管送输血科做交叉配血。

（6）血标本及《临床输血申请单》由医护人员或专门人员送交输血科，并与输血科双方进行核对。申请单与血标本内容不符时，退回申请单，重新采集血标本。

2.领血管理

（1）接到取血通知后，立即安排医护人员携带专用取血箱取血，根据血制品要求，调节取血箱的温度。

（2）取血人员与输血科人员共同做好核对，核对无误后双方签字方可取回。

3.输血管理

（1）三查八对。①三查：血的有效期、血的质量、输血装置是否完好。②八对：姓名、床号、住院号、血型交配试验结果、血型、血液种类、血袋号、血液的量。

（2）如患者在输成分血的同时还需要输全血，则应先输成分血再输全血，以保证成分血能发挥最好的效果。如同时输几种成分血，应先输血小板。

（3）血液从血库取出后应在0.5h内输入，不宜久置，200～300mL血液要求在3～4h内输完，避免溶血。

（4）输入两袋以上血液时，两袋血之间须输入少量生理盐水冲管。输血完毕后，应继续输入少量生理盐水冲管，血袋要低温保存24h。

（5）输血时，血液内不得随意加入其他药品，如钙剂、酸性或碱性药品、高渗或低渗液，以防血液凝集或溶解。

（6）冷藏血液不能加温，以免血浆蛋白凝固变性而引起反应。

（7）血浆瓶有破损、标签不清或溶解后有明显混浊和不溶物时，不可输用。

（8）掌握输血速度，开始宜慢，15滴/min，观察15min后若患者无不适，再根据病情调节滴速，一般成人为40～60滴/min，儿童为15～20滴/min，大量失血患者速度稍快，心脏病患者速度宜慢，并注意观察病情变化。

（9）输血过程中，应密切观察有无局部疼痛，有无输血反应，如有严重反应，应立即通知医生，停止输血，并保留余血以备检查分析原因。

三、输血不良反应的观察及处置流程

1.输血不良反应的预防

（1）认真做好血型鉴定和交叉配血试验。

（2）加强工作责任心，严格核对患者和供血者姓名、血袋号和配血报告有无错误，采用同型输血。

（3）取血时要轻拿轻放，运送血液时避免剧烈震荡；严格观察储血箱温度，并详细记录，严格执行血液保存规则，不可采用变质血液。

2.输血不良反应的处理

（1）一旦怀疑发生溶血，应立即停止输血，维持静脉通路，及时报告医生。

（2）溶血反应发生后，立即抽取受血者静脉血加肝素抗凝剂，分离血浆，观察血浆色泽，若呈粉红色，可协助诊断，同时测定血浆游离血红蛋白量。

（3）核对受血者与供血者姓名和ABO血型、Rh血型。用保存于冰箱中的受血者与供血者血样、新采集的受血者血样、血袋中血样，重做ABO血型、Rh血型、不规则抗体及交叉配血试验。

（4）抽取血袋中血液做细菌学检验，排除细菌污染反应。

（5）维持静脉通路，以备抢救时静脉给药。

（6）口服或静脉滴注碳酸氢钠以碱化尿液，防止或减少血红蛋白结晶阻塞肾小管。

（7）双侧腰部封闭，并用热水袋热敷双侧肾区或双肾超短波透热疗法，以解除肾血管痉挛，保护肾脏。

（8）严密观察患者的生命体征和尿量、尿色的变化并记录。同时做尿血红蛋白测定。对少尿、无尿者，按急性肾衰竭护理。如出现休克症状，给予抗休克治疗。

第四节 常用护理操作技术

一、动脉采血技术

（一）穿刺部位的选择

可通过桡动脉、股动脉、肱动脉、足背脉采集动脉血标本。首选桡动脉，因桡动脉与静脉分离，不易误抽静脉血，且易固定，便于操作，患者容易接受。同时，桡动脉也是唯一一条经过二次氧合的动脉血管通路。

（二）穿刺前准备

1.医务人员准备

衣帽整洁，洗手，戴口罩。

2.患者准备

了解患者吸氧状况或呼吸机参数设置，评估患者穿刺部位皮肤及动脉搏动情况；向患者说明穿刺目的、穿刺方法、穿刺中的注意事项，以取得配合。

3.物品准备

皮肤消毒液、棉签、无菌治疗盘、无菌治疗巾、动脉采血针、止血阀、无菌手套、检验单。

（三）穿刺方法

1.核对

核对患者，协助患者取舒适体位，选择动脉血管，暴露穿刺部位。

2.消毒

消毒面积以穿刺点为中心8~10cm，并戴手套。

3.穿刺

持动脉采血针使其针头和动脉的血流方向相对，针头的三角斜面朝上，以合适角度（桡动脉血管细，进针角度一般选择与皮肤夹角30°~45°为宜；股动脉穿刺取90°）刺入皮肤，动作轻缓，不可用力过猛，以免刺穿动脉。

4.按压止血

一只手在拔出针头的同时，另一只手拿棉签，做好加压止血的准备。加压止血至少5min，避免皮下血肿的产生。对于凝血障碍的患者，加压的时间应至少10min或更长，并观察穿刺部位有无出血迹象；肱动脉和股动脉的加压时间要顺应延长。必要时可选用止血阀压迫止血。

5.送检

立即送检，如标本不能立即送检，可放入0℃冰盒内保存，最长不超过2h，避免细胞代谢耗氧，使PaO_2下降，$PaCO_2$升高。

动脉采血操作流程见表7-2所示。

表7-2　动脉采血操作流程

项目	操作流程
准备	1.衣帽整齐，规范洗手、戴口罩 2.用物准备：治疗车、清洁治疗盘、无菌治疗巾、棉签、皮肤消毒液、手消毒液、弯盘、无菌手套、动脉采血器、止血阀、锐器物收集盒 3.核对医嘱并打印Lis条码，检查动脉采血器是否完好 4.将用物按使用顺序置于治疗车上 5.评估要点：评估患者病情、意识、肢体活动能力及配合程度

项目	操作流程
操作流程	1.将用物携至患者床旁，核对患者信息及腕带，核对化验单，核对Lis条码信息，向患者说明目的及配合方法 2.协助患者取合适体位 3.暴露穿刺部位（首选桡动脉），评估穿刺部位皮肤与动脉搏动情况，铺垫巾，操作者进行手卫生 4.穿刺部位皮肤消毒两遍待干（消毒直径>5cm） 5.取出动脉采血器，旋紧针头 6.戴无菌手套，右手持动脉采血器，将针栓推到底部，拉到预设位置1.6mL，除去针头护套，在指尖感受动脉搏动最明显处，选择合适角度缓慢进针，采血针进入动脉后血液涌入动脉采血器 7.血液液面达到预设位置，孔石遇湿封闭。拔针后立即将针尖斜面刺入橡皮塞或启动针尖保护装置。按压穿刺部位5～10min，有凝血障碍者适当延长按压时间。必要时可选用止血阀压迫止血 8.丢弃针头，更换安全针座帽，将动脉采血针颠倒混匀5次，平放手搓5s，粘贴患者信息标签（如有需要及时排出气泡） 9.脱手套，快速手消。再次核对，协助患者取舒适卧位，整理用物，规范洗手 10.标本连同检验单及时送检 11.及时记录
终末质量控制	1.严格执行无菌操作及查对制度，预防感染及差错事故的发生 2.皮肤消毒范围>5cm，严格执行无菌操作技术，预防感染 3.穿刺部位压迫至不出血为止 4.患者运动后休息30min后再取血，避免影响检查结果；如出现发热、烦躁、哭闹、吸氧等情况时应在化验单上标注 5.做血气分析时，注射器内勿混有空气 6.标本应当立即送检，以免影响结果 7.有出血倾向的患者尽量集中采血

二、吸痰技术

（一）经口鼻吸痰法

1.目的

清除患者呼吸道分泌物，保持呼吸道通畅。

2.评估和观察要点

（1）了解患者的意识状态、生命体征、吸氧流量。

（2）对清醒患者解释，取得配合。

3.注意事项

（1）严格执行无菌技术操作原则，插管动作轻柔、敏捷，自下而上慢慢上提并左右旋转，禁止上下提拉，以免损伤黏膜。吸痰时间不宜过长，负压不可过大。

（2）吸痰前后应给予高流量吸氧，吸痰前、中、后应观察患者的生命体征。每次吸引时间不超过15s，如痰液较多，需要再次吸引，应间隔3～5min，患者耐受后再进行。一根吸痰管只能使用1次。

（3）如果痰液黏稠，可以配合翻身叩背、雾化吸入；患者发生缺氧症状如发绀、心率下降等症状，应立即停止吸痰，密切观察病情，必要时配合医生抢救。

（4）观察患者痰液性状、颜色及量，并做好记录。

（5）吸痰时注意观察患者的病情变化，发现痰液中有新鲜血液提示黏膜有破损，应暂停吸痰。

（6）吸痰管一用一更换。

（7）贮痰袋达2/3满时应及时更换。

经口/鼻吸痰技术操作流程见表7-3所示。

表7-3　经口/鼻吸痰技术操作流程

准备	1.衣帽整齐、规范洗手、戴口罩 2.用物准备：电动吸引器或中心负压吸引装置一套、治疗车上备治疗盘、无菌换药缸（内盛无菌生理盐水）、弯盘、消毒纱布、无菌手套、一次性吸痰管、听诊器；必要时备压舌板、开口器、舌钳 3.用物齐全，摆放有序，符合无菌操作原则
操作流程	1.将用物推至患者床旁，核对床尾卡、腕带信息，了解患者意识、生命体征、吸氧流量及用氧浓度，向清醒患者解释，取得配合 2.接通电源开机，检查吸引器性能是否良好及连接是否正确，调节负压（成人为40.0～53.3kPa；儿童小于40.0kPa） 3.检查患者口、鼻腔（有活动义齿者取出）。使患者头偏向一侧，面向操作者，昏迷患者用压舌板或开口器帮助张口 4.手消毒，打开一次性延长管并与负压吸引器连接，打开吸痰管备用 5.右手戴无菌手套，将吸痰管抽出盘曲，将吸痰管与延长管连接，左手折叠导管末端（或打开吸痰管尾端侧孔）用无菌生理盐水试吸通畅后，经口/鼻轻轻插入口咽部，然后放开折叠的导管（或关闭吸痰管尾端侧孔），吸净口咽部分泌物（每次吸痰时间不超过15s，以免缺氧） 6.听诊双肺呼吸音，观察气道是否通畅，患者的反应（面色、呼吸、心率、血压），吸出痰液的性状、量、颜色等 7.吸痰完毕，分离吸痰管，脱去手套连同吸痰管弃之，洗手 8.用纱布擦净患者面部，整理床单位 9.整理用物，洗手、记录

（二）经人工气道吸痰技术

1.目的

（1）清除呼吸道分泌物，保持呼吸道通畅。

（2）促进呼吸功能，改善肺通气。

（3）预防并发症发生。

2.注意事项

（1）严格遵循无菌操作原则，动作轻柔、敏捷，吸痰时由深至浅。

（2）吸痰时防止气管套管的内套脱出，吸痰管的外径不得超过人工气道内径的1/2，以防止负压过大引起肺泡萎缩。

（3）呼吸衰竭患者吸痰前可加大氧浓度2min，以防止吸痰后出现低氧血症。

（4）吸痰管一用一更换。

使用呼吸机气管插管患者吸痰技术操作流程见表7-4所示。

表7-4　使用呼吸机气管插管患者吸痰技术操作流程

准备	1.衣帽整齐，规范洗手，戴口罩 2.用物准备：治疗车、负压吸引器或中心负压吸引装置，清洁治疗盘、一次性吸痰管、无菌手套、无菌治疗巾、无菌纱布、无菌生理盐水、手消毒液，按医嘱备稀释痰液的药物，必要时备配电盘 3.用物摆放合理，符合无菌原则
操作流程	1.将用物推至患者床旁，核对床号、姓名，评估患者的病情及意识状态，向清醒患者说明目的、方法，取得配合 2.将呼吸机的氧浓度调至100%，给予患者吸氧2min，以防吸痰造成低氧血症 3.接吸引器或中心负压吸引装置，检查吸引器性能是否良好，连接是否正确，管道有无漏气，调节压力 4.手卫生消毒 5.将无菌生理盐水倒入无菌容器内，撕开吸痰管外包装的前端，一手戴无菌手套，将吸痰管抽出并盘绕在手中，开口端与负压管连接 6.打开吸引器开关，将导管前端放入生理盐水中试吸检查导管是否通畅 7.用未戴手套的手断开呼吸机与气管导管，将呼吸机接头放于无菌治疗巾上 8.一手折叠吸痰管末端，用戴手套的手持吸痰管前段轻轻准确地沿气管导管送入气道，松开折叠部分左右旋转，边吸边退，吸尽痰液，切勿上下提拉或固定在一点不动，每次吸痰时间不超过15s 9.每次导管退出后应以生理盐水冲洗，如需再次吸痰应重新更换吸痰管 10.每次吸痰用过的吸痰管及手套放入医疗废物袋内 11.吸痰结束后立即接通呼吸机通气，给氧浓度为100%氧气吸入2min，待血氧饱和度上升至正常水平后，再将氧浓度调至原来水平 12.吸痰过程中应观察痰液的颜色、性质、量，血氧饱和度，生命体征变化以及呼吸机各参数设定值的变化状况 13.整理床单位，协助患者取舒适卧位并安慰患者，清洁患者插管周围的皮肤 14.整理用物，规范洗手，记录

三、肠内营养支持技术

肠内营养是经胃肠道提供代谢需要的营养物质及其他各种营养素的营养支持方式。有助于改善患者的全身营养状况。

1.优点

及时给予营养支持疗法可提高患者的细胞免疫功能，增强机体抵抗力。肠内营养具有营养素直接经肠吸收利用，有助于维持肠黏膜结构和屏障功能完整的优点。

2.建议

营养液开瓶后24h未用完应丢弃，进行操作前执行手卫生，胃管与输注管连接处接三通，使用一次性肠内营养输注系统，建议封闭式输注，减少污染的环节。

3.输注方式

通过重力滴注或肠内营养输注泵形成密闭通路，匀速将肠内营养液通过胃管输注，给患者提供营养。

密闭输注的优点如下：

（1）减少肠内营养液污染的环节。

（2）容易提供大量营养液，并可以减轻护士的工作量。

（3）有较低的胃潴留和误吸的风险，较少发生恶心、呕吐和腹泻。

4.注意事项

（1）遵循由慢到快、由少到多的原则，开始时滴注速度较慢，可为40~60mL/h。

（2）6h后检查患者的耐受性，如是否有腹胀、腹泻、胃潴留量大等情况。

（3）如患者无不适，可每12~24h增加250mL，最大速度为100~125mL/h。

（4）床头抬高30°~45°。

5.护理要点

（1）妥善固定鼻肠管，防止滑脱移动，盘绕扭曲。

（2）严密观察置管刻度，严格交接班。

（3）保护鼻咽部黏膜和皮肤，对于长期留置鼻胃（肠）管者，给予油膏涂拭鼻腔黏膜。

（4）间隔4~6h，用温开水冲洗鼻胃（肠）管，防止营养液残留堵塞管腔。

（5）营养液温度以37℃为宜。夏季室温下直接输入，冬季使用加温器，以防低温输注引起腹泻等症状。

（6）勤观察、巡视，查看患者有无腹胀、腹泻、恶心、呕吐等不良反应。

（7）如无禁忌，床头抬高30°~45°以防误吸。严禁快速滴入，一旦当反流、腹胀或胃内潴留量大于150mL时，暂停营养液应用，并给予暂停、延迟输注或胃肠减压。

（8）加强口腔护理，每24h更换输注管路。

（9）根据患者的病情需要选择合适的肠内营养制剂，并定期监测肝、肾功能及白蛋白的变化。

四、亚低温治疗

亚低温治疗又称冬眠疗法或人工冬眠，是用药物与物理的方法使患者体温降低，以达到治疗的目的。国际上按照体温降低的程度分为：轻度体温33~35℃，中度体温28~32℃，深度体温17~27℃，轻中度体温被统称为亚低温。

（一）原理

亚低温治疗可防治脑缺血时反应性大脑高温，降低脑组织耗氧量，减少脑组织乳酸堆积；保护血脑屏障，减少脑水肿，抑制乙酰胆碱、儿茶酚胺等内源性毒性物质对脑细胞的损害；减少钙离子内流，阻断钙离子对神经元的毒性作用；减少脑细胞结构蛋白的破坏，促进脑细胞结构和功能的恢复，明显起到脑部保护的作用。

（二）适应证

广泛性脑挫裂伤、脑水肿、脑肿胀的患者，GCS<8分的患者，难以控制的中枢性高热的患者，要求患者年龄在18~70岁。

（三）禁忌证

失血性休克的患者，有严重心肺疾患的患者，小于16岁的儿童或大于70岁的老年人。

（四）使用方法

1.评估

室温尽量控制在25℃以下，检查设备性能是否良好。

2.观察

观察患者的意识、瞳孔、生命体征。依据患者体温降低情况，血压、脉搏、肌肉松弛程度决定给药速度，当体温降至亚低温水平、肌肉松弛时，可适当减少用药、减慢速度。临床常用药物为：

（1）阿曲库铵200mg＋氯丙嗪100mg＋0.9%氯化钠注射液250mL。

（2）冬眠Ⅰ号（氯丙嗪、异丙嗪、哌替啶）。

（3）冬眠Ⅱ号（海得琴、异丙嗪、哌替啶）。

3.物理降温

患者进入冬眠镇静状态时，开始给予物理降温。将体温传感器、冰毯、冰帽与亚低温治疗仪连接完好，开机备用。冰毯平铺于床上，冰毯上铺薄垫，切勿直接接触患者皮肤，以防冻伤。将体温传感器纳入肛门，主机上即可显示患者肛温。根据病情要求调节水温和患者需要达到理想温度。亚低温常使用体表降温法，降温速度控制在每2～4h降低1℃，通常在4～12h内，将肛温或脑温降至32～35℃。

4.复温

采用自然复温至正常，过程应缓慢平稳，在25～26℃室温中以每4h升高1℃的速度复温，持续12h，不可加热复温。期间应严密观察病情变化，防止复苏休克。

（五）注意事项

（1）严密监测体温的变化。进行亚低温治疗过程中，一般患者体温应保持在体表28～34℃，肛温32～34℃，鼻温33～34℃。若体温高于36℃，亚低温治疗效果差；低于33℃，易出现呼吸、循环功能异常；低于28℃，易出现室颤。体温过低，应适当减少冬眠合剂的量，必要时停用并采取给其加盖被子等保暖措施。

（2）进行物理降温前应先使用冬眠合剂，否则患者易出现寒战而引起机体代谢增加。

（3）由于氯丙嗪及哌替啶有扩张血管的作用，因此患者最好取平卧位，不能剧烈翻动或突然坐起，以免引起体位性低血压。

（4）复温时严密监测患者生命体征变化，防止急性脑水肿。

（5）异丙嗪有明显的抗组胺作用，可使呼吸道分泌物变黏稠。应重视气道温化、湿化，及时清除呼吸道分泌物。

（6）亚低温治疗的患者对外界刺激反应差，易出现各种并发症，因此需做好各项基础护理，并加强巡视，严密观察。

（7）治疗过程中加强基础护理，注意保护耳郭，以免发生冻伤；注意观察枕部皮肤，以免发生压疮。

（六）并发症的预防及护理

（1）复温休克：复温过程中由于血管扩张，致有效循环血量减少，而发生低血容量性休克。因此，复温不宜过快，可适当给予儿茶酚胺类药物以增加外周阻力。

（2）复温时可出现颅内压突然升高，与复温过快有关，应加强颅内压的监测与管理。

（3）感染：在低温时期，垂体功能不全导致全身免疫力下降，细菌在亚低温的环境下最适宜生长，各脏器的血流降低及血管阻力增大等原因而易发生全身严重感染，尤其是肺部感染。

（4）呼吸、循环衰竭：冬眠状态不宜过深，以患者进入睡眠状态为宜。过深容易引起呼吸循环衰竭，需严密监测生命体征。

（5）其他：定时检测血气分析、血糖、血电解质，患者血清内如存在冷凝集素，说明低温已引起溶血反应，应立即停止低温疗法。

第五节 引流管护理

一、腹腔引流管的护理

1.概念

腹腔引流是在腹腔内放置一引流物将液体等从腹腔内引流到体外的一种外科引流术，以达到预防血液、消化液、渗出液等在腹腔内或手术野内积聚，避免组织损伤，继发感染。排出腹腔脓液和坏死组织，防止感染扩散，促使手术野无效腔缩小或闭合，达到伤口良好愈合的目的。

2.护理要点

（1）妥善固定引流管和引流袋。

（2）保持引流通畅，若发现引流量突然减少，患者感到腹胀伴发热，应检查引流管腔有无阻塞或引流管是否脱落。

（3）注意观察引流袋内的引流液的颜色、量、气味及有无残渣等，准确记录24h引流量，注意观察引流液的量及性状的变化，如有异常，及时报告医生，使患者得到及时的救治。

（4）注意观察引流管周围皮肤有无红肿、皮肤损伤等情况，每日用0.5%碘伏消毒，引流管周围垫以无菌纱布，局部涂以氧化锌软膏或皮肤保护膜，防止引流液浸渍皮肤引起破溃或感染，保持敷料清洁、干燥，如有渗液，及时告知医生更换敷料。

（5）疼痛观察：剧烈腹痛突然减轻，应高度怀疑脓腔或脏器破裂，注意观察患者腹部体征的变化并及时报告医生。

（6）每日更换引流袋，更换时注意无菌操作。

二、T管的护理

1.概念

T管是用于引流胆汁，一端通向肝管，一端通向十二指肠，由腹壁穿出体外，接引流袋应用。其目的为引流残余结石，引流胆汁和减压；支撑胆道，防止胆总管切口瘢痕狭窄、管腔变小、粘连狭窄及用于经T管溶石或造影等。

2.护理要点

（1）妥善固定，防止滑脱，避免引起胆汁性腹膜炎。

（2）保持无菌，防止逆行感染：每天更换引流袋，并检查有无破损，注意无菌操作，平卧时引流袋应低于腋中线，防止胆汁逆流造成逆行性感染。

（3）观察与记录：观察并记录胆汁引流液颜色、性质、量、有无鲜血或碎石等沉淀物，同时注意观察体温及腹痛情况、大小便颜色及黄疸消退情况。一般术后24h内T管引流量为300～500mL，呈黄色或黄绿色，清亮，一般于术后第6天引流量开始逐渐减少。

（4）拔管的护理：术后15～30d拔除T管，拔管指征为黄疸消退、无腹痛、无发热、大小便正常、胆汁引流量逐渐减少，颜色呈透明黄色或黄绿色，无脓液、无结石、无沉渣及絮状物，可考虑拔管。拔管前在X线下经T管行胆道造影，了解胆道下端是否通畅，若胆道通畅，可夹闭3d；若无发热、腹痛、黄疸，即可拔除T管。拔管后1周内，应警惕胆汁外漏，甚至发生腹膜炎，观察体温变化，有无黄疸和腹痛发作，以及时处理。

三、VSD负压引流管的护理

（一）概念

VSD负压引流是一种治疗急、慢性创伤创面和（或）创腔的方法，它是由高分子聚合材料聚乙烯醇制成的医用泡沫敷料与内置的2根有多个孔的硬性硅胶引流管组成，泡沫材料成为引流管和被引流区之间的中介，再利用透性粘贴薄膜封闭被引流区，使之与外界隔绝，接通负压源形成一个高效负压引流系统。

（二）护理要点

1.保持有效的负压

负压的大小以能吸引出积血积液，且以不使引流管阻塞为准，成人负压维持在40～60kPa。对小儿负压值的要求是将负压设置为0.02～0.04kPa。负压过小起不到引流的作用，而负压过大又易造成局部出血，从而影响血供。调整负压有效的标志是引流通畅，吸引出非鲜红色血性或脓性液体，VSD敷料明显塌陷，紧贴创面，创面干燥无液体积聚，内部管型明显可见。

2.保持引流管的通畅、管道的密闭和无菌

连接负压引流后应观察VSD敷料塌陷，有明显的管型，如果敷料是膨胀的、看不到管型或者是内部有明显的积液、积血，要积极查找负压装置是否阻塞、负压大小是否合适以及VSD敷料是否密闭良好，若VSD敷料管路阻塞或漏气，应及时告知值班或者主管医生给予处理，同时防止管道漏气感染。

3.引流液观察

严密观察引流液的颜色、性质、气味、量，如有大量新鲜血液被吸引出时，应立即停止吸引并通知医生，仔细检查创面内是否有活动性出血并做好配合工作。

4.负压引流瓶的处理

若为一次性收集的负压引流袋，在引流袋积满引流液时更换一次性负压引流袋即可，操作过程应注意无菌操作，避免逆行性感染；若为可重复利用的引流瓶，应每天常规更换，更换前应阻断压力，夹闭近端引流管。严格执行无菌操作。使用过的负压瓶可用1000mg/L的含氯消毒液浸泡30min，再用清水冲洗后使用。

5.术后创面观察和护理

定期观察患者的创面情况，包括局部微循环、皮温及患肢的瘙痒、肿胀情况。VSD敷料内有少许坏死组织和渗液残留，有时会透过半透膜散发出臭味，甚至敷料上出现各种污秽的颜色，这并非创面的坏死组织所致，不会影响VSD负压引流的治疗效果，一般无须处理。皮肤粘贴薄膜时，应避免过度牵拉及反复粘贴，以免张力性水疱的发生。

6.创面疼痛的观察与护理

帮助患者正确认识疼痛，指导患者采取预防或减轻疼痛的方法。如疼痛未减轻反而加重，考虑负压值过大，及时给予处理。

7.营养及液体支持

注意在治疗期间的营养及液体支持，防止出现负氮平衡和酸碱、水、电解质紊乱。给予患者高热量、高维生素、高蛋白饮食。

四、胸腔闭式引流管的护理

1.概念

胸腔闭式引流管是胸腔术后常规安置的引流管，它的引流是利用半卧位达到顺位引流及虹吸原理。当肺组织本身扩张及患者有效咳嗽时，利用呼吸时的压力差，使胸部引流通过水封瓶将术侧胸腔内积气、积液、积血引流排出体外，调节胸腔内负压，维持纵隔的正常位置，有助于肺的早期复张及残腔的消灭，防止感染，推测胸腔内有无出血、肺漏气等情况。

2.护理要点

（1）血胸在术侧腋中线第7、8肋间放置一根闭引流管，气胸在术侧第2肋间放置一根闭式引流管排气，接无菌水封瓶，以了解胸腔内压力，防止纵隔移位。

（2）引流管要正确衔接、妥善固定：移动患者时需要用两把血管钳钳夹引流管。引流管的长度要适宜，以患者能够翻身或在床边活动为宜，太短会影响引流，过长则易扭曲，增大无效腔，影响通气。引流管及引流瓶应放置低于胸腔水平面60～100cm。下床活动时，引流瓶位置应低于膝关节。

（3）保持引流管通畅：应每隔30～60min挤压引流管1次，观察水封瓶长玻璃管水柱是否随着呼吸上下波动，正常的水柱上下波动4～6cm。如插管局部疼痛，不敢吸气，多由于插管位置不当所致。可轻轻转动插管，改变位置，即可改善。如水封瓶长管中的水柱突然停止波动，引流量突然减少，应立即检查引流管有无脱落、滑出、扭曲及血凝块堵塞。如有扭曲，应予解除；疑有堵塞者，一手捏紧引流管的远端，另一手反复挤压近端引流管，再缓慢松开捏紧的引流管，挤压时注意避免牵拉导致患者疼痛。处理无效时，需告知医生，医生在无菌操作下用生理盐水冲洗，或在无菌操作下调整引流管的位置。

（4）维持引流系统密闭：使用前注意引流装置是否在有效期内，引流瓶有无裂缝、漏气，是否密封等。为避免空气进入胸膜腔，水封瓶的长管应置于液面下3~4cm，并保持直立位，胸壁胸腔引流管切口周围要用油纱布严密包盖。如水封瓶不慎打破，应立即夹闭引流管，另换一水封瓶，然后开放钳夹，鼓励患者咳嗽和深呼吸，以排出进入胸膜腔内的空气。

（5）严密观察引流液的性质、颜色、量：密切观察并准确记录单位时间内引流液的量、颜色、性质、引流速度、有无血块。引流量多时应每15min或30min记录1次。术后第一个6h内，每小时不应超过100mL，第一个24h内不应超过500mL，如果术后每小时引流量持续在200mL以上，连续3次，且颜色鲜红、性质较黏稠，并出现血压下降、心率增快、呼吸急促等症状，疑为胸腔内有活动性出血，应立即告知医生并做好标记，在瓶上贴上胶布条，标上时间，除遵医嘱采取输血、应用止血药物外，还需保持引流管通畅，以防血块堵塞引流，并做好开胸的准备。

（6）气体排出的观察：引流瓶中如有气体逸出，需观察引流瓶内气泡逸出的程度。咳嗽时有少量气体逸出为Ⅰ度，说话时有气泡逸出为Ⅱ度，平静呼吸时有气泡逸出为Ⅲ度。如有中小气泡逸出，提示肺脏层胸膜有破裂，破裂口不大，通常24~48h可修复；如有大气泡逸出，提示肺脏层胸膜破裂口较大，或肺有较严重裂伤，需密切观察，发现异常及时报告医生；如排气停止，引流管无阻塞，提示肺漏气已修复。

（7）保持适当的胸腔引流瓶吸引负压：引流瓶吸引负压一般为 -10 ~ 15cmH$_2$O，如有引流液量过多或肺泡漏气严重，应告知医生，医生根据程度适当减小引流瓶吸引负压，以防出血或影响肺泡裂隙的愈合。

（8）严格执行无菌操作，预防感染：每24h更换引流瓶内液体1次，更换前要洗手。更换液体时，先用两把血管钳双重夹闭引流管，防止气体进入。更换时要严格执行无菌操作，防止发生感染。水封瓶内一般要装无菌生理盐水500mL，更换后要进行检查，确定衔接无误、封闭良好，方可放开血管钳。

（9）拔管：拔管时间应根据病情、引流液的多少及肺膨胀情况而定。经X线检查，证实胸腔已无积液、肺膨胀良好，24h引流量小于50mL，无气体排出，即可拔管。拔管时，嘱患者深吸气后屏气，迅速拔出引流管，立即用无菌纱布覆盖引流伤口，并用胶布固定，或收紧结扎已放置在引流管切口的缝线。拔管后要观察患者有无呼吸困难、有无气胸或皮下气肿及引流口密闭情况，如继续渗液，敷料渗湿应立即更换。

第八章　重症支持技术

第一节　循环支持技术

一、临时起搏器的应用技术

临时性心脏起搏器是指脉冲发生器在体外与植入体内的临时心脏起搏电极相连，一定能量电脉冲刺激心脏使之激动收缩，起到治疗心律失常作用后撤除起搏器导管的人工心脏起搏。起搏导线电极可在心脏手术中直接经心外膜/心肌，穿过胸壁固定于胸壁外，也可经静脉进入心脏内膜放置。临时起搏器能有效按需同步感知R波或P波，一般放置1~2周，最长不超过1个月，如仍需起搏治疗则应植入永久性起搏器。

临时起搏器使用操作步骤如下。

（1）核对医嘱及患者。

（2）向患者解释操作目的及方法，取得合作，评估患者起搏器电极（心房/心室/房室顺延）及固定情况。

（3）起搏器使用前的检测。①单腔临时起搏器：即开机瞬间PACE、SENSE、LOW-BATT同时亮灯，随即PACE闪亮。备用。②双腔临时起搏器：即开机瞬间心房（A端）PACE、SENSE与心室（V端）PACE、SENSE顺序亮灯，随即心房（A端）PACE和心室（V端）PACE顺序闪亮。备用。

（4）遵医嘱使用单腔临时起搏器流程：①中继线与患者体表起搏导线电极连接。②打开起搏器，检查电量（有无低电压报警），设置起搏器参数：第一，起搏频率数值为60~80次/分或遵医嘱。第二，输出电流数值5mA（常规）。第三，心室感知电压数值为0.8~1mV，心房感知电压数值为0.6~0.8mV。③连接中继线与起搏器——心室/心房（V/A）起搏插口。④开启心电监测中起搏信号显示功能。⑤观察起搏器感知R波或P波的能力并参看患者血流动力学指标变化。⑥在护理记录中记录起搏器的各项参数。

（5）遵医嘱使用双腔临时起搏器用作单腔起搏——心室/心房起搏流程：①中继线与患者体表起搏导线电极连接。②打开起搏器，检查电量（有无低电压报警），调置起搏器参数：第一，起搏频率数值为60~80次/分或遵医嘱。第二，心室/心房输出电流数值为5mA（常规），关闭心房/心室输出调至0。第三，心室/心房感知电压数值为0.8~1mV/0.6~0.8mV。③正确连接中继线——心室/心房（V/A）起搏插口。④开启心电监测中起搏信号显示功能。⑤观察起搏器感知R波或P波的能力并参看患者血流动力学指标变化。⑥按下锁定键，避免误操作。⑦在护理记录中记录起搏器各项参数。

（6）遵医嘱使用双腔临时起搏器——房室顺延起搏流程：①与外科医生确认并标记心房、心室起搏导线电极，正确连接中继线与患者体表起搏导线电极：心房（A）—蓝色，心室（V）—白色。②打开起搏器，检查电量（有无低电压报警）。③起搏器参数：A.频率（遵医嘱）。B.心房（A）和心室（V）输出电流（遵医嘱）。C.灵敏度为0.8~1mV。D.A–V传导时间（遵医嘱）。④协助医生正确连接中继线与心房（A）—蓝色起搏插口；心室（V）—白色起搏插口。⑤开启心电监测中起搏信号显示功能。⑥观察起搏器感知P波与R波顺延起搏的能力，并参看患者血流动力学指标变化。⑦按下锁定键，避免误操作。⑧告知患者操作已完毕，整理床单位，收拾用物。⑨洗手，在护理记录中记录起搏器的各项参数。

二、主动脉内球囊反搏技术

主动脉内球囊反搏技术已成为临床应用较广泛而有效的机械性辅助循环装置之一，通过反搏这一过程改善心肌氧供/氧耗之间的平衡。其反搏技术为：①应用与体表适宜的球囊，经股动脉穿刺，放置降主动脉距左锁骨下动脉开口下1~2cm处，球囊介于左锁骨下动脉与肾动脉之间；②通过主动脉内球囊反搏泵驱动，在心脏的舒张期开始充气，增加冠脉灌注，在舒张末期放气，降低心脏后负荷；③获得正确的充放气时，达到最佳的反搏功效。

主动脉内球囊反搏技术操作步骤如下。

（1）核对医嘱及患者。

（2）向患者解释操作目的及方法，取得合作。

（3）洗手，戴口罩。

（4）评估患者身高并备好相应型号的主动脉球囊导管。

（5）反搏机准备：检查机器各导线是否齐全、氦气是否充足。

（6）用物准备：缝合包、无菌治疗巾、无菌手套、无菌纱布、消毒液、二通、肝素盐水、利多卡因、注射器等。

（7）床单位准备：去除床上不必要的用物，将患者被操作区域铺垫整洁。

（8）患者准备：协助患者取平卧位，以无菌巾遮盖患者隐私部位，协助医生评估肢体并取穿刺侧肢体外展体位，将尿管放置在不影响操作的位置上。评估置管侧肢体动脉搏动情况并记录。

（9）协助操作：①连接心电监测使反搏机获取心电信号（直接连接或采用中继线连接多参数监护仪进行心电信号传输），注意电极片妥善固定，心电线合理摆放。②配合医生消毒皮肤，准备术野。③协助医生配置肝素盐水并预冲压力套组，连接反搏机压力线缆。④协助台上医生连接氦气导管，开机备用。⑤在医生操作过程中，应严密观察患者心率、血压的变化，发现问题及时向医生反映并做出相应的处理。⑥医生送导管到理想位置时观察压力波形形态，确认为动脉压力后将换能器放置在心脏水平位校正零点，按"开始"键开始反搏，观察反搏效果，遵医嘱选择有效触发方式。⑦安装完毕，观察、记录各项生命指征的变化。⑧告知患者操作已完毕，整理床单位，协助患者摆舒适体位，床头不可大于45°，收拾用物。⑨洗手，记录患者。

三、体外膜肺氧合技术（ECMO）

ECMO是将血液从体内引到体外，经膜肺氧合后再用血泵将血液灌注入体内，部分或全部代替心肺做功，达到让心肺充分休息、为其功能恢复或下一步治疗赢得时间。

ECMO操作步骤如下。

（1）核对医嘱及患者。

（2）向患者解释操作目的及方法，取得合作（若患者清醒可解释告知），通知ECMO安装团队（外科医生、麻醉医生、体外循环医生及手术室护士）携仪器设备及手术用物至床旁。

（3）迅速清理床单位，保证操作空间宽敞、洁净，准备负压装置及充足的电源、气源（空气、氧气）。

（4）洗手，戴口罩。

（5）留取血标本，配合完成各项检查，包括血气、电解质、生化、血常规、细菌培养、尿常规、ACT、PT、肝肾功能、游离血红蛋白、胶渗压、心电图、床旁X片和超声心动等。

（6）配合手术室护士粘贴手术负极板，协助外科医生调整床体高度。

（7）配合体外循环医生连接设备电源、气源，妥善摆放仪器设备。

（8）协助患者保持平卧位。

（9）应用多参数监测仪、肺动脉导管、连续心排仪和12导心电图监测并记录心排、心率、心律、血压、肺动脉压、肺毛嵌顿压、中心静脉压、氧饱和度、体温等指标。

（10）记录安装前血管活性药物用量。

（11）安装过程中遵医嘱给予抗凝剂并密切观察患者血流动力学变化。

（12）安装完毕，评估循环支持效果，及时调整血管活性药使用剂量，记录各项生命指征变化。

（13）与体外循环医生确认ECMO流量并做好记录及每班交接工作。

（14）整理床单位，垃圾分类处理。

第二节　胃肠外营养输注技术

一、留置针的应用

静脉留置针又称静脉套管针，其核心组成部件包括可以留置在血管内的柔软的导管/套管，以及不锈钢的穿刺引导针芯。使用时将导管和针芯一起穿刺入血管内，当导管全部进入血管后，回撤出针芯，仅将柔软的导管留置在血管内从而进行输液治疗。

留置针的应用操作步骤如下。

（1）核对医嘱及患者。

（2）向患者解释操作的目的及方法，取得合作。

（3）评估患者的一般情况、合作程度、自理能力及血管情况，选择粗直、弹性好、血流丰富的前臂血管，避开静脉瓣和关节。选择合适的留置针型号，在满足输液需要的同时，选择最短、最细的导管。所选择的静脉必须能够容纳导管的长度并至少是导管粗细的2倍以保障充分的血流，并满足静脉输液治疗。

（4）洗手，戴口罩。

（5）准备用物并检查用物的有效期：输液瓶（玻璃瓶、塑料袋、塑料瓶），输液器，透明贴膜，连接配件，留置针，安尔碘，棉签，止血带，垫巾，污物碗。

（6）推治疗车至患者床边，核对并解释。

（7）协助患者取舒适、安全卧位。

（8）将输液瓶挂于输液架上，第1次排气至输液器乳头处，连接输液器与留置针，并排气。

（9）扎止血带：嘱患者握拳，选择血管，松止血带，消毒穿刺部位直径为8cm。

（10）在穿刺部位上10cm处扎止血带，进行第二次消毒，第二次排气，再次核对。

（11）穿刺：垂直向上移除护针帽，左右松动针芯，绷紧皮肤，直刺静脉，以15°～30°进针，进针要慢，见回血后再进针0.2cm，一手持针座，一手退针芯，将导管全部送入静脉内。

（12）松开止血带，调节滴速，再次核对。

（13）无菌透明贴膜以穿刺点为中心妥善固定。U形固定，与血管平行。输液接头（肝素帽）端高于导管尖端水平，Y形接口朝外。

（14）记录穿刺日期、操作者。标记穿刺日期、时间，操作者姓名，标签完全覆盖隔离塞。

（15）整理用物，按医疗垃圾分类处理用物。告知患者操作已完毕。

（16）洗手，记录。

二、经外周中心静脉导管留置技术（PICC）

经外周中心静脉导管留置技术是经上肢贵要静脉、肘正中静脉、头静脉、肱静脉、颈外静脉（新生儿还可以通过下肢大隐静脉、头部颞静脉、耳后静脉）穿刺置管，其尖端位于上腔静脉或下腔静脉。

PICC操作步骤如下。

（1）置管前评估：①观察患者皮肤及浅表静脉情况；②观察患者的心理反应；③向患者解释留置PICC的目的、方法、置管过程及置管后应注意的事项；④获得医嘱及X线检查单；⑤签署知情告知书；⑥与患者交流，嘱患者排尿、排便。

（2）操作前准备

①环境清洁，光线充足，保证患者舒适、安全。

②洗手，戴口罩。

③物品准备：A.PICC套件1个、超声系统1台及相关附件。B.无菌物品：无菌生理盐水、20mL注射器2～3支、2%利多卡因1支、1mL注射器1支、输液接头1个。C.PICC穿刺包（纸尺1条、垫巾1块、压脉带1根、无菌手术衣1件、治疗巾1块、孔巾1块、大治疗单1块、无菌手套2副、镊子2把、直剪1把、纱布6块、大棉球10个、弯盘3个、10cm×12cm透明敷料、无菌胶布2块）。D.其他必需品：基础治疗盘（含碘剂、75%酒精）、止血带、胶布、砂轮1个。E.根据需要准备：弹力绷带。

（3）操作步骤

①摆体位，患者平卧，术侧手臂外展90°。暴露穿刺区域，根据病情，患者可戴口罩、帽子。

②扎上止血带，涂抹超声耦合剂，用超声系统查看双侧上臂，选择最适于置管的血管。第一，正确使用探头。将超声探头垂直于血管（拇指和食指握紧探头，小鱼际肌和探头均平放轻贴于模拟血管，使探头与模拟血管垂直）。第二，握探头力度。以血管成圆形为合适，如果变为椭圆形提示用力过大。使静脉血管的前后壁都清晰显像，避免选择硬化和有血栓的静脉。第三，如果可能的话，尽量选择患者非利手一侧进行穿刺。第四，避免在可能发生侧支循环的肢体（如可

能发生淋巴水肿和静脉堵塞的肢体）穿刺。第五，选择肘部以上穿刺，避免日后肘部活动影响导管使用。第六，选择静脉及穿刺点。根据患者的静脉情况，首选贵要静脉；其次为肱静脉，最后为头静脉。穿刺点的选择：前臂肘上。松开止血带。

③测量定位：先手部消毒，打开PICC置管包，夹层取出防水垫巾置于患者手臂下，取纸质尺子，测量置管长度及臂围。第一，上腔静脉测量法：术侧手臂外展与躯干呈45°~90°，从预穿刺点沿静脉走向到右胸锁关节再向下至第三肋间隙。第二，测臂围：肘窝以上10cm处（患儿5cm）。第三，记录。

④建立无菌区：第一，免洗消毒液洗手，夹层处取出第一副无菌手套。第二，打开PICC置管包最后一层，完全打开置管包。第三，取出消毒盘，并将无菌隔离衣、第二副手套放到置管包内边缘。

⑤穿刺点的消毒：第一，助手协助抬高患者置管侧手臂，以穿刺点为中心环形消毒，先75%酒精3遍（顺、逆及顺时针），直径≥20cm（推荐整臂消毒）。第二，75%酒精待干后，再用碘剂消毒3遍（方法及范围同酒精），待干。第三，铺治疗巾于患者臂下，放无菌止血带。

⑥脱手套，洗消手，穿无菌手术衣，更换第二副无菌手套。助手协助冲洗无菌手套后用纱布擦干。

⑦铺大治疗单及孔巾，保证无菌区足够大。

⑧助手按无菌原则投递PICC穿刺套件、注射器、输液接头等到无菌区内。20mL注射器抽吸满生理盐水，1mL注射器抽吸2%利多卡因。

⑨按无菌原则打开PICC穿刺套件，预冲所有的管腔并湿润支撑导丝，生理盐水浸润导管，预充输液接头。

⑩准备好插管鞘套件，去掉导引导丝前端的蓝色外套帽，拉出部分导引导丝，使其外露长度比穿刺针长2cm（约等于导丝前段柔软部分）。

⑪超声准备及静脉穿刺：第一，将超声探头放在支架上，涂抹一层无菌耦合剂。第二，为超声探头套上无菌罩（注意：市售探头无菌罩含有乳胶，天然乳胶有可能引起患者过敏反应）。使用插管套装里的无菌耦合剂涂抹在超声探头上，确保套袖已经卷起。将套袖套在探头上，注意不要把耦合剂抹去。将探头和电缆套入套袖。将耦合剂与套袖充分贴合，不要有气泡。使用松紧带固定套袖。隔着套袖在探头上再涂抹一层耦合剂。第三，扎止血带：在上臂扎止血带，使静

脉充盈，嘱患者握拳。根据血管距离皮下的深度选择合适的导针架（若血管中心不在标准刻度上，则宁浅勿深）。将导针架安装到探头上（安装好导针架后可将探头前后稍倾斜而调节进针深度）。将导针架大头推至导针架上，使其咬合在导针架的沟槽上。将针尖斜面垂直于探头，放入导针架，将针稍退回，使其不要超过导针架。将探头放在手臂上，使导针架贴紧皮肤。将探头垂直于目标血管，并使其显像于超声仪屏幕上，将血管移至屏幕中心的圆点标记上。第四，穿刺针行血管穿刺。穿刺针斜面朝上，将探头垂直于模拟血管，将血管移至屏幕中心标记线上；眼睛看着超声屏幕，一边用手缓慢穿刺，当针触到目标血管时，可以在屏幕上看到针尖挤压血管上壁，一旦针尖刺破血管，血管壁会恢复到原来的状态。观察回血，良好的回血为均匀往外一滴滴地冒。注意观察回血的性质非常重要，这有助于判断是否准确刺入静脉而非动脉，如血液的颜色、是否有搏动式血流，这些特征即便是在低血压患者身上也非常容易判断。固定好穿刺针，将探头往后倾倒，使穿刺针与导针架分离。第五，递送导丝。固定好导丝前段，避免晃动（注：将导丝头段轻触左手手背），将预外露部分导丝递送进穿刺针，并固定。将穿刺针连同导丝放平，松止血带。取下导丝圆盘保护套均匀递送导丝，直至体外保留10～15cm，将穿刺针缓慢撤出，只留下导丝在血管中。

⑫穿刺点处局部麻醉，以2%利多卡因0.1～0.2mL皮内注射。

⑬扩皮刀沿导丝上方做皮肤切开以扩大穿刺部位，注意不能切割到导丝。

⑭放置微插管鞘：第一，将导丝末端放于左手食指指腹，沿导丝送入插管鞘。第二，将微插管鞘沿着血管走行方向边旋转插管鞘边用力向前推进，使插管鞘完全进入血管内。

⑮撤出导丝。第一，拧开插管鞘上的锁扣，分离扩张器、插管鞘，同时将扩张器和导丝一起拔出，检查导丝的完整性。第二，将导丝回纳到导丝圆盘内，观察回血（若未见回血，可接注射器同抽），再拧开插管鞘上的锁扣，分离扩张器、插管鞘。

⑯置入导管：第一，左手按压插管鞘末端处上方的静脉止血，大拇指置于插管鞘开口处。第二，将导管自插管鞘内缓慢、短距离、匀速置入。第三，导管进入约10cm时，嘱患者将头转向静脉穿刺侧，并低头使下颌贴近肩膀，以防止导管误入颈静脉。

⑰撤出插管鞘：置入导管至预定长度时，撤出插管鞘，使其远离穿刺口，

撕裂插管鞘继续置入导管，均匀、缓慢地将导管放置到测量深度。

⑱使用超声系统查看置管侧颈内静脉，以排除导管颈内静脉异位。

⑲撤出导管内导丝：分离导管和金属柄，左手轻压穿刺点固定导管，右手缓慢匀速撤导丝。

⑳修剪导管长度：导管体外预留7cm，不要剪出斜面和毛刺。

㉑安装连接器：套减压套筒，连接导管与连接器翼形部分的金属柄，导管要推进到底，不能起褶，将翼形部分的倒钩和减压套筒上的沟槽对齐，锁定。

㉒抽回血：打开拇指夹，抽回血，在透明延长管处见到回血即可（多腔导管则每个腔都要抽回血），关闭拇指夹，撤出注射器，连接输液接头。

㉓连接肝素盐水进行封管，注射器连接输液接头时，需将注射器乳头插入输液接头并顺时针旋转45°或者直到摩擦力将两者连接紧密，脉冲式冲管。撤出注射器。注意正压封管后需断开输液接头和注射器连接时，先握住输液接头，然后逆时针旋转注射器，直到松动。正压封管后（多腔导管则每个腔都要冲洗），夹闭拇指夹。

㉔撤孔巾，清理干净穿刺点及周围皮肤的血渍。

㉕思乐扣固定法：第一，用酒精清洁穿刺点以外的周围皮肤，待干。第二，涂抹皮肤保护剂，待干15秒。第三，按思乐扣上箭头所示方向（箭头应指向穿刺点）摆放思乐扣。第四，将导管安装在思乐扣的立柱上，锁定纽扣。第五，依次撕除思乐扣的背胶纸，将思乐扣贴在皮肤上。第六，穿刺点上方放置小方纱，10cm×12cm透明敷料无张力粘贴，透明敷料应完全覆盖住思乐扣。第七，胶带蝶形交叉固定贴膜下缘，再以胶带横向固定。第八，胶带横向固定延长管。

㉖整理用物，脱手套。

㉗在胶布上注明穿刺者姓名、穿刺日期和时间。

㉘根据需要，弹力绷带包扎。

㉙协助患者活动手臂。

㉚再次查对，向患者交代有关注意事项；处理用物，七步洗手法洗手。

㉛X线检查：X线片确定导管尖端位置并记录检查结果。

（4）填写《PICC长期护理手册》，记录置入导管的长度、胸片位置；导管的型号、规格、批号；所穿刺的静脉名称、双侧臂围；穿刺过程描述是否顺利，患者是否有任何不适的主诉等。

（5）向患者或其家属解释日常护理要点并确认。

三、经外周中心静脉导管维护技术

经外周静脉置入中心静脉导管（PICC）是经上肢贵要静脉、肘正中静脉、头静脉、肱外静脉、颈外静脉（新生儿还可通过下肢大隐静脉、头部颞静脉、耳后静脉等）穿刺置管，尖端位于上腔静脉或下腔静脉的导管，现已发展成为一种方便、有效、安全的置管技术，更是患者重要的"生命线"。PICC导管的维护是直接影响导管留置的重要环节，规范的PICC导管维护可以降低并发症的发生，提高输液安全性、护理服务质量和患者满意度。

PICC维护操作步骤如下。

（1）核对医嘱及患者。

（2）向患者解释操作目的及方法，取得合作。

（3）评估PICC导管穿刺点有无红肿、渗血、渗液；导管有无移动，是否脱出或进入体内；贴膜有无潮湿、脱落、污染及其有效期。

（4）洗手、戴口罩、戴帽子。

（5）准备并检查用物（PICC换药包：垫巾、75％酒精、氯已定/碘伏、无菌手套、无菌透明敷料、无菌生理盐水或肝素盐水/预冲液、无针密闭正压接头、20mL注射器、治疗盘、卷尺、胶布、污物碗、利器盒、快速手消、PICC维护手册）的有效期，推治疗车至患者床旁，再次核对医嘱。

（6）协助患者取舒适卧位，在穿刺侧肢体下铺垫巾，暴露穿刺部位，测量双侧臂围，距肘窝上10cm处。

（7）揭开固定输液接头的胶布，用75％酒精消毒皮肤，去除胶迹。

（8）更换输液接头：①洗手；②打开输液接头包装，备用；③左手持生理盐水，右手持20mL注射器，抽吸20mL生理盐水，安装输液接头，预冲输液接头，备用；④卸下旧输液接头；⑤用酒精棉片消毒导管接头横截面及侧面；⑥连接新接头。

（9）冲洗导管：①使用20mL注射器，用脉冲方式冲洗导管；②实行正压封管，并询问患者有无不适。

（10）更换透明敷料：

①去除透明敷料外胶带。

②用拇指轻压穿刺点，沿四周0°角平拉透明敷料。

③固定导管，自下而上180°角去除原有透明敷料。

④评估PICC导管穿刺点有无红肿、渗血、渗液，体外导管长度有无变化。

⑤洗手。

⑥打开PICC换药包，戴上无菌手套。

⑦左手持纱布覆盖在输液接头上，提起导管（注意勿将导管脱出），右手持酒精棉棒一根，避开穿刺点直径1cm处，顺时针去脂、消毒，取第二根酒精棉棒避开穿刺点直径1cm处，逆时针去脂、消毒；取第三根酒精棉棒，消毒方法同第一根，消毒范围直径为15cm，注意每次消毒待干。

⑧取碘伏（氯己定）棉棒1根以穿刺点为中心顺时针消毒皮肤及导管。取出第二根碘伏（氯己定）棉棒，先翻转导管，逆时针消毒皮肤及导管。取出第三根碘伏（氯己定）棉棒再次翻转导管，顺时针消毒皮肤及导管至导管连接器翼形部分，消毒范围大于贴膜敷料面积。调整导管位置，用第一条免缝胶带粘贴白色固定翼，第二条免缝胶带固定导管连接器翼形部分。

⑨保证皮肤、导管及连接处充分待干，并再次检查导管外露长度。

⑩无张力放置透明敷料：透明敷料下缘对齐免缝胶带下缘，放置后先捏牢导管、固定翼及连接器边缘，做好"塑形"，然后按压整片透明敷料，边压边去除纸质边框。

⑪将第三条免缝胶带打两折，蝶形交叉固定连接器翼形部分与透明敷料。

⑫在记录胶带上注明导管穿刺日期、换药日期时间、维护人姓名，贴于透明敷料下缘。

（11）再次核对，收拾用物，脱下手套。

（12）告知患者操作已完毕，整理床单位，协助患者取舒适卧位并告知注意事项。

（13）洗手，填写PICC维护记录单。

第三节 胃肠内营养输注技术

一、经鼻胃管鼻饲技术

鼻饲是将导管经鼻腔插入胃内，从管内输注食物、水分和药物，以维持患者营养治疗的技术。临床上常用的有两种方法：一种为鼻饲管接漏斗灌入或用输液器滴入，另一种是用大号空针缓缓注入，危重症患者建议使用鼻饲泵持续泵入。

经鼻胃管鼻饲技术操作步骤如下。

（1）核对医嘱及患者。

（2）向患者解释操作目的及方法，取得合作。

（3）评估患者鼻腔及凝血功能情况。

（4）洗手，戴口罩。

（5）准备并检查用物的有效期，推车至病房，再次核对医嘱。

（6）患者取平卧位或坐位，棉签清洁患者的鼻腔。

（7）备胶布，铺治疗巾，合理放置物品，戴手套，取出胃管避免污染。

（8）测量鼻饲管须放置的长度，记录刻度。

（9）石蜡油润滑胃管前端15~20cm。

（10）合作患者胃管置入14~16cm时嘱其做吞咽动作，昏迷患者胃管插至15cm时，托起患者头部，使下颌贴近胸骨柄继续置管，将胃管放置到所需刻度。

（11）检查胃管是否在胃内。

（12）固定胃管于鼻翼和（或）面颊部。

（13）患者取半坐位或床头抬高30°~45°，抽吸胃液，检查胃残留量。

（14）温开水冲鼻饲管湿润管腔，后给予鼻饲饮食。

（15）鼻饲结束后，给予温开水脉冲式冲洗鼻饲管，避免残留，将胃管夹闭并妥善固定。

（16）再次核对。

（17）告知患者操作已完毕，整理床单位，收拾用物。

（18）洗手，记录。

二、胃内注气法鼻肠管放置技术

胃内注入空气的方法是利用胃充盈将幽门口打开及促进胃的蠕动原理，促进鼻肠管顺利通过幽门进入小肠的留置方法。

胃内注气法鼻肠管放置技术操作步骤如下。

（1）核对医嘱及患者。

（2）向患者解释操作目的及方法，取得合作。

（3）评估患者鼻腔及凝血功能情况。

（4）洗手，戴口罩。

（5）准备并检查用物的有效期，推车至病房，再次核对医嘱。

（6）患者取平卧位，棉签清洁患者的鼻腔。

（7）备胶布，铺治疗巾，合理放置物品，戴手套，取出鼻肠管避免污染。

（8）将引导钢丝完全插入鼻肠管，使导丝末端连接柄与鼻肠管连接头固定。

（9）测定鼻尖至耳垂再到胸骨剑突的距离并做标记，以此为起点在50cm处再做标记。

（10）用无菌生理盐水湿润鼻肠管头部，经一侧鼻孔，将鼻肠管沿鼻腔壁慢慢插入，当鼻肠管进入喉部时，嘱清醒的患者尽量做吞咽动作，昏迷患者将头部前倾，下颌抵向胸骨，同时将鼻肠管轻轻推进，注意避免插入气管。插管至第一个标记处。

（11）听诊胃区有气过水声，确定鼻肠管在胃内后，协助患者取右侧卧位45°。

（12）用50mL注射器向胃管内注入10mL/kg的气体（最多不超过500mL）。

（13）继续将鼻肠管缓慢送至第二个标记处，快速注入20mL空气，再听诊，如胃区无气过水声，则鼻肠管可能已进入十二指肠。

（14）初步确定后向鼻肠管注入20mL生理盐水后抽出引导丝。

（15）将鼻肠管固定于鼻翼和面颊部。

（16）再次核对，告知患者已操作完毕，整理床单位，收拾用物。

（17）洗手，记录。

（18）行X线腹平片检查，确认管道位置。

三、PEG/PEJ维护技术

经皮内窥镜引导下胃造口术（Percutan Eousendoscopic Gastrostomy，PEG）是在内镜辅助下使用非手术方法建立经皮进入胃腔的通路，利用胃造口主要进行肠内营养输注或进行姑息性胃肠减压治疗。经皮内窥镜引导下空肠造口术（Percutaneous Endoscopic Jejunostomy，PEJ）是由PEG发展而来，自20世纪80年代应用于临床以来，代替了传统的手术胃肠造口术。该方法目前已成为胃肠造口肠内营养的首选，美国胃肠协会把它作为不能经口进食但需要长期供给营养患者的首选方法。

PEG/PEJ维护技术操作步骤如下。

（1）观察患者的生命体征、意识。

（2）导管上标识出名称及置管刻度，每班检查导管位置，记录于特护记录单。

（3）观察造口部位皮肤有无发红或肿胀，每天消毒，有渗液时及时更换敷料。

（4）首次喂养前请用X线检查导管位置是否正确。

（5）输注营养液前用盐水脉冲式冲洗导管。

（6）输注过程中肠内营养液输注速度和浓度应逐步增加。

（7）定时冲洗导管，保持导管清洁与通畅。

（8）灌注颗粒较大的药物时，需将药物研碎再行灌入，并使用生理盐水脉冲式冲洗。

（9）输注完毕后，应及时夹闭导管，防止液体反流。

四、肠内营养导管堵管再通技术

导管堵管是管饲肠内营养的机械性并发症之一，堵管的原因常见外露段扭曲折叠、喂养管内径小、营养液过于黏稠、输注速度过慢、经导管给予不适宜药物、未按时冲管、冲管方法不正确等。因此，在实施肠内营养时，要进行周密的监测与护理，避免堵管。一旦发生堵管，要逐一查找原因再进行相应处理。

肠内营养导管堵管再通技术操作步骤如下。

（1）评估肠内营养导管的通畅程度。

（2）导管出现输注不畅时，先排除导管是否打折以及体位压迫等原因。

（3）不完全堵塞（滴速减慢），及时用20mL注射器抽温开水反复脉冲式冲吸导管，有条件者可将胰酶溶于碳酸氢钠后冲管。

（4）完全堵塞（液体不滴），以负压方式再通，其操作方法如下所述。①导管末端连接三通，三通纵向端连接含有碳酸氢钠的1mL注射器，三通横向端连接20mL注射器；②旋转三通开关，使20mL注射器与导管管腔相通，回抽20mL注射器针栓，使导管管腔内形成负压；③旋转通开关，使1mL注射器与导管管腔相通，在负压作用下碳酸氢钠进入导管管腔；④旋转三通，关闭导管管腔，让碳酸氢钠在管腔内停留20分钟，以便发生作用；⑤用20mL注射器抽吸管腔内液体，以确定导管是否畅通，弃去回抽的液体，如不通重复上述动作。

（5）导管通畅后，用20mL注射器抽温水反复脉冲式冲洗导管。

五、肠内营养泵应用技术

肠内营养输注泵是一种由计算机控制输液的装置，可通过鼻饲管输入水、营养液，可以精确地控制肠内营养的输注速度，保持营养液的相对无菌，食物渗透压的稳定、温度及速度的恒定。肠内营养输注泵的发展经历了由单纯机械泵到机械电脑泵，直至目前具有人工智能的输液泵的演进过程，其功能也由单纯的控制输液速度到附加多种故障自动识别报警功能，包括空气、堵管、液体输完及机械故障报警等。可设置计划输入的液体量，并可显示输液速度、已输入的量等，可获得近期内输入液体记录；可减少肠内营养的胃肠道不良反应，提高患者对肠内营养的耐受性，也有利于控制血糖。

肠内营养泵应用操作步骤如下。

（1）核对医嘱及患者。

（2）向患者解释操作目的及方法，取得合作，评估导管位置。

（3）洗手，戴口罩。

（4）准备用物，检查用物（肠内营养液、一次性营养泵管、加温装置）的有效期，营养泵处于核查消毒备用状态。

（5）推至患者床旁，再次核对。

（6）安装肠内营养泵，连接外部电源。打开电源开关，开机自检。

（7）悬挂肠内营养液，连接肠内营养泵管，排气。

（8）安装管路，确认通路顺畅无打折。

（9）根据医嘱设定药液总量、输注速度。

（10）生理盐水冲洗鼻饲通路，确认通畅，将营养泵管与鼻饲管路连接，打开开关。

（11）按开始键，确认营养泵正常运转。

（12）管路合理放置，确保无压迫、无挤压，处于通畅状态。

（13）再次核对，协助患者抬高床头30°～45°。

（14）告知患者已操作完毕，避免自行调节营养泵，出现异常情况及时通知护士。

（15）整理床单位，收拾用物。

（16）洗手、记录。

（17）观察营养泵报警及并发症情况，发现问题及时处理。

第九章 危重症的营养支持

第一节 特殊营养物质在危重症患者中的应用

长期以来，人们已认识到营养是产生免疫反应的一个重要组成部分，并且营养物和免疫功能之间存在复杂的相互作用。在危重症患者中，中、重度的蛋白质—热量缺乏性营养不良会引起细胞介导免疫、吞噬细胞功能，补体系统和黏膜抗体反应等的很大异常，而特殊营养物质对免疫活性的特殊方面产生不同程度的作用，同时在促进蛋白质的合成与降低蛋白质的分解方面也有一定的作用。近年来，对特殊营养物质在危重症患者中的特殊作用并应用于临床已有许多实验和临床研究。

一、精氨酸（Arg）

精氨酸是条件非必需氨基酸。但在危重症患者高代谢状态下，精氨酸是必不可少的营养物质，成为必需氨基酸。因为肾在创伤、感染时对氨基酸，尤其是精氨酸、谷氨酰胺的再吸收能力下降，导致负氮平衡。

1.精氨酸可增加体内氮潴留，促进蛋白质合成，增强免疫反应

因为精氨酸具有刺激激素分泌的活性，包括刺激垂体释放生长激素和泌乳素，胰腺释放胰岛素和胰高糖素，肝和小肠释放胰岛素样生长因子（IGF-1）和肾上腺释放儿茶酚胺。通过其还能影响胸腺的作用，增强损伤后有丝分裂原刺激的T细胞增生。它也牵涉到蛋白质合成和伤口愈合，可能通过刺激产生生长激素而增加创伤后蛋白质的潴留。因此精氨酸可增加体内氮潴留，促进蛋白质合成，改善机体氮平衡。有研究表明，创伤后早期精氨酸的需要增加，给予正常浓度的

精氨酸能增强组织的修复能力，增强代谢和免疫功能。在肠内与肠外营养制剂中，适当地强化精氨酸，能有效发挥细胞免疫作用。

2.精氨酸能有效改善肠黏膜屏障，减少细菌易位

全肠外营养（Total Parenteral Nutrtion，TPN）引起肠黏膜屏障损伤、肠道细菌易位及肠源性脓毒血症，已引起广泛重视。大量实验和临床研究证明，由于TPN的应用，常引起肠道黏膜"饥饿"，在1周内即可发生肠黏膜或绒毛萎缩症，从而导致肠黏膜的形态和功能发生改变，肠壁的通透性增高，增加了潜在的肠道致病菌易位的机会。有资料显示，易位的肠道内菌群主要为埃希杆菌、奇异变形杆菌，其次为念珠菌、表皮样肠球菌等。这些条件致病菌、内毒素和其他毒性混合物可穿透肠黏膜溢出肠腔而进入腹腔，最终经淋巴管和血管播散到全身，导致肠源性菌血症或脓毒血症。而添加精氨酸的营养液对TPN并发症的预防和机体康复将起到重要作用。实验和临床研究证明，精氨酸强化的营养液可以改善TPN的肠黏膜损伤状态和功能，增加肠黏膜的总厚度及小肠绒毛细胞计数，降低肠黏膜的通透性，减少肠道细菌易位。而且精氨酸具有改善T细胞的功能，促进T辅助细胞分泌白介素2产生一氧化氮（NO），增强巨噬细胞的细胞内杀伤作用，促进多胺、瓜氨酸、鸟氨酸、酮戊二酸等肠黏膜滋养因子合成，恢复肠黏膜结构完整性，因此精氨酸及其代谢产物能有效改善肠黏膜免疫障碍，减少细菌易位，是防止TPN并发症发生的保护剂。

3.精氨酸在免疫防御及免疫调节中的作用

严重创伤的患者因应激反应使蛋白质处于亢进的高代谢状态，而肾对氨基酸尤其是精氨酸、谷氨酸的再吸收能力下降，从而导致负氮平衡。创伤使大量的IL-1、IL-6、TNF释放，以及IL-2水平下降。若持续时间过长将导致细胞群的衰竭、损伤免疫功能，增加潜在并发症的发生机会。在多种动物实验中观察到，给予精氨酸后导致胸腺增大和细胞计数增多，促进植物凝集素（DHA）、刀豆蛋白A（Con-A）等有丝分裂原的产生，并且显著提高T淋巴细胞对有丝分裂原的反应性，从而刺激T淋巴细胞的增生，增强巨噬细胞的吞噬能力和天然杀伤细胞对肿瘤细胞的溶解作用；增加脾单核细胞对IL-2的分泌活性，以及IL-2受体的活性，显著降低前列腺素E（PGE_2）的水平，进一步促进IL-2合成，最终产生以提高T淋巴细胞间接反应为中介的免疫防御与免疫调节的强力作用。精氨酸在肠内营养中的强化对严重创伤大型手术患者的营养状态和免疫功能的恢复，以及免疫

防御和免疫调节机制的正常运行发挥了重要作用。因此，在强化精氨酸的肠内营养治疗中，精氨酸的作用主要有以下方面：①可增加机体内氮潴留。②有效地发挥调节作用，控制蛋白质更新。③促进肌肉内蛋白质的合成。④有助于改善机体氮平衡，提高机体的免疫状态。

4.精氨酸及其体内代谢活性产物一氧化氮（NO）在腹腔严重感染对胰腺具有保护作用

外源性Arg对急性胰腺炎的保护作用已有许多报道，在新近的研究中还发现存在NO的免疫调节机制。NO是体内多种组织及细胞产生的一种多功能的气态生物信使，而L-精氨酸是合成NO的唯一底物。L-精氨酸在一氧化氮合酶催化下经过氧化脱氨基作用生成NO，并同时生成L-瓜氨酸。NO的活性高，不稳定，可迅速代谢为稳定的终末产物硝酸盐及亚硝酸盐，并以硝酸盐的形式从尿中排出体外。目前认为NO对免疫系统的调节作用可能有4个方面：①NO抑制T淋巴结增生，抑制抗体应答反应，抑制肥大细胞反应性。②促进天然杀伤细胞活性，激活外周血中的单核细胞。③调节T淋巴细胞和巨噬细胞分泌细胞因子。④介导巨噬细胞的细胞凋亡。近来体外研究表明，精氨酸通过巨噬细胞和淋巴细胞对肿瘤和感染细胞发挥毒性的关键作用，是继于NO的产生和释放所致。在危重症患者的营养治疗中有它特殊的作用。

二、谷氨酰胺（glutamine，Gln）

谷氨酰胺对许多器官、组织有特殊的营养作用，可作为肠黏膜细胞、免疫细胞等快速生长和分化细胞的主要能源及核酸合成的前体，用于维持肠道的结构和功能，促进免疫功能（包括肠道免疫和全身免疫功能）等，Gln已日益受到重视。以往认为谷氨酰胺是一种非必需氨基酸，但是在机体应激状态下，此时肠道黏膜上皮细胞、免疫细胞等对谷氨酰胺的利用明显增加，血液和组织中谷氨酰胺浓度却急剧下降，因此对于外科危重症患者，谷氨酰胺可能是一种非常重要的必需氨基酸。

谷氨酰胺在对外科危重症患者的治疗中有以下作用。

1.降低危重症患者机体的高代谢状态

大手术、创伤、脓毒症后机体处在高代谢状态，氮的丧失量可超过2g/d。骨骼肌游离谷氨酰胺浓度的下降是蛋白质分解代谢中常见的现象。肌肉细胞谷氨酰胺含量的下降往往影响患者的生存率，而肌肉蛋白质合成率高低与谷氨酰胺含量的多少有关。临床研究表明，给予不含谷氨酰胺的标准TPN者，不能纠正肌肉谷氨酰胺含量的降低，而加入谷氨酰胺的TPN患者中骨骼肌内谷氨酰胺下降程度明显改善，证实了谷氨酰胺在减少肌肉游离谷氨酰胺浓度下降和促进蛋白质代谢中有积极作用。

2.维持和恢复危重症患者肠道屏障的结构和功能

危重症患者由于谷氨酰胺的缺乏可导致不同程度的肠黏膜萎缩，增加肠道的通透性，破坏肠道的屏障功能。

3.改善机体的免疫功能

危重症患者出现免疫功能受抑制伴有肌肉和血浆谷氨酰胺浓度的显著降低。谷氨酰胺对肠道免疫功能的改善已有报道。

在危重症患者应激状态下，Gln在各器官间的氮流动中起着极为重要的作用，是依赖Gln氧化供能的器官，如肠道和组织细胞（如血管内皮细胞、巨噬细胞、黏膜和肺泡上皮细胞、成纤维细胞等）的重要营养底物和调节因子。提供外源性Gln既有利于改善体内平衡，纠正危重症患者的代谢性酸中毒，增强免疫细胞和肠黏膜屏障功能，降低肠源性细菌和内毒素易位，又可有效地减轻缺血—再灌注损伤和内毒素介导的血管内皮细胞和黏膜上皮的损伤，促进各种免疫活性细胞的分化、增生，增强机体非特异性防御能力，并调节免疫活性细胞的各种介质、细胞毒素和免疫球蛋白的分泌和相互作用。因此，一般认为，在危重症患者的抢救中提供外源性Gln是很有益的。

三、脂肪酸

膳食中的脂类是必需脂肪酸和热量的来源，是脂溶性维生素（如维生素A、维生素D、维生素E和维生素K）的转运载体，而且在调节机体的免疫功能方面有它重要的作用。它对特异性和非特异性免疫系统的一些免疫细胞、单核细胞、巨噬细胞、淋巴细胞和多形核细胞产生很大的作用。在创伤应激反应中，如果只给葡萄糖及氨基酸，必会造成必需脂肪酸的缺乏，从而引起必需脂肪酸缺乏症。其结果会引起机体免疫功能下降、血小板功能下降，皮肤、毛发及神经组织的正常生理功能遭到破坏。

四、生长激素

近年来，许多研究证实，适当地应用重组人生长激素（rhGH）能够逆转和改善危重症患者机体的高代谢状态，对预后产生积极作用。生长激素是垂体前叶分泌的一种蛋白质激素，其生物功能是直接的代谢作用和间接的促生长作用。主要表现为促进葡萄糖氧化，从而提高能量水平，促进脂肪分解和糖异生，改善蛋白质分解，促进蛋白质的合成。

临床应用方法：代谢支持治疗同时加用生长激素，一般采取低热量的肠外营养[63.68kJ/（kg·d），30～35kJ/（kg·d）]加生长激素。

（1）剂量：多数学者主张0.1～0.2mg/（kg·d）或8～12IU/（kg·d）。

（2）途径：每天1次或每天2～3次皮下注射。

（3）注意点：GH能导致高血糖，故应掌握指征并严格监测血糖。孕妇及哺乳期妇女应慎用。避免身体同一部位反复多次用药。rhGH在应用过程中导致高血糖和胰岛素抵抗，而IGF-1除具有合成代谢效应外，尚有降低血糖作用，因此rhGH与IGF-1联合应用，合成代谢效应明显增强。

第二节　危重症患者的营养护理

护理工作者在危重症患者的急救及康复过程中起着重要作用，营养护理就是其中一个重要组成部分。24小时密切观察病情，发现问题及时、慎重地处理，是对每一名ICU护士最基本的要求。下面论述在营养护理中护士应该如何观察病情，以及发现问题后如何正确处理。

一、危重症患者营养支持的监测方法

（一）体重

体重用以评价患者的营养状态，估算营养需要量。危重症患者由于存在水肿、水钠潴留等，使体重的变化较大，因此这类患者在估算营养需要量时应考虑理想体重和患病前体重，并动态测定。

（二）能量消耗的测定

过低与过度营养均会给机体造成损害，尤其是对于代谢紊乱、能量消耗变异较大的危重症患者，因此提供适量的营养底物非常重要。理想的营养支持应按照实际测量的能量消耗量供给营养底物。间接能量测定法使这成为现实。

$$REE=[（3.9\times VO_2）+（1.1\times VCO_2）]\times 1.44-（2.8\times UUN）$$

REE——静息能量消耗；VO_2——氧耗量（L/min）；VCO_2——CO_2产生量（L/min），UUN——尿中尿素氮的量。

呼吸商（RQ）是营养物质净氧化的指标。呼吸商正常范围为0.7~1.0。呼吸商的价值在于反映营养物质的利用比例或混合的能量氧化。

$$RQ=VCO_2/VO_2$$

（三）液体平衡

准确测量24小时的出入量，包括尿量、胃肠引流液、腹泻、各种体腔引流及伤口渗出量等。根据丢失的液体来考虑需要补充的液体量，对于心功能不全及肾衰竭等严重限制液体入量的患者尤其重要。

（四）血气分析检查

危重症患者常存在多重酸碱紊乱，营养支持，特别是肠外营养支持，又常影响体内的代谢状态，因此应监测血气。

（五）内脏蛋白测定

内脏蛋白测定是常用的观察指标，反映体内蛋白质储存情况与代谢状态。监测内脏蛋白水平，可指导制定营养支持的方案以及判定营养支持的效果。

（1）C反应蛋白：C反应蛋白为急性相蛋白，应激反应时合成增加。C反应蛋白浓度变化与血浆阴性蛋白及氮平衡无明显相关。

（2）白蛋白：白蛋白半衰期较长，代表体内较恒定的蛋白质含量，异常丢失使血浆白蛋白迅速降低。白蛋白过低将影响营养底物转运与代谢、药物作用及血浆胶体渗透压等。

（3）快速转换蛋白：包括前白蛋白、转铁蛋白、纤连蛋白、视黄醇结合蛋白、铜蓝蛋白等。快速转换蛋白半衰期短，是评价蛋白质合成状况及营养支持效果的常用指标。

（六）免疫功能测定

1.淋巴细胞计数

正常参考值为$1.5 \sim 3.0 \times 10^9$/L，小于1.5×10^9/L为营养不良。

2.免疫球蛋白

在营养不良、感染、肿瘤等疾病状态下，可导致免疫球蛋白合成减少和（或）应答能力下降，导致机体对致病微生物的抗病能力下降。

3.T淋巴细胞亚群

营养不良、蛋白质丢失、应用皮质激素等，均可使T淋巴细胞受抑制，损害免疫功能。CD_4/CD_8可作为评估机体细胞免疫状态的指标。细胞免疫受抑制时，CD_4/CD_8下降。

（七）氮平衡测定

氮平衡是每日入氮量与排氮量之差。氮平衡测定是估算营养支持效果的一种方法，也可用于了解机体代谢状态及体内蛋白质分解程度。氮平衡测定结果有以下3种可能。

（1）摄入与排出氮量基本相等，称为总平衡，表示体内蛋白质的分解与合成代谢处于动态平衡之中。

（2）摄入氮量＞排出氮量，称为正氮平衡，表明摄入氮或蛋白质除补偿组织的消耗外，尚有部分构成新的组织而被保留。

（3）摄入氮量＜排出氮量，称为负氮平衡，表明体内蛋白质分解大于合成。创伤、感染等应激或营养供给不足时，表现为明显负氮平衡。

鉴于机体代谢过程产生的氮大部分（85%～90%）由尿排出，且尿中以尿素氮占大多数，经尿排出的其他含氮物约为2g/d，故氮的排出量可根据24小时尿中尿素氮的量计算得出。

肠内营养时应计入每日粪便测定的含量。血制品是整蛋白，不计入氮平衡计算中。接受血滤和透析治疗的患者，排氮量中还应计入透析液与超滤液中氨基酸或氮含量。

（八）3-甲基组氨酸测定

3-甲基组氨酸（3-MH）是肌肉蛋白质分解代谢产物。严重创伤、烧伤和全身感染后，尿3-MH排泄增加；反之，代谢率降低时，其排泄量减少。动态观察可了解肌肉蛋白质的变化。

（九）并发症监测

（1）体温：注意营养支持中患者的体温变化以及时发现感染性并发症。

（2）血糖监测：应激状态下，机体糖代谢常处于不稳定状态，严重感染、创伤、MODS以及既往糖代谢异常的危重症患者尤其明显。应加强血糖监测，调整葡萄糖供给及胰岛素使用。

（3）血浆渗透压：当怀疑有高渗情况时应作测定。无测定仪器的单位可按以下公式计算：血浆渗透压分子浓度（mmol/L）＝2（Na^+＋K^+）＋血糖＋BUN（各项单位为mmol/L）。

（4）血清电解质：危重症患者容易出现电解质紊乱，应注意电解质检测。

（5）血清微量元素与维生素：一般不列为常规检测。某些疾病，特别是危重时期，可诱发体内微量元素含量与分布变化，并影响机体代谢与生理功能，需要时应予检测。

（6）血常规：营养支持期间可每周检查1~2次。

（7）肝功能：一般情况要求每周测定1~2次，全肠外营养小于TPN，治疗2~3周后，尤应注意肝功能的监测。

（8）血脂测定：可每1~2周测定1次。输注脂肪乳剂的过程中，应监测血脂情况，即每日在脂肪乳剂输注完后6小时取血标本，以评价输注的脂肪乳剂是否被利用。肝功能障碍、低白蛋白血症及胆红素代谢异常等情况下，应特别注意监测血脂。

（9）尿电解质检查：留取24小时尿液，主要测定尿液中钾、钠的含量，每日1次。

（10）胆囊B超：检查胆囊容积、胆汁稠度、胆泥形成等，评价肝胆系统损害与淤胆情况。

（11）粪常规与细菌学检查：全肠外营养期间，特别时间较长，可发生肠道菌群失调，导致腹泻。肠内营养时也可因营养液污染导致肠炎、腹泻。应注意粪常规与细菌学检查。

（十）肠黏膜通透性检测

测定肠黏膜通透性可间接评价肠黏膜完整性及判断肠黏膜屏障功能，可测定尿乳果糖排泄率/甘露醇排泄率。肠黏膜缺血/再灌注损伤后，可导致黏膜细胞萎缩，吸收面积减少，同时细胞间紧密连接破坏，致乳果糖通过增加，乳果糖/甘露醇排泄比率增加。

二、危重症患者肠内营养的护理

临床上，危重症患者肠内营养治疗的原则是：只要有胃肠功能应尽早使用。但是使用中应遵循由少到多、由低浓度到高浓度、速度由慢到快循序渐进的原则。不要急于求成，不要公式化，要因人而异，选择不同的支持途径、不同方法、不同的营养素。在配制营养素时操作要规范，减少并发症的发生。同时要了解患者的心理状况，做好相应的工作，使肠内营养的治疗作用收到实效。

（一）肠内营养的指征

胃肠道功能状态因疾病状态不同个体差异较大。相当部分危重症患者由于肠道缺血/再灌注损伤、腹腔炎症使肠壁水肿、粘连等，以及手术、创伤使胃肠道吸收、分泌、消化能力与蠕动能力部分受到损害，难以达到理想的完全肠内营养，且易出现不耐受现象。近年来的研究证实了大手术、烧伤、创伤等应激后早期肠道营养的可行性与益处。只要危重症患者肠功能状态允许，特别是小肠运动、吸收、消化功能允许，应该尽早考虑给予肠内营养。临床应用时应考虑以下因素。

（1）不能经口摄入正常固体食物以获得所需足够热量与营养物者。如机械通气的患者或经口摄食量<2/3需要量。

（2）可建立胃肠道喂养的通路以保证营养的供给。

（3）经过早期复苏与抗休克治疗，循环稳定，水、电解质与酸碱失衡纠正。

（4）严重低蛋白血症予以纠正，血浆白蛋白水平为28～30g/L。临床资料显示，血浆白蛋白<25g/L者，腹泻发生率较血浆白蛋白>28g/L者明显增高。

（5）胃液潴留量不多，24小时<（200～300）mL，临床无腹胀存在，或可闻及肠鸣音。

（二）肠内营养支持的禁忌证

某些危重症患者或疾病的危重时期不宜选用肠内营养，主要包括以下情况。

（1）严重应激状态：血流动力学不稳定，水、电解质、酸碱失衡未纠正，应先处理全身情况，待内环境稳定后，再酌情考虑肠道喂养的时机。

（2）腹腔感染未予控制导致肠管运动障碍，出现明显腹胀、肠鸣音消失或腹腔大量炎性积液时，不能耐受肠道喂养。

（3）机械性完全性肠梗阻和麻痹性肠梗阻。

（4）肠瘘早期，腹腔感染较重且未局限。

（5）急性肠道炎症伴有持续腹泻、腹胀者，吸收功能差。

（6）较严重消化道出血及剧烈呕吐。

（三）肠内营养支持的时机

近10年来，人们越来越认识到早期肠道喂养的重要意义。在维持营养代谢的同时，其重要的药理作用在于维护、支持肠黏膜屏障与消化功能，改善组织灌注，明显降低感染性疾病与MODS（Multiple Organ Dysfunction Syndrome，多器官功能障碍综合征）的发病率等。为此提出"当肠道有功能，能安全使用时，使用它"的观点，并在临床实践中遵循这一原则。具体可参考以下两方面因素。

（1）危重症患者早期肠道喂养建议在患病24～48小时开始。前提是血流动力学基本稳定，腹腔感染灶清除或得到控制。

研究显示，严重烧伤患者早期会出现高代谢反应，而早期（48小时内）肠内营养明显降低了肠源性高代谢反应，使能量消耗降低，同时维护了肠黏膜屏障功能，改善肠通透性。大手术、创伤后的危重症患者早期肠内营养可从手术后12～48小时开始实施，但较理想的是24小时内。术后早期的肠内营养有助于改善营养状态，促进伤口愈合，减少并发症等。

（2）全身性感染和MODS危重症患者的病情往往较重，受累的器官多，相当部分患者存在不同程度的肠道功能障碍，肠内营养特别是早期肠内营养难以理想实现，腹胀、胃液储留以及误吸等并发症也较多。这类患者肠内营养的药理作用大于其营养作用，要争取在适宜的时期开始肠道喂养，以肠外营养＋肠内营养形式实现危重症患者的营养支持，并使肠内营养比例超过20%。

（四）肠内营养支持途径选择及建立

肠内营养置管类型包括鼻胃管、鼻肠管、胃造口或空肠造口置管。鼻胃管、鼻肠管可通过非手术方法置入，而胃造口或空肠造口置管则通过手术或内镜协助下完成。对于胃肠功能良好、神志清醒的患者，应放置鼻胃管，但存在反流、误吸等并发症，而且常常需要进行胃肠减压，因此鼻胃管不宜首选，应选择放置鼻空肠导管，导管尖端应达到幽门以下，达屈氏韧带以下更为理想。急性胰腺炎患者导管顶端位置应更低，以减少对胰腺分泌的影响。鼻肠导管与胃或空肠造口置管是ICU患者常常选择的肠内营养通道。

1.经鼻肠导管

合并吞咽困难或放置气管插管的患者经鼻置管不易成功，或难以通过幽门，可采用经导丝置管或内镜协助下，将营养管送入食管以及通过幽门。此法成功率高，患者易于耐受，绝大多数患者置管过程中不需镇静。导管留置时间也可延长。

2.经空肠造口置管

空肠造口置管常与开腹手术同时进行，操作简单，置管确实、可靠。而空肠穿刺置管使这一方法更加简化，损伤小，简单易行，但管腔较细，要求肠内营养液溶解性更好。主要适应证如下。

（1）手术时存在营养不良。

（2）较大上消化道手术。

（3）手术后可能接受放射治疗或化疗。

（4）严重创伤行开放手术。

3.经皮内镜导管胃造口及空肠造口

经皮内镜导管胃造口术（PEG）和空肠造口术（PEJ）是在内镜协助下，经腹壁、胃壁造口置管的方法，床旁即可实行。经内镜引导下十二指肠或空肠造口术（PED和PEJ）的操作难度大，安全性方面不如PEG，主要的并发症是导管移位和穿刺部位外瘘。目前更多采用的方法是PEGJ，即通过PEG放置一较细的空肠营养管，由此施行肠道喂养，PEG导管可同时行胃肠减压。

一般来说，鼻肠导管与空肠造口导管更适用于危重症患者。需要较长时间肠内营养支持者及经鼻置管困难者，可考虑空肠造口置管法。应强调导管顶端达幽门以下、屈氏韧带以下更理想，使得反流与吸入性肺炎等并发症的发生率明显降低。贲门功能不良、反流明显、颅脑损伤严重及意识障碍的危重症患者更应如此。

（五）肠内营养液的输注方式

营养支持投给方法，一般有分次推入法、间断重力滴注法、连续滴注法（可采用重力或输液泵）。采用何种投给方式取决于配方饮食的性质、喂养管的类型与大小、管端的位置及营养需要量。

1.分次推入法（定时灌注）

将配好的液体饮食吸入注射器内，缓缓地注入胃内，每次200mL左右，每日6～8次。适用于胃肠运动良好、贲门功能正常、神志清醒的非机械通气支持的患者，适用于鼻胃管或胃造口管注入匀浆膳食，以及由肠内营养向口服饮食过渡的患者。部分患者对此种方式耐受性差，易引起恶心、呕吐、反流、腹胀、腹泻及腹部痉挛性疼痛，有的患者经过几天后可以耐受，但对于大多数危重期患者不宜采用此方法。

2.间断重力滴注法

将配好的液体膳食或营养素放入管饲容器内，经输液管及莫非滴管与喂养管相连缓慢滴注，每次250～500mL，速率为30mL/min，每次持续30～60分钟，每天4～6次。此方式适合鼻胃管和胃造口管，优点是患者活动方便，缺点是可能有胃排空缓慢。

3.连续滴注法

与间断重力滴注法的装置相同，通过重力滴注或输液泵连续24小时输注。除输注匀浆膳外，采用营养素。目前多主张此种方式，特别适合危重症患者，其优点在于腹胀、腹泻、腹痛的并发症减少。输入速度采用循序渐进的方法，从少到多，从低浓度到高浓度。温度常温或42℃左右。连续滴入从每分钟15滴开始，维持在50滴左右，也可以用泵维持开始每小时40mL，以后递增。但此法肺炎的患病率较高，因为胃液pH值呈碱性，有助于肠道内细菌的定居，并进一步从胃移居至气管和咽部。

此外，可以间歇持续输注法。在持续匀速输注期间有一定的间歇期，如连续输注16～18小时，停止输注8～6小时，有助于保持胃液pH值处于正常范围，抑制上消化道细菌的生长。

（六）肠内营养的类型与选择

肠内营养制剂根据其组成分为要素饮食、整蛋白配方饮食、匀浆膳和管饲混合饮食等。危重症患者较常应用要素饮食和整蛋白配方饮食。

要素饮食是指由氨基酸或水解蛋白（短肽）、葡萄糖、脂肪、电解质、微量元素、维生素制成的混合物。可提供人体所需的营养素与热量，不需胃液、胰液、胆汁等参与消化，直接吸收或稍加消化即可吸收，不含残渣或极少残渣，粪便形成少。要素饮食是早期肠内营养和危重症患者施行肠道喂养时选择的膳食。根据其氮源的不同，要素饮食又分为水解蛋白为氮源的要素饮食和氨基酸为氮源的要素饮食。要素饮食配成液体后的热量密度一般为1.0～1.5kcal/mL。

随着营养支持的发展，根据不同疾病状态下机体对某些营养素的特殊需要，制成特殊配方要素饮食，如适用于危重症患者免疫增强配方的要素饮食等，使肠内营养支持更趋合理。

氨基酸要素饮食是危重症患者理想的肠内营养制剂。小肠黏膜细胞具有游离氨基酸以及二肽和三肽的转运吸收系统，如要素饮食所含为游离氨基酸和二肽及三肽的混合成分，氮的吸收成分将因此会增加，但较长的肽链将影响氮的吸收。对于某些氨基酸吸收障碍的疾病，短肽类要素饮食可被较好地吸收。

随着对早期肠内营养重要意义的认识，除上述配方要素饮食外，还增加了疾病状态下对组织细胞有特殊作用的营养素，如谷氨酰胺、精氨酸、中链脂肪酸、Ω-3脂肪酸（鱼油）、核苷酸、支链氨基酸、酪氨酸、牛磺酸，以及含有乳酸杆菌、双歧杆菌的生态免疫营养。

被认为有免疫促进作用的营养因子还有维生素E、β-胡萝卜素和微量元素Zn、Se以及中草药中的人参皂苷和黄芪多糖等。在标准的肠内与肠外营养配方中加入某种或几种免疫营养因子，可以上调机体免疫机能。

膳食纤维的重要作用近年来受到重视，特别是可溶性膳食纤维在结肠内酵解后形成短链脂肪酸（Short Chain Fatty Acids，SCFA），进一步影响结肠、小肠的结构与功能。目前临床上应用的膳食纤维制品有含大豆多糖的液体肠内营养制剂、果胶。在补充膳食纤维时应注意水的补充。

三、危重症患者肠外营养的护理

肠外营养是指营养底物从肠外（如静脉、肌肉、皮下、腹腔内等）途径供给。其中以静脉为主要途径。肠外营养也可狭义地称为静脉营养。

（一）营养途径选择

1.经中心静脉肠外营养

适用于静脉置管时间长、营养液浓度较高者。对于代谢率明显增高的危重症患者，能量、营养素以及液体量需求均较高，常选择中心静脉途径，同时可监测中心静脉压。

置管部位以上腔静脉系统为首选，因下腔静脉导管多经股静脉插入，易污染，同时肾静脉平面以下的腔静脉血流量较上腔静脉小，血栓形成、栓塞及损伤的危险性增加，故一般较少采用下腔静脉途径行肠外营养支持。

2.经外周静脉肠外营养

对于代谢率中等度增加的患者，能量与氮的需求不高，全营养混合液（Total Nutrient Admixture，TNA）的渗透压和总容量不是很大，逐渐由肠外营养＋肠内营养向全肠内营养过渡，均可首选经外周静脉的肠外营养。

外周静脉穿刺操作简单，无中心静脉穿刺相关并发症。但由于营养液葡萄糖浓度与渗透压较高，pH值低时，常常引起局部疼痛与不适，甚至静脉炎。营养液量较大时，患者多不耐受。外周静脉可耐受的渗透压最高为860mOsm/L，脂肪乳剂的渗透压与血浆相似，所以对外周血管无刺激性，而氨基酸液的渗透压多较高，复方微量元素注射液的渗透压为1600mOsm/L。因此，应以TNA液的形式输注。外周静脉输注葡萄糖液的浓度应低于15%。

外周静脉营养支持时应考虑以下问题。

（1）采取TNA的形式输注。

（2）每日更换输注静脉。

（3）总疗程不宜太长，一般少于10～14天。

（4）患者总热量、氮量及液体的需要量不宜太高。

经外周静脉至中心静脉置管是近年来开展的一项穿刺置管技术，操作安全、简便，避免了中心静脉插管的并发症，也降低了导管相关性感染的发生率，并解决了经外周静脉输注营养液时对浓度与剂量的限制，导管保留时间延长。但液体的输注速度受到一定影响，在液体负荷较大及无输液泵控制的情况下较为突出。

（二）营养素的成分及需要量

常规的营养素成分包括碳水化合物、脂肪（包括必需脂肪酸）、氨基酸、电解质、维生素、微量元素和液体。

1.碳水化合物

碳水化合物是当前非蛋白质热量的主要部分，临床常用的是葡萄糖，其他还有果糖、木糖和山梨糖醇等。

葡萄糖每日最低需要量为100～150g/kg，以保证依赖葡萄糖氧化供能的细胞所需。在应激状况下，尽管胰岛素分泌增加，胰岛素的反应伴随血糖的升高而增强，但对葡萄糖的处理能力却受到抑制，葡萄糖的氧化代谢发生障碍，糖的利用受限制。补充过多将加重其代谢紊乱，并增加CO_2的产生，增加呼吸做功及肝代谢负担等。应激患者葡萄糖的供给一般低于4mg/（kg·min），输注速度应限制在20～2.5mg/（kg·min）。血糖升高者增加外源性胰岛素的补充。

果糖、山梨糖醇、乙醇等也可作为能量来源，适用于不能耐受葡萄糖的应激患者。但果糖代谢后使血液中的乳酸浓度升高，甚至发生乳酸酸中毒；山梨糖醇在肝脏转化为果糖。木糖醇代谢也不依赖胰岛素，但利用率不如葡萄糖，尿中排泄多。木糖醇、山梨糖醇、果糖输入量过大将发生高尿酸血症。在肝肾功能障碍及酸中毒时不宜使用。

2.脂肪

脂肪乳剂可供给较高的热量，并提供必需脂肪酸，代谢不依赖胰岛素。溶液pH值在6.5左右，可经外周静脉输入。脂肪乳剂本身并不产生渗透压，渗透压是由等张剂甘油产生。

以脂肪乳剂替代一部分葡萄糖提供非蛋白质热量，有利于减轻葡萄糖代谢障碍，保证热量供给及补充必需脂肪酸。其补充量可占非蛋白质热量的30%～50%，脂肪乳剂与葡萄糖同时应用提供非蛋白质热量，有较好的节氮效应。脂肪提供量一般可在1～3g/（kg·d）。

目前临床常用的脂肪乳剂根据其碳链长短分为含长链甘油三酯（LCT）的脂肪乳剂和含中链甘油三酯（MCT）的脂肪乳剂。MCT在严重创伤、感染的危重症患者及肝功能障碍、黄疸患者的营养支持中较LCT具有优势。目前使用的多是MCT与LCT各占50%的物理混合乳剂。

结构甘油三酯是近年来研制的一种新型脂肪乳剂，被认为比物理混合MCT/LCT具有更小的毒性，并能改善脂肪的氧化与氮的利用，以及不影响网状内皮系统功能。

3.氨基酸

静脉输注的氨基酸液含有各种必需氨基酸（EAA）及非必需氨基酸（NEAA），EAA与NEAA的比例为1：1～1：3，提供热量为4kcal/g。在危重症患者的营养支持中，需要降低非蛋白质热量与氮量之比（NPC：N），NPC：N为100kcal：1gN，氮的补充量可达到0.25～0.35g/（kg·d）。但应激状态下肝代谢功能下降，氨基酸代谢也受影响，提高氮补充常不能获得理想的代谢效应，并可加重肝代谢负担，因此应视病情选择不同的氨基酸液。一般营养支持治疗常选用平衡氨基酸液，不但含有各种必需氨基酸，也含有各种非必需氨基酸，且各种氨基酸间的比例适当。蛋白质代谢的效率与每种氨基酸含量有关。当氨基酸不平衡时，合成的蛋白不仅含量少，而且其组成也不合适。对于危重症患者来说，绝大多数复方氨基酸制剂中缺乏其所需要的谷氨酰胺、酪氨酸、胱氨酸和牛磺酸。在危重症患者的营养支持中，应根据需要添加不同的氨基酸，达到营养、药理的双重作用。

（1）支链氨基酸：当患者处于应激状态或肝功能障碍时，血浆氨基酸谱发生改变，芳香族氨基酸在肝代谢下降，而且血浆浓度升高，支链氨基酸在骨骼肌等肝外组织氧化代谢，出现血浆支链氨基酸/芳香氨基酸比例失调，此时如不适当地补充复方氨基酸液可加重失衡，甚至导致血氨升高与脑病发生。增加支链氨基酸比例既增加可利用的氨基酸，又能调整血浆支链氨基酸与芳香族氨基酸的比例，预防肝性脑病。

（2）精氨酸：精氨酸不足可产生高氨血症。精氨酸是应激状态下体内不可缺少的氨基酸，影响应激后的蛋白质代谢。药理剂量下的精氨酸能上调机体免疫功能，使机体对感染抵抗能力提高。此外，精氨酸还具有促进蛋白及胶原合成的作用。因此，危重症患者营养支持应补充精氨酸。静脉补充量可占氮量的2%～30%，静脉补充量一般为10～20g/d。

（3）谷氨酰胺：谷氨酰胺对蛋白质合成及机体免疫功能起调节与促进作用，是肠黏膜细胞、淋巴细胞、肾小管细胞等快速生长细胞的能量底物。在创伤、感染等应激状态下，需要量明显增加，被称为组织特殊营养素。但是谷氨酰胺在溶液中不稳定，现有的复方氨基酸液中不含谷氨酰胺，为增加谷氨酰胺的输入量，可用甘氨酰-谷氨酰胺或丙氨酰-谷氨酰胺等二肽，或谷氨酰胺前体物质鸟氨酸-α-酮戊二酸，输入体内后再分解出谷氨酰胺。谷氨酰胺的补充量宜达到氨基酸供氮的25%。

（4）牛磺酸：牛磺酸是分解代谢应激和尿毒症时不可缺少的营养素，牛磺酸结合物可增强牛磺酸的细胞内转移。

4.电解质

（1）钾：肠外营养支持期间，钾的需要量一般在40～60mmol/d。危重症患者内环境多不稳定，体液出入变化较大，尤其在应用胰岛素及给予利尿等治疗时，钾的补充应根据血钾浓度的监测酌情考虑，防止低钾或高钾。

（2）磷：危重症患者磷的需要量常常是增加的，且营养支持中的某些因素也可加重低磷血症。低磷血症可导致红细胞、白细胞功能不良，代谢性酸中毒，骨软化，心肌收缩无力及呼吸肌收缩无力等，因此在危重症患者的营养支持时应注意磷的补充与监测。磷制剂有两种剂型，即无机磷注射液与有机磷制剂。前者可与全营养混合液（TNA）中的钙结合产生磷酸钙沉淀物，从而影响磷与钙的吸收。有机磷制剂避免了上述欠缺，输注后不形成钙磷沉淀。磷的需要量与疾病状态有关，严重分解代谢的患者需要量增加，可达0.5mmol/（kg·d）。脂肪乳剂中的磷脂也可以提供部分磷。

（3）钠和氯：对于出入量变化大、第三间隙积液及肾衰竭、颅脑损伤等患者，更应注意监测。

（4）镁：危重症患者常存在严重低镁血症，诱发恶性心律失常，但易被临床医师忽视。每日需输入镁7.5～10mmol，对于额外丢失增加的患者（利尿、肠瘘等）应适当增加补充。

（5）钙：一般情况下，每日应输入钙2~5mmol。

总之，危重症患者电解质的补充量除按每日的需要量外，还应考虑额外丧失，以及心、肾功能和疾病状态。

5.维生素与微量元素

维生素与微量元素在体内的含量低、需要量少，称为微量营养素，但同样具有重要的生理作用。

目前已有分别供成人和小儿应用的、含有多种维生素的静脉注射剂（脂溶、水溶），一般情况下可以满足机体的日需要。但严重创伤后应适当增加维生素C、维生素B_1及维生素B_2的用量。维生素C参与蛋白和组织细胞间质的合成，有利于减轻组织损伤及促进修复。维生素B_1的需要量与摄入能量成比例地增加，维生素B_2的排出量与氮排出量成正相关。近年来，维生素C、维生素E、β-胡萝卜素（维生素A）的抗氧化特性日益受到重视，实验研究显示，这些维生素都有助于氧自由基的清除及防治组织细胞的过氧化损伤等。

微量元素在体内的含量较少（<0.01%的体重）。一般情况下只需要若干微克即可维持体内的平衡，但应注意手术患者是否已伴有微量元素的代谢紊乱。微量元素的日需量有多种推荐量，应注意的是，非生理状态下的全肠外营养对于微量元素的补充有特殊要求，因为消化道对不同微量元素的吸收率差异很大。肠外营养如同消化道短路，使消化道对一些依赖其吸收或排泄的微量元素的生理调节作用丧失，而完全受静脉补充的控制，补充不当可使其在循环中的浓度过高甚至达到药理剂量产生不良反应。必要时可根据其浓度测定结果进行调整。

（三）静脉营养液的输注方法

1.持续输注法

将一天内预定输入的液体量均匀地在24小时内输入。由于氮和能量同时输入，输入的速度在一定的范围内变动时不致出现低血糖或高血糖。可应用输液泵，使液体均匀输入。

2.循环输注法

持续输入高糖全静脉营养液，使部分输入的能量未能进入代谢机制内，而以脂肪或糖原的形式贮存体内，这一现象在肝特别明显，可导致脂肪肝或肝大，即使在输入的氮量超过排出的氮量呈正氮平衡时也是如此。24小时的输注过程中可停输葡萄糖8～12小时，其间仅输入3％氨基酸或3％氨基酸加脂肪乳剂，以产生与胃肠道进食相似的吸收后期，将以脂肪形式储存的过多热量加以利用，使其更接近生理要求。

（四）肠外营养的并发症

1.导管相关并发症

（1）气胸、血胸和大血管损伤：锁骨下静脉穿刺的并发症发生率较高。

（2）空气栓塞：导管质量的提高与营养袋应用已使这一并发症的发生率大大减少。一旦发生空气栓塞，应立即将患者置于左侧卧位、头低脚高，必要时右心室穿刺抽气。

（3）导管栓塞与静脉栓塞：如发生导管栓塞应予拔管，也可试用尿液酶溶解，但切不可采取加压注水的方法，以免血栓脱落而造成肺栓塞。

营养液多为高渗，长时间输注易发生静脉炎及血栓形成。此外，导管材料也有影响，如聚乙烯导管发生静脉栓塞较其他材料多。临床表现为该静脉侧支增粗，其回流范围内可见皮下出血或瘀斑。

（4）导管相关性感染。

2.代谢并发症

（1）糖代谢紊乱：主要表现为高血糖伴渗透性利尿。肠外营养支持，特别是初期，往往会使血糖升高更加严重。①常见的原因包括：第一，营养液输注速度过快或输注量过高；第二，原发疾病影响胰岛素分泌及糖代谢；第三，药物对血糖的影响。②防治措施：第一，减少葡萄糖的输注量，适当提高脂肪乳剂在非蛋白质热量中的比例，以脂肪提供40％～50％的非蛋白质热量。第二，逐步增加葡萄糖的输注量，使内源性胰岛素的分泌量逐渐增加以适应高浓度的葡萄糖输注。第三，补充外源性胰岛素，以调整血糖于满意范围。最好应用微量输液泵单独补充，以便随时调整用量及保证药物作用效果。第四，营养液持续、匀速输注，避免血糖波动。第五，输注过程中密切监测血糖浓度，同时也应注意血钾及尿量改变。

长时间肠外营养支持使内源性胰岛素持续分泌，如突然停止可出现低血糖，应逐渐降低用量及输液速度。

（2）脂代谢异常：严重应激的患者可能会很快出现必需脂肪酸的缺乏。①原因如下：第一，必需脂肪酸及维生素E补充不足。第二，持续的葡萄糖输注使血胰岛素水平升高或外源性补充大量胰岛素，从而使体内储存脂肪的动员受到抑制。②防治措施：每日输入20％ Intralipid 250mL可补充必需脂肪酸30g，补充维生素E与维生素B，可增加亚麻酸的生理功能。

应用外源性脂肪时，应注意降低脂肪的补充量0.5～1g/（kg·d），并从1/3或半量开始，在血脂以及呼吸商的严密监测下，酌情调整用量，并减缓输注速度。

（3）蛋白质和氨基酸代谢紊乱：①血清氨基酸不平衡。不适当地补充复方氨基酸液将加重氨基酸失衡，甚至导致血氨升高与肝性脑病发生。②高氨血症。精氨酸以及天冬氨酸、谷氨酸不足可产生高氨血症。肝硬化、肝移植等危重症患者更应注意。③血尿素氮升高。蛋白质、氨基酸补充过多还可导致肾前性氮质血症，血尿素氮升高。

（4）电解质失衡：①低血钾与高血钾。治疗过程中注意监测。②低镁血症：尿量增加及腹泻，使镁的排出增加；镁的补充不足；某些基础疾病易合并低镁血症。静脉补充，一般补充0.04mmol/（kg·d），对于额外丢失患者，应增加补充量并及时测定镁浓度。

（5）低磷、低钙：外科危重症患者经常发生磷缺乏，应注意监测血磷浓度，及时补充。长时间卧床患者骨钙吸收增加，可导致低血钙，应注意监测与补充。

（6）微量元素改变：消化道对不同微量元素的吸收率差异很大。肠外途径的不适当补充均可使其循环浓度升高；相反，供给不足则使其循环浓度降低。

（7）维生素变化：与口服维生素剂量相比，静脉补充量常常是增加的，特别是水溶性维生素。但某些情况下，TNA中维生素在输入患者体内之前已明显降解，严重时可降解一半以上。因此，必要时监测维生素血浓度，予以调整。

3.胆汁淤积

胆汁淤积和肝功能损害是长时间肠外营养的常见并发症，多发生在全肠外营养支持期间。临床表现为肝酶与胆红素升高，重者出现右上腹痛、发热、黄疸、胆囊肿大等症状。一般发生在较长时间肠外营养支持，特别是腹腔感染患者。

肝功能异常与胆汁淤积的防治如下。

（1）降低非蛋白质热量，特别是葡萄糖的热量，并以脂肪替代部分葡萄糖，将有助于防治肝功能异常与淤胆。

（2）及早地应用胃肠道将有助于肝功能恢复及黄疸减轻。

（3）八肽缩胆囊素（CCR-OP）有一定效果。

（4）感染的有效控制对于防治淤胆也很重要。近年来有关于应用谷氨酰胺及牛磺酸也可使淤胆减轻的报道。

4.感染

严重创伤、感染、休克等应激情况下，肠道的缺血与再灌注损伤不仅影响胃肠道本身结构与功能，造成肠黏膜受损与细菌/毒素移位，还可进一步引发肠源性感染（全身性感染）及远隔器官的功能损害。

第十章　颅脑创伤患者的护理

第一节　头皮血肿

一、疾病概述

（一）概念与特点

头皮血肿多由钝器伤所致，按血肿出现于头皮的不同层次分为皮下血肿、帽状腱膜下血肿和骨膜下血肿。皮下血肿常见于产伤或撞击伤。帽状腱膜下血肿是由于头部受到斜向暴力，头发发生剧烈滑动，撕裂该层间的血管所致。骨膜下血肿常由于颅骨骨折或产伤所致。

（二）临床特点

1.皮下血肿

血肿体积小、张力高、压痛明显，周边较中心区硬，易误认为颅骨凹陷性骨折。

2.帽状腱膜下血肿

因该处组织疏松，出血较易扩散，严重者血肿可蔓延至全头部，有明显波动。对于小儿及体弱者，可致贫血甚至休克。

3.骨膜下血肿

血肿多局限于某一颅骨范围内，以骨缝为界，张力较高，可有波动。

（三）辅助检查

头颅X线摄片可了解有无合并颅骨骨折。

（四）治疗原则

较小的头皮血肿一般在1~2周内可自行吸收，无须特殊处理；若血肿较大，则应在严格皮肤准备和消毒下，分次穿刺抽吸后加压包扎。已有感染的血肿，切开引流。

二、主要护理问题

1.疼痛

与头皮血肿有关。

2.知识缺乏

缺乏疾病相关知识。

3.潜在并发症

出血性休克，与头皮损伤后引起大出血有关。

三、护理措施

1.减轻疼痛

早期冷敷以减少出血和疼痛，24~48小时后改用热敷，以促进血肿吸收。

2.预防并发症

血肿加压包扎，嘱患者勿用力揉搓，以免增加出血。注意观察患者的意识状况、生命体征和瞳孔等，警惕是否合并颅骨骨折及脑损伤。

3.健康指导

注意休息，避免过度劳累。限制烟酒及辛辣刺激性食物。遵医嘱继续服用抗生素、止血药、止痛药物。如原有症状加重、头痛剧烈、频繁呕吐，及时就诊。

第二节　颅骨骨折

一、疾病概述

（一）概念与特点

颅骨是类似球形的骨壳，容纳和保护颅腔内容物。颅骨骨折是指受暴力作用所致颅骨结构改变，在闭合性颅脑损伤中，颅骨骨折占30%～40%。

颅骨骨折的重要性不在于骨折本身，而在于颅腔内容的并发损伤。骨折所造成的继发性损伤比骨折本身严重得多，由于骨折常同时并发脑、脑膜、颅内血管及脑神经的损伤，并可能导致脑脊液漏，因此必须予以及时处理。

（二）临床特点

1.颅盖骨折

（1）线性骨折几乎均为颅骨全层骨折，骨折线多为单一，也可为多发。形状呈线条状，也有的呈放射状，触诊有时可发现颅骨骨折线。

（2）凹陷骨折绝大多数为颅骨全层凹陷骨折，个别情况下也有内板单独向颅内凹陷者。头部触诊可及局部凹陷，多伴有头皮损伤。

（3）粉碎性骨折者头颅X线片显示受伤处颅骨有多条骨折线，可纵横交错状，并分裂为数块，同时合并头皮裂伤及局部脑挫裂伤。

2.颅底骨折

（1）颅前窝：骨折后可见球结合膜下出血及迟发性眼睑皮下淤血，呈紫蓝色，俗称"熊猫眼"，常伴有嗅神经损伤，少数可发生视神经在视神经管部损伤。累及筛窝或筛板时，可致脑脊液鼻漏，早期多呈血性。

（2）颅中窝：骨折可见耳后迟发性淤斑，常伴听力障碍和面神经周围性瘫痪以及脑脊液耳漏。

（3）颅内窝：骨折可见乳突和枕下部皮下淤血，前者又称Battle征，有时可见咽喉壁黏膜下淤血，偶见舌咽神经、迷走神经、副神经和舌下神经损伤以及延髓损伤的表现。

（三）辅助检查

1.X线平片

颅骨X线检查可以确定有无骨折和其类型，也可根据骨折线的走行判断颅内结构的损伤情况以及合并颅内血肿的可能性，便于进一步检查和治疗。

2.颅脑CT检查

CT检查采用观察软组织和骨质的两种窗位，有利于发现颅骨平片所不能发现的骨折，尤其是颅底骨折。CT检查可显示骨折缝隙的大小、走行方向，同时可显示与骨折有关的血肿、受累肿胀的肌肉。粉碎性骨折进入脑内的骨片也可通过CT三维定位而利于手术治疗。CT检查还是目前唯一能显示出脑脊液漏出部位的方法。

（四）治疗原则

1.颅盖部线形骨折

对于闭合性颅盖部单纯线形骨折，如无颅内血肿等情况，不需手术治疗，但应注意观察颅内迟发性血肿的发生。对于开放性线形骨折，如骨折线宽且有异物者可钻孔后清除污物，清除污染的颅骨以防术后感染，如有颅内血肿按血肿处理。

2.凹陷骨折

凹陷骨折的手术指征如下。

（1）骨折片下陷压迫脑中央区附近或其他重要功能区，或有相应的神经功能障碍者。

（2）骨折片下陷超过1cm（小儿为0.5cm）或因大块骨片下陷引起颅内压增高者。

（3）骨折片尖锐刺入脑内或有颅内血肿者。

（4）对于开放性凹陷粉碎骨折，不论是否伴有硬脑膜与脑的损伤均应早期手术。位于静脉窦区凹陷骨折应视为手术禁忌证，以防复位手术引起大量出血。

3.颅底骨折

原则上采用非手术对症治疗，颅骨骨折本身无特殊处理，为防治感染，需应用抗生素。

二、主要护理问题

1.潜在并发症——癫痫

与颅骨骨折致脑损伤有关。

2.潜在并发症——颅内低压

与颅骨骨折致脑脊液漏出过多有关。

3.潜在并发症——颅内高压

与颅骨骨折致继发性颅内出血或脑水肿有关。

4.有受伤的危险

与脑损伤引起癫痫、意识障碍、视力障碍等有关。

5.潜在并发症——感染

与颅骨骨折致颅底开放性损伤有关。

6.知识缺乏

缺乏疾病相关知识。

7.焦虑、恐惧

与患者对骨折的恐惧、担心预后有关。

三、护理措施

（一）常规护理

1.体位

患者取半坐卧位，头偏向患侧，借重力作用使脑组织移至颅底，促使脑膜形成粘连而封闭漏口，待脑脊液漏停止3～5日后可改平卧位。如果脑脊液外漏多，应取平卧位，头稍抬高，以防颅内压过低。

2.保持局部清洁

每日2次清洁、消毒外耳道、鼻腔或口腔，注意消毒棉球不可过湿，以免液体逆流入颅。劝告患者不要挖鼻、抠耳。

（二）专科护理

（1）预防颅内逆行感染脑脊液漏者，禁忌堵塞、冲洗鼻腔、耳道和经鼻腔、耳道滴药，禁忌作腰椎穿刺。对于脑脊液鼻漏者，严禁从鼻腔吸痰或放置鼻胃管。注意有无颅内感染迹象：如头痛、发热等。遵医嘱应用抗生素和破伤风抗毒素。

（2）避免颅内压骤升，嘱患者勿用力屏气排便、咳嗽、擤鼻涕或打喷嚏等，以免颅内压骤然升降导致气颅或脑脊液逆流。

（三）病情观察

主要是并发症的观察与处理。

1.脑脊液漏

患者鼻腔、耳道流出淡红色液体，可疑为脑脊液漏，但需要鉴别血性脑脊液与血性渗液。可将血性液滴于白色滤纸上，若血迹外周有月晕样淡红色浸渍圈，则为脑脊液漏；或行红细胞计数并与周围血的红细胞比较，以明确诊断。另外，还应区别血性脑脊液与鼻腔分泌物。根据脑脊液中含糖而鼻腔分泌物中不含糖的原理，用尿糖试纸测定或葡萄糖定量检测以鉴别是否存在脑脊液漏。在鼻前庭或外耳道口松松地放置干棉球，随湿随换，记录24小时浸湿的棉球数，以估计脑脊液外漏量。有时颅底骨折虽伤及颞骨岩部，且骨膜及脑膜均已破裂但鼓膜尚完整时，脑脊液可经耳咽管流至咽部进而被患者咽下，故应观察并询问患者是否经常有腥味液体流至咽部。

2.颅内继发性损伤

颅骨骨折患者可合并脑挫伤、颅内出血，因继发性脑水肿导致颅内压增高。脑脊液外漏可推迟颅内压增高症状的出现，一旦出现颅内压增高的症状，救治更为困难。因此，应严密观察患者的意识、生命体征、瞳孔及肢体活动等情况，以及时发现颅内压增高及脑疝的早期迹象。

3.颅内低压综合征

若脑脊液外漏多，可使颅内压过低而导致颅内血管扩张，出现剧烈头痛、眩晕、呕吐、厌食、反应迟钝、脉搏细弱、血压偏低。头痛在立位时加重，卧位时缓解。若患者出现颅内压过低表现，可遵医嘱补充大量水分以缓解症状。

（四）健康指导

颅骨缺损者应避免局部碰撞，以免损伤脑组织，嘱咐患者在伤后半年左右做颅骨成形术。

第三节　脑挫裂伤

一、疾病概述

（一）概念与特点

脑挫裂伤是常见的原发性脑损伤，既可发生于着力部位，也可在对冲部位。脑挫裂伤包括脑挫伤及脑裂伤，前者指脑组织遭受破坏较轻，软脑膜完整；后者指软脑膜、血管和脑组织同时有破裂，伴有外伤性蛛网膜下隙出血。由于两者常同时存在，合称为脑挫裂伤。

（二）临床特点

因损伤部位和程度不同，临床表现差异很大。轻者仅有轻微症状，重者昏迷，甚至迅速死亡。

（三）辅助检查

1.影像学检查

CT检查是首选项目，可了解脑挫裂伤的部位、范围及周围脑水肿的程度，还可了解脑室受压及中线结构移位等。MRI检查有助于明确诊断。

2.腰椎穿刺检查

腰椎穿刺脑脊液中含大量红细胞，同时可测量颅内压或引流血性脑脊液，以减轻症状。但颅内压明显增高者禁忌腰穿。

（四）治疗原则

以非手术治疗为主，防治脑水肿，减轻脑损伤后的病理生理反应，预防并发症。

经非手术治疗无效或颅内压增高明显，甚至出现脑疝迹象时，应及时手术去除颅内压增高的病因，以解除脑受压。手术方法包括脑挫裂伤灶清除、额极或颞极切除、去骨瓣减压术或颞肌下减压术。

二、主要护理问题

1.清理呼吸道无效

与脑损伤后意识障碍有关。

2.营养失调，低于机体需要量

与脑损伤后高代谢、呕吐、高热等有关。

3.有失用综合征的危险

与脑损伤后意识和肢体功能障碍及长期卧床有关。

4.潜在并发症

颅内压增高、脑疝、蛛网膜下隙出血、癫痫发作、消化道出血。

三、护理措施

（一）保持呼吸道通畅

（1）体位：意识清醒者取斜坡卧位，以利于颅内静脉回流。昏迷或吞咽功能障碍者取侧卧位或侧俯卧位，以免呕吐物、分泌物误吸。

（2）及时清除呼吸道分泌物：颅脑损伤患者常有不同程度的意识障碍，丧失正常的咳嗽反射和吞咽功能，不能有效排除呼吸道分泌物、血液、脑脊液及呕吐物，因此应及时清除口腔和咽部血块或呕吐物，定时吸痰。呕吐时将头转向一侧以免误吸。

（3）开放气道：对于深昏迷者，抬起下颌或放置口咽通气道，以免舌根后坠阻碍呼吸。对于短期不能清醒者，必要时行气管插管或气管切开。对于呼吸减弱且潮气量不足不能维持正常血氧者，及早使用呼吸机辅助呼吸。

（4）加强气管插管、气管切开患者的护理：保持室内适宜的温度和湿度，湿化气道，避免呼吸道分泌物黏稠，利于排痰。

（5）预防感染：使用抗生素防治呼吸道感染。

（二）加强营养

创伤后的应激反应可产生严重分解代谢，使血糖增高、乳酸堆积，后者可加重脑水肿，因此必须及时、有效补充能量和蛋白质，以减轻机体损耗。早期可采用肠外营养，待肠蠕动恢复后，无消化道出血者尽早行肠内营养支持，以利于胃肠功能恢复和营养吸收。昏迷患者通过鼻胃管或鼻肠管给予每日所需营养，成人每日补充总热量约8400kJ和10g氮。当患者肌张力增高或癫痫发作时，应预防肠内营养反流导致误吸。

（三）并发症的观察与护理

1.压疮

保持皮肤清洁干燥，定时翻身，尤其应注意骶尾部、足跟、耳郭等骨隆突部位，不可忽视敷料覆盖部位。消瘦者伤后初期及高热者常需每小时翻身1次，长期昏迷、一般情况较好者可每3～4小时翻身1次。

2.呼吸道感染

加强呼吸道护理，定期翻身叩背，保持呼吸道通畅，防止呕吐物误吸引起窒息和呼吸道感染。

3.失用综合征

脑损伤患者因意识或肢体功能障碍可发生关节挛缩和肌萎缩。保持患者肢体于功能位，防止足下垂。每日四肢关节被动活动及肌按摩2～3次，防止肢体挛缩和畸形。

4.泌尿系统感染

昏迷患者常有排尿功能紊乱，短暂尿潴留后继发尿失禁。长期留置导尿管是引起泌尿系统感染的主要原因。必须导尿时，严格执行无菌操作；留置尿管过程中，加强会阴部护理，夹闭导尿管并定时放尿以训练膀胱贮尿功能，尿管留置时间不宜超过3～5日。需长期导尿者，宜行耻骨上膀胱造瘘术，以减少泌尿系统感染。

5.暴露性角膜炎

对眼睑闭合不全者进行角膜涂眼药膏保护。无须随时观察瞳孔者可用纱布遮盖上眼睑，甚至行眼睑缝合术。

6.蛛网膜下隙出血

蛛网膜下隙出血是因脑裂伤所致，患者可有头痛、发热、颈项强直表现，可遵医嘱给予解热镇痛药物对症处理。病情稳定，排除颅内血肿及颅内压增高、脑疝后，为解除头痛可以协助医师行腰椎穿刺，放出血性脑脊液。

7.消化道出血

消化道出血多因下丘脑或脑干损伤引起的应激性溃疡所致，大量使用皮质激素也可诱发。除遵医嘱补充血容量、停用激素外，还应使用止血药和抑制胃酸分泌的药物，如奥美拉唑、雷尼替丁等。及时清理呕吐物，避免消化道出血发生误吸。

8.外伤性癫痫

任何部位的脑损伤均可能导致癫痫，尤其是大脑皮层运动区受损。早期癫痫发作的原因是颅内血肿、脑挫裂伤、蛛网膜下隙出血等；晚期癫痫发作主要是脑的瘢痕、脑萎缩、感染、异物等引起。可采用苯妥英钠预防发作。癫痫发作时使用地西泮10～30mg静脉缓慢注射，直至控制抽搐为止。

（四）病情观察

1.意识

意识障碍是脑损伤患者最常见的变化之一。观察患者的意识状态，不仅应了解有无意识障碍，还应注意意识障碍程度及变化。意识障碍的程度可辨别脑损伤的轻重。意识障碍出现的迟早和有无继续加重可作为区别原发性脑损伤和继发性脑损伤的重要依据。

2.生命体征

为避免患者躁动影响结果的准确性，应先测呼吸，再测脉搏，最后测血压。

（1）体温：伤后早期，由于组织创伤反应，可出现中等程度发热；若损伤累及间脑或脑干，可导致体温调节紊乱，出现体温不升或中枢性高热；伤后即发生高热，多是视丘下部损伤或脑干损伤；伤后数日体温升高，常提示有感染性并发症。

（2）脉搏、呼吸、血压：注意呼吸节律和深度、脉搏快慢和强弱以及血压和脉压变化。若伤后血压上升、脉搏缓慢有力、呼吸深慢，提示颅内压升高，警惕颅内血肿或脑疝发生；枕骨大孔疝患者可突然发生呼吸心搏停止；闭合性脑损伤呈现休克征象时，应检查有无内脏出血，如迟发性脾破裂、应激性溃疡出血等。

3.瞳孔变化

瞳孔变化可因动眼神经、视神经及脑干部位的损伤引起。观察两侧睑裂大小是否相等，有无上睑下垂，注意对比两侧瞳孔的形状、大小及对光反应。伤后一侧瞳孔进行性散大、对侧肢体瘫痪、意识障碍，提示脑受压或脑疝；双侧瞳孔散大、对光反应消失、眼球固定伴深昏迷或去皮质强直，多为原发性脑干损伤或临终表现。双侧瞳孔大小形状多变、对光反应消失，伴眼球分离或异位，常是中脑损伤的表现。眼球不能外展且有复视者，多为展神经受损。眼球震颤常见于小脑或脑干损伤。有无间接对光反应可以鉴别视神经损伤与动眼神经损伤。观察瞳孔时应注意某些药物、剧痛、惊吓等也会影响瞳孔变化，如吗啡、氯丙嗪可使瞳孔缩小，阿托品、麻黄碱可使瞳孔散大。

4.神经系统体征

原发性脑损伤引起的偏瘫等局灶症状在受伤当时已出现，且不再继续加重；伤后一段时间才出现一侧肢体运动障碍且进行性加重，同时伴有意识障碍和瞳孔变化，多为小脑幕切迹疝压迫中脑的大脑脚，损害其中的锥体束纤维所致。

5.其他

观察有无脑脊液漏，有无剧烈头痛、呕吐、烦躁不安等颅内压增高表现或脑疝先兆。注意CT和MRI扫描结果及颅内压监测情况。

（五）健康指导

1.心理指导

对恢复过程中出现头痛、耳鸣、记忆力减退的患者给予适当解释和宽慰，使其树立信心，帮助患者尽早自理生活。

2.控制外伤性癫痫

坚持服用抗癫痫药物至症状完全控制后1~2年，逐步减量后才能停药，不可突然中断服药。癫痫患者不能单独外出、登高、游泳等，以防意外。

3.康复训练

脑损伤后遗留语言、运动或智力障碍，在伤后1~2年内有部分恢复的可能。提高患者自信心，协助患者制订康复计划，进行语言、运动、记忆力等方面的训练，以提高生活自理能力及社会适应能力。

第十一章　产科护理

第一节　妊娠合并甲亢危象的护理

甲亢危象是严重的妊娠期合并症。甲亢危象多发生于甲亢未予治疗或治疗不充分的患者。孕产妇在手术、分娩、感染、子痫前期、引产、糖尿病酮症酸中毒及前置胎盘等各种应激情况下，都可能诱发甲亢危象。主要表现为原有症状加重，高热（体温39℃以上）、心动过速（心率＞140次/分，且与体温升高不符）、脉压增大、焦虑、烦躁、大汗淋漓，以及恶心、呕吐、厌食、腹泻等消化道症状，可伴有脱水、休克、心律失常及心力衰竭或肺水肿。妊娠期甲亢危象的处理与非孕期基本相同，积极去除诱因是预防甲亢危象的关键，尤其要注意积极防治感染和做好充分的术前准备。

一、甲亢危象的高危因素

甲亢危象主要发生在甲亢病情重或治疗不充分及未经治疗的患者，具有发病迅速、变化快、病死率高的临床特点。

发病诱因常以非手术因素为主，常为精神刺激、感染、糖尿病酮症酸中毒、甲状腺手术前准备不充分等。甲亢危象女性发病明显高于男性，妊娠期更是甲亢患者发生甲亢危象的高风险时期，约比非妊娠期增高10倍。孕产妇在手术、分娩、感染、子痫前期、引产、糖尿病酮症酸中毒和前置胎盘等各种应激情况下，都可能诱发甲亢危象。

二、临床表现

主要表现为原有症状加重，高热（体温39 ℃以上）、脉率>140次/分、脉压增大、焦虑、烦躁、大汗淋漓、恶心、厌食、呕吐、腹泻等消化道症状，可伴有脱水、休克、心律失常及心力衰竭或肺水肿，孕产妇死亡率较高。死亡的主要原因为心力衰竭、低血钾所致呼吸肌麻痹和粒细胞减少继发感染。

三、诊断

甲亢危象的诊断主要依靠既往病史及临床表现，而不是实验室检查，因甲亢危象患者的甲状腺素水平和非甲亢危象患者比较并没有显著差异，甚至T_3水平没有升高，所以甲状腺素水平的高低并不是诊断甲亢危象的必要条件。单纯根据甲状腺素水平的高低也无法鉴别甲亢和甲亢危象。1993年，Burch等提出依据症状评分等级的甲亢危象临床诊断标准，强调要注意识别甲亢危象的各种典型及不典型的临床表现，但该评分系统比较复杂，不适合产科医生在急诊情况下使用。

北京协和医院提出较为简便可行的诊断方法，尤其适合于产科临床，其诊断要点：高热（体温39℃以上），心率>160次/分，神志异常（烦躁不安、昏睡、昏迷）；其他：大汗、严重腹泻、体重显著消瘦。甲亢合并上述两种或两种以上情况即可诊断为甲亢危象。

妊娠或产后妇女甲亢病史明确或有典型甲亢表现（如突眼、甲状腺肿大、手震颤）如出现甲亢症状加重，应首先考虑甲亢危象。而对于既往病史不明确以及无典型甲亢表现的患者，如出现心率增快、高热、腹泻、大汗、神志异常等症状，不能用感染、急性胃肠炎、子痫前期等单一疾病解释时，应考虑甲亢危象。

临床强调关注患者心脏的情况，因甲亢孕妇最常受累的器官是心脏，而孕妇甲亢又增加发生子痫前期的风险，因此妊娠期甲亢危象与子痫前期并发心力衰竭很容易混淆，如患者同时伴有血压升高及尿蛋白，产科医生很容易诊断子痫前期并发心力衰竭而忽视了甲亢危象的诊断。因此患者如以心功能异常为主要表现，临床上要特别注意患者的既往病史，是否存在甲亢相关的典型表现，需要立即行甲状腺查体、甲状腺功能及促甲状腺激素受体抗体等实验室检查，避免漏诊和误诊。

四、治疗

大多数甲亢患者在孕前已经确诊，经有效治疗已治愈或病情得到有效控制，这些患者母儿结局良好；妊娠期亚临床甲亢对母儿结局无不良影响，孕期无需治疗。高度怀疑甲亢危象不需等待化验结果，应尽早开始治疗。早期诊断、及时治疗是取得良好临床结局的关键。抢救措施如下。

（一）支持治疗

甲亢作为代谢性疾病，发生危象时支持治疗非常重要。

（1）吸氧、心电监护。

（2）对于高热的患者，给予冰袋、酒精擦浴等物理降温，必要时给予人工冬眠疗法，或口服对乙酰氨基酚325～650 mg/4～6 h。

（3）纠正因高热、呕吐、腹泻所导致的水、电解质紊乱及酸碱失衡。

（4）补充高代谢状态所消耗的营养及维生素。

（5）因阿司匹林的水解产物水杨酸盐的蛋白结合率高，竞争结合甲状腺结合蛋白，增加甲状腺素外周血浆的游离量，故甲亢危象的患者禁用阿司匹林。

（二）药物治疗

药物治疗是甲亢危象时唯一的治疗方法，一旦诊断甲亢危象，应尽早使用抗甲状腺药物抑制甲状腺素的合成。

1.抑制甲状腺素合成

妊娠期甲亢危象发生时的药物选择同非妊娠期，首选丙硫氧嘧啶（propyl thio uracil， PTU），首剂量口服600～1 000 mg，此后每4小时200～250 mg，每日总剂量为1 200～1 500 mg，也可通过鼻饲或直肠给药。症状控制后改为维持剂量。PTU也可阻断外周组织T_4向T_3的转化，因此有肝脏疾病的患者慎用PTU。他巴唑治疗甲亢危象的首次剂量为口服40 mg，此后每4小时25 mg，每日总剂量为120 mg。药物治疗应使T_3浓度在24 h以后下降50%。因他巴唑（methimazole，MMI）在孕早期有致畸作用，故仅在孕中、晚期使用，或用于PTU治疗效果不满意、PTU过敏或不能耐受PTU治疗的患者。

PTU与MMI都有一定的胎盘通透性，对胎儿和新生儿会有一定影响，但应以母体安全为前提，权衡利弊果断使用。PTU与MMI均能导致新生儿甲状腺功能减退和甲状腺肿大，但这种影响是暂时性的，通常在生后几个月内可自行恢复。PTU引发的肝脏毒性的发生率为0.1%，由于导致肝衰竭的病例报道逐渐增加，因此美国甲状腺协会和美国临床内分泌协会指南推荐将小剂量的MMI作为妊娠中、晚期甲亢的首选药物。国内妊娠和产后甲状腺疾病诊治指南也提出妊娠期控制甲亢，孕早期首选PTU，孕中、晚期优先选择MMI。

2.抑制甲状腺素释放

使用抗甲状腺药物至少1 h以后再加用碘剂可减少甲状腺激素的释放。可选择的碘剂有以下几种。

（1）复方碘溶液：8～10滴口服，每6～8 h一次。

（2）碘化钾：5滴口服，每6h一次。

（3）碘泛酸：1 g，每8小时静脉推注1次，24 h后改为0.5 g，每日2次。

（4）碘泊酸盐：0.5～3.0 g口服，每日1次。

尤其适用于甲状腺炎或甲状腺素药物过量诱发的甲亢危象。病情缓解后，应尽早减量至停用，否则危象控制后甲亢难以控制。碘过量、碘诱发甲亢及胺碘酮诱发的甲状腺素毒症可使用锂或高氯酸钾。甲亢危象的锂治疗剂量为每8小时300 mg，与抗甲状腺药物联合使用可抑制甲状腺激素释放并减少甲状腺素的合成，但用药期间需监测锂浓度避免中毒。

3.阻断外周β肾上腺素受体

β受体阻断剂可对抗甲状腺激素的外周作用，减慢心率，增宽脉压，减轻震颤和发热。首选药物为普萘洛尔，每次顿服20～200 mg，或每日160～320 mg，分次给药；重症患者可静脉推注普萘洛尔1～2 mg，每10～15 min重复给药直至症状缓解。当有β受体阻断剂禁忌证时，可选择胍乙啶和利血平，但不能应用于心力衰竭、低血压及心源性休克的患者。

4.阻断外周组织T_4向T_3转化

大剂量的糖皮质激素（如氢化可的松或地塞米松）能抑制甲状腺激素的释放，阻碍外周组织中T_4转化为T_3，降低外周组织对甲状腺激素的反应，对肾上腺皮质功能起支持作用，改善存活率。氢化可的松100 mg静脉推注，每日3次；地塞米松2 mg静脉推注每6小时1次。病情稳定后，应尽早减量，逐步停药。PTU和普萘洛尔也能阻断外周组织T_4转化为T_3，但效果不显著。

（三）终止妊娠及时机

如甲亢危象发病孕周较早，首先应控制病情，如病情难以控制，可考虑急诊手术终止妊娠；如病情控制稳定，应结合患者后续病情进展及胎儿宫内情况综合考虑是否继续妊娠。继续妊娠期间应严密监测孕妇甲状腺功能、促甲状腺激素受体抗体水平，超声监测胎儿心率及甲状腺体积。如药物控制甲亢症状不满意，可行甲状腺切除手术，孕中期手术最为安全。如已妊娠足月或估计胎儿有一定存活能力，在病情控制后2~4 h终止妊娠，以剖宫产为宜。术后给予大剂量广谱抗生素控制感染，警惕围手术期再次诱发甲亢危象。

（四）新生儿甲状腺功能监测

孕期抗甲状腺药物均可透过胎盘，可导致新生儿甲状腺功能减退及甲状腺肿大，一般生后数月内可恢复；Graves′病患者的促甲状腺激素受体抗体也可通过胎盘刺激胎儿甲状腺分泌导致新生儿甲亢，孕妇促甲状腺激素受体抗体超过正常上限的3倍时，提示新生儿有发生甲亢的风险。Graves′病孕妇的新生儿甲亢的发生率为1%。因此，新生儿生后需筛查甲状腺功能，关注有无甲状腺肿大，巨大的甲状腺结节会阻塞气道可导致致命风险，但比较罕见。

总而言之，甲亢危象是罕见的妊娠期合并症，病情凶险，病死率较高。妊娠期一些特有的生理改变及妊娠期并发症易导致误诊。临床防治最有效的方法是按照指南推荐在妊娠前和妊娠早期进行甲状腺功能的筛查，早期发现并尽早治疗，将甲状腺功能控制在稳定状态。孕期密切监测孕妇和胎儿病情变化，一旦并发子痫前期、前置胎盘等可能诱发甲亢危象的疾病，应在治疗并发症的同时监测甲状腺功能的变化，重视甲状腺查体，早期识别甲亢危象，及早开始以抗甲状腺药物治疗为主的联合治疗是抢救成功的关键。

五、护理

1.高热的护理

密切监测患者的体温，予以物理降温和药物降温，必要时给予人工冬眠疗法。避免使用乙酰水杨酸类药物，因为水解产物水杨酸盐的蛋白结合率高，竞争结合甲状腺结合蛋白，增加甲状腺素外周血浆的游离量。患者出汗多时及时更换衣物，防止着凉感冒，密切观察体温下降情况，防止体温骤降而发生虚脱。

2.纠正脱水与电解质紊乱

（1）患者因高热、大量出汗、呕吐、腹泻等造成体液大量丢失，遵医嘱予以补液治疗。因为甲亢危象患者大多伴有心功能不全，应控制输液速度与总量，避免加重心脏负荷。

（2）患者恶心、腹泻、呕吐等造成体液丢失的同时，会出现电解质紊乱，如低血钾和低血钠等。遵医嘱予以静脉或口服补钾、补钠等治疗，监测血电解质变化，维持水电解质平衡。

3.病情观察

（1）严密监测患者的体温、心率等生命体征及意识状态的变化，注意观察患者有无烦躁、嗜睡、谵妄甚至昏迷等。应上床栏，防止患者坠床。

（2）密切观察患者有无纳差、恶心、呕吐、腹泻、腹痛等胃肠道表现；有无心律失常、心力衰竭等表现；若患者有疼痛，应予以积极镇痛治疗。

（3）甲亢危象患者极易受环境因素的影响，因此应保持病室安静，避免噪声及强光刺激而加重患者病情。必要时遵医嘱予以镇静、解痉、防抽搐治疗。

4.胎儿监护

（1）胎心监护：甲亢危象时，孕妇体温增高、心率增快，可能导致胎儿的心动过速，因此建议对于进入围产期的胎儿持续胎心监护，行床边超声检查，评估胎儿的宫内情况。

（2）抢救甲亢危象同时，积极做好术前准备，适时终止妊娠。

5.心理护理

甲亢危象患者易躁易怒、易焦虑，情绪波动大，因此应避免严重的精神刺激，主动、热情地关心患者，及时解除患者思想顾虑和焦虑，做好心理护理、生活护理等护理措施，满足患者的基本需求和安全需要。

第二节　子痫的护理

子痫是子痫前期基础上发生不能用其他原因解释的抽搐，是妊娠期高血压疾病的五种状况之一，也可以是子痫前期紧急严重并发症。子痫可以发生在产前、产时、产后等不同时间，不典型的子痫还可发生于妊娠20周以前。子痫仍然是世界范围内的构成孕产妇生命威胁的常见疾病，在发达国家，子痫发病率大约平均为1/2000次分娩，子痫患者的死亡率约1%。

一、病因

可能涉及母体、胎盘和胎儿等多种因素，包括有滋养细胞侵袭异常、免疫调节功能异常、内皮细胞损伤、遗传因素和营养因素。但是没有任何一种单一因素能够解释所有子痫前期发病的病因和机制。

1.滋养细胞侵袭异常

滋养细胞侵袭异常可能是子痫前期发病的重要因素。患者滋养细胞侵入螺旋小动脉不全，子宫肌层螺旋小动脉未发生重铸，异常狭窄的螺旋动脉使得胎盘灌注减少和缺氧，最终导致子痫前期的发生。

2.免疫调节功能异常

母体对于父亲来源的胎盘和胎儿抗原的免疫耐受缺失或者失调，是子痫前期病因的重要组成部分。

3.血管内皮损伤

氧化应激、抗血管生成和代谢性因素，以及其他炎症介质可导致血管内皮损伤而引发子痫前期。

4.遗传因素

子痫前期是一种多因素、多基因疾病，有家族遗传倾向：患子痫前期的母亲其女儿子痫前期发病率为20%～40%；患子痫前期的妇女其姐妹子痫前期发病率为11%～37%；双胞胎中患子痫前期的妇女其姐妹子痫前期发病率为

22%~47%。但至今为止，其遗传模式尚不清楚。

5.营养因素

缺乏维生素C可增加子痫前期及子痫发病的危险性。

二、临床表现

典型者表现为患者首先出现眼球固定，瞳孔放大，瞬即头向一侧扭转，牙关咬紧，继而口角与面部肌肉颤动，全身及四肢肌肉强直性收缩（背侧强于腹侧），双手紧握，双臂伸直，迅速发生强烈抽动。抽搐时呼吸暂停，面色青紫，持续1分钟左右抽搐强度渐减，全身肌肉松弛，随即深长吸气，发出鼾声而恢复呼吸。抽搐临发作前及抽搐期间患者神智丧失，轻者抽搐后渐苏醒，抽搐间隔期长，发作少；重者则抽搐发作频繁且持续时间长，患者可陷入深昏迷状态。患者可出现各种严重并发症：如胎盘早剥、吸入性肺炎、肺水肿、心肺功能停止、急性肾衰、脑出血、失明或视力下降，甚至孕产妇死亡；在抽搐过程中还容易发生各种创伤：如唇舌咬伤、摔伤、呕吐误吸等。

子痫的临床表现可以非常不典型：可以发生在存在严重高血压者，也发生在轻度血压升高者，且有16%并未发现临床上的高血压存在，有48%的子痫存在着严重蛋白尿，还有14%并无蛋白尿。

三、诊断

子痫前期基础上发生不能用其他原因解释的抽搐。尽管子痫临床表现和实验室检查的特异性不强，可以与其他多种能引起抽搐的疾病互相混淆，但子痫是在妊娠期及产后短时内最常见的与高血压有关的抽搐病因。

四、治疗

子痫发作时的紧急处理包括一般急诊处理、控制抽搐、控制血压、预防子痫复发及适时终止妊娠等，需要与其他抽搐性疾病(如癔病、癫痫、颅脑病变等)进行鉴别。同时，应监测心、肝、肾、中枢神经系统等重要脏器功能、凝血功能和水电解质酸碱平衡。

（一）一般急诊处理

子痫发作时需保持气道通畅，维持呼吸、循环功能稳定，密切观察患者的生命体征、尿量(应留置导尿管监测)等。避免声、光等刺激。预防坠地外伤、唇舌咬伤。

（二）控制抽搐

当患者存在硫酸镁应用禁忌或硫酸镁治疗无效时，可考虑应用地西泮、苯巴比妥或冬眠合剂控制抽搐。

（1）地西泮(安定)：口服2.5～5.0mg，2～3次/天，或者睡前服用。地西泮10mg肌内注射或者静脉注射(>2分钟)可用于控制子痫发作和再次抽搐。

（2）苯巴比妥：镇静时口服剂量为30mg/次，3次/天。控制子痫时肌内注射0.1g。

（3）冬眠合剂：冬眠合剂由氯丙嗪（50mg）、哌替啶(杜冷丁，100mg)和异丙嗪（50mg）组成，有助于解痉、降压、控制子痫抽搐。通常以1/3～1/2量肌内注射，仅应用于硫酸镁治疗效果不佳的患者。

子痫患者产后需继续应用硫酸镁24～48小时，至少住院密切观察4天。

（三）控制血压

血压≥160/110mmHg的重度高血压孕妇应降压治疗，血压≥140/90mmHg的非重度高血压患者可使用降压治疗。血压应平稳下降，且不应低于130/80mmHg，以保证子宫胎盘血流灌注。

常用口服降压药物有拉贝洛尔、硝苯地平短效或缓释片。如口服药物血压控制不理想，可使用静脉用药，常用的有拉贝洛尔、尼卡地平、酚妥拉明。孕期一般不使用利尿剂降压，以防血液浓缩、有效循环血量减少和高凝倾向，也不推荐使用阿替洛尔和哌唑嗪。禁止使用血管紧张素转换酶抑制剂(ACEI)和血管紧张素Ⅱ受体拮抗剂(ARB)。硫酸镁不可作为降压药使用。

（四）适时终止妊娠

1.终止妊娠时机

小于孕26周的重度子痫前期经治疗病情不稳定者建议终止妊娠。

孕26～28周的重度子痫前期者，根据母胎情况及当地围生期母儿诊治能力决定是否可以行期待治疗。

孕28～34周的重度子痫前期者，如病情不稳定，经积极治疗24～48小时病情仍加重，应终止妊娠；如病情稳定，可以考虑期待治疗，并建议转至具备早产儿救治能力的医疗机构。

孕34周后的重度子痫前期患者，胎儿成熟后可考虑终止妊娠。孕34～36周的轻度子痫前期患者，期待治疗的益处尚无定论。

孕37周后的子痫前期者可考虑终止妊娠。

子痫控制2小时后可考虑终止妊娠。

2.终止妊娠的方式

妊娠期高血压疾病患者如无产科剖宫产指征，原则上考虑阴道试产。但如果不能短时间内阴道分娩、病情有可能加重，可考虑放宽剖宫产指征。

3.分娩期间的注意事项

①应继续降压治疗并将血压控制在≤160/110 mmHg；②积极预防产后出血；③产时不可使用任何麦角新碱类药物。

（五）产后处理

1.产褥期处理(产后6周内)

重度子痫前期产后应继续使用硫酸镁24～48小时预防产后子痫。子痫前期患者产后3～6天，高血压、蛋白尿等症状仍可能反复出现甚至加重，如血压≥160/110mmHg，应继续给予降压治疗。子痫前期患者产前卧床休息时间超过4天或剖宫产术后24小时，可酌情使用阿司匹林、低分子肝素或者中草药（如丹参等）抗凝药物以预防血栓形成。

2.远期随访(产后6周后)

患者产后6周血压仍未恢复正常，应于产后12周再次复查血压排除慢性高血压。

五、护理

（一）子痫抽搐时的紧急护理

1.紧急处理

发现子痫，立即请求帮助，动员可能之人相助，启动应急预案。快速评估患者的生命体征（呼吸、脉搏、血压），上床栏，防止坠床。防止舌咬伤，若床旁暂未准备抢救物品，不可用签字笔放入口中以免断裂后堵塞气道导致窒息。禁忌强行按压、约束患者，清理现场，调整监护设备报警音量，减少噪声干扰，避免声光刺激。保证患者安全，同时行胎心监测。

2.保持呼吸道通畅

患者抽搐时伴意识障碍、呕吐、呼吸困难等症状，予左侧卧位、氧气吸入，氧流量控制在4~6L/min。保持呼吸道通畅，禁止给予一切饮食和口服药，防止因误吸而导致吸入性肺炎。

3.控制子痫抽搐

迅速建立静脉通道，遵医嘱用药，尽快应用解痉镇静药物。如建立静脉通道困难者，可行肌内注射。硫酸镁使用过程中要监测呼吸、腱反射和尿量；地西泮原液应缓慢静脉注射，推注时间>2分钟，要严密监护患者呼吸、心率、血压、血氧饱和度的变化。冬眠合剂静脉推注时也应缓慢注入，防止血压骤降。

（二）预防子痫复发及降压的护理

1.环境

尽量将患者安置在单人病房，专人看护，持续心电监护，佩戴墨镜，将开口器、压舌板、舌钳、吸引器等急救物品以及硫酸镁、葡萄糖酸钙、甘露醇、硝酸甘油、酚妥拉明、硝普钠等急救药品放于床头，关灯关门，注意保暖。清理闲杂人员，调整仪器设备报警设置，避免不必要的噪声，保持病室安静舒适，指导患者充分休息，每天至少保证8~10小时的睡眠。给患者操作时力求稳、准、快，减少刺激，避免抽搐再次发作。

2.解痉降压

（1）硫酸镁使用的注意事项

①给药途径：控制和预防子痫主要是静脉途径给药，但肌肉途径和静脉途径

一样有效，关键在于临床应用的选择性。当夜间用药影响患者休息，或病情需要严格控制入量时，可选择肌内注射。产后24小时或最后1次子痫发作后24小时应继续使用硫酸镁。

②不良反应：轻度不良反应有皮肤潮红、出汗、恶心呕吐、乏力，严重的有低血压、心动过速、呼吸抑制或肺水肿，而母体更严重的不良反应就是心搏和呼吸抑制、骤停和死亡。

③在大剂量使用硫酸镁时，每5分钟监测患者血压，维持剂量使用时每2小时监测血压。在硫酸镁以负荷剂量开始使用后10分钟和在使用负荷剂量结束时（20分钟）复查膝腱反射，此后每2小时检查膝腱反射、监测呼吸频率或SPO_2以及尿量，尤其注意监测有慢性肾脏疾病或肾损害的患者，这些患者更容易发生镁和钙的积累。若发现膝反射明显减弱或消失、呼吸频率为14～16次/分钟、尿量少于25～30mL/小时或600mL/24小时等任一情况，要及时停药并报告医生。镁离子中毒时，遵医嘱缓慢推注（5～10分钟）10%葡萄糖酸钙10mL。

（2）冬眠合剂使用注意事项：推注速度缓慢，使用过程中，密切监测患者的呼吸、血压，保持呼吸道通畅。冬眠合剂中盐酸哌替啶有抑制呼吸的作用，如患者呼吸减慢或者快慢不等时，要减慢滴速或暂停用药，立即报告医生。盐酸氯丙嗪和盐酸哌替啶均能扩张血管，降低血压，使用过程中要严密监测血压，改变体位时动作缓慢，防止直立性低血压。

（3）血压的测量：在评估的初始阶段每15分钟测量1次，之后每30分钟测量1次，同一部位测量血压间隔时间大于15分钟。正确的袖带大小对准确测量血压很重要。如果上臂围大于33cm但小于44cm，则使用带有可充气的袖带，覆盖80%的手臂围；如果上臂围大于44cm，则使用大腿袖带。

（三）母胎监护

子痫患者易发生脑水肿，应密切观察患者的意识状态、瞳孔、肢体活动等。在抢救过程中既要考虑抢救孕妇，又要顾及胎儿安危。若抽搐时间长，可导致胎盘早剥、胎儿宫内窘迫等严重并发症。在控制抽搐、降压、利尿的同时要随时监测胎心变化，有条件者予以持续胎心监护。孕晚期，在子痫发作时容易引起自然临产，要严密观察宫缩及产兆。必要时做好术前准备，完善术前检验检查。

（四）转运的护理

子痫控制后，患者可能行CT/MR检查，也可能转运至手术室行剖宫产术。

（1）使用平车或病床转运，注意保暖，给患者佩戴墨镜，持续吸氧，持续血压、心率、血氧饱和度监测。

（2）备齐抢救物品，如开口器一套、口咽管、听诊器等，与医生协商转运备药，保证静脉通道通畅，随时做好抢救准备。

（3）在转运过程中要给予清醒患者积极的心理疏导和安抚，避免各种刺激。

（五）产后护理

产后血压高峰发生在分娩后3～6天，仍需密切观察产妇的自觉症状、血压、脉搏、尿量、子宫复旧及阴道出血情况，限制液体入量。继续监测血压，产后48小时内应至少每4小时测量1次血压，一周内应每天监测血压，从第二周开始至第六周，应每周监测血压。产后24～48小时内遵医嘱继续予以硫酸镁治疗。及时处理宫缩痛、腹部伤口疼痛等，应警惕诱发子痫。如产后血压稳定，应鼓励产妇参与新生儿喂养及护理。

第三节　妊娠期急性脂肪肝的护理

妊娠期急性脂肪肝（Acute Fatty Liver of Pregnancy，AFLP）是一种罕见的但有潜在致命风险的妊娠晚期并发症，也被称作急性肝脏脂肪变性或急性黄色肝萎缩。根据研究，该病的发生率为1/15000～1/7000。既往的一系列报道显示，母体及胎儿的死亡率分别高达75%和85%，但是近期越来越多的研究表明，早期识别和及时处理可以减少该病的发病率及死亡率。

一、临床表现

AFLP的临床表现无特异性，常常表现为恶心、呕吐、厌食、心动过速和腹痛，症状可突然发生或持续2～3周时间。虽然肝脏的体积往往正常或变小，但50%的AFLP患者存在黄疸和右上腹或上腹疼痛。发热、头痛和瘙痒并不常见。50%的AFLP的患者同时存在子痫前期症状，包括高血压、蛋白尿和水肿。一些患者仅表现为产科不适，包括宫缩、胎动减少和阴道出血。

AFLP的全身并发症缘于爆发性肝功能衰竭，包括脑病、急性肾衰竭、感染、急性胰腺炎、胃肠道出血、凝血障碍和至少轻度的低血糖。神经功能障碍早期就有表现，且应立即提醒内科医生AFLP的可能。症状可能从烦躁不安、精神错乱、定向障碍、扑翼样震颤、癫痫发作、精神错乱甚至完全昏迷。其他系统的影响包括呼吸衰竭，通常需要辅助通气，腹水、因胃溃疡或Mallory-Weiss综合征导致消化道出血。

AFLP相关的肾衰竭源于肾脏的脂肪浸润。肝肾综合征最终进展并导致少尿及急性肾小管坏死，反之，近端肾小管的损伤导致对加压素的敏感性下降及一过性尿崩症。肾功能损害早期的实验室依据为血清肌酐水平的升高，尿酸和血尿素氮的浓度也会上升，同时尿胆红素及尿胆原出现。血清的电解质可以反映代谢性酸中毒，血糖低于60mg/dL提示肝糖原分解减少，轻度的低血糖常常被入院时输入葡萄糖溶液所掩盖。

几乎所有患有AFLP的女性都有凝血功能障碍的实验室证据，50%的患者需要成分输血。肝脏凝血因子的合成功能损害导致凝血酶原时间（PT）及活化部分凝血活酶时间（APTT）延长。低纤维蛋白原血症、严重的抗凝血酶原Ⅲ缺乏及血小板减少症较常见。凝血因子Ⅷ的水平大多能准确反映凝血功能障碍的程度，且指标的正常能反映病情恢复。随着抗凝血酶原Ⅲ的降低，凝血功能异常往往在产褥期恶化。

血清转氨酶浓度通常轻度增加，通常在100～1000U/L。胆红素水平是可变的，但一般超过5mg/dL。碱性磷酸酶升高，但无助于诊断，因为胎盘也会产生该物质。人血白蛋白通常较低，血氨水平升高。由于降低了尿素循环肝酶利用率，血氨可预测感觉中枢的改变程度。淀粉酶和脂肪酶升高，应怀疑胰腺炎可能。分娩后4～8周，肝功能检查通常恢复到正常范围。

诊断AFLP的"金标准"仍然是肝活检，然而当其他临床和实验室检查参数与诊断一致时，很少需要肝活检。将新鲜标本予以特殊脂肪染色剂染色，最常见的是油红，镜检显示肝细胞的细胞质充满无数液泡，使细胞肿胀，呈现为独特的泡沫外形。无数微小的液泡彼此由稀薄的嗜酸性细胞质隔离，不凝聚，形成一个大的液泡。与细胞质相反，细胞核位于中央并且是正常的大小和外观。

肝小叶中央部分的组织学变化最突出，外围薄薄的肝小叶结构通常是正常保留的，坏死和炎症不明显。子痫前期报道的门静脉周围的纤维蛋白沉积和出血坏死是非常明显的特点。黄疸发病后3周，组织学变化特征就可呈现。

二、诊断

根据临床表现的高度怀疑与实验室检查是诊断AFLP的有效方法。

肝活检通常是没有必要的，或因为凝血功能障碍而无法进行。在鉴别诊断中最常见的是子痫前期和（或）HELLP综合征、病毒性肝炎和胆汁淤积。AFLP和子痫前期和（或）HELLP综合征的女性有血清转氨酶升高、血小板减少症或凝血障碍。然而，肝功能衰竭及黄疸在子痫前期及HELLP综合征中是罕见的。

一些权威人士认为，AFLP和子痫前期可能同时发生。病毒性肝炎的诊断可通过病毒血清学检测快速判断。此外，肝炎患者血清转氨酶升高的水平远远超出那些AFLP的患者。妊娠期胆汁淤积症通常的临床表现与AFLP、子痫前期或病毒性肝炎相比不明显。虽然在妊娠期胆汁淤积患者中肝功能检查是异常的，但与AFLP或病毒性肝炎相比，胆红素和转氨酶的浓度通常要低得多，而这些症状和体征在典型的先兆子痫中很少出现。

超声、CT和MRI往往在诊断妊娠期黄疸的原因上起重要作用。超声显示AFLP患者肝脏内回声变化虽然并不具有特异性超声表现，但也可以识别包膜下血肿、胆囊炎和（或）胆管炎。CT和MRI检查诊断AFLP主要基于脂肪渗透肝脏导致密度降低，然而两者较高的假阴性率限制了其用途。在临床实践中，诊断AFLP时，影像检查是重要但非必要的，影像学检查不应拖延正确的治疗。此外，一个正常的结果并不能完全排除AFLP。

三、治疗

对于怀疑AFLP的患者，应在具备重症监护设备的地方住院，能得到全面支持治疗并能做终止妊娠的准备。既往所有发表的文献均报道及时终止妊娠可改善孕产妇和围产儿结局，大多数女性产后第二天的临床和实验室检查均可得到改善。没有病例报道AFLP患者在终止妊娠前病情缓解。因此，一旦诊断确立，等待观察的处理方式是绝对不恰当的。虽然推荐快速地终止妊娠，但AFLP并不是剖宫产指征。事实上，大多数AFLP患者发生出血性并发症是手术创伤的结果。只要有足够的产妇保健支持和胎儿监护，引产和阴道分娩是恰当的。即便如此，分娩时胎儿损伤是常见的，并且往往需要剖宫产。病情危重的女性不能耐受长时间艰巨的阴道分娩，所以分娩方式应当根据产妇和胎儿条件及宫颈成熟度的检查个体化考虑。

AFLP患者麻醉选择是有限的。一般麻醉可进一步损害本已受损的肝脏，当凝血功能障碍时，局部麻醉容易造成出血的危险。如果必须使用全身麻醉，那么吸入有潜在肝毒性（如氟烷）的药物应当避免。异氟醚是一个合理的选择，因为其很少有或没有肝毒性，并可以保持肝脏血流。硬膜外麻醉在大多数情况下可能是最好的选择，因为其保留肝脏血流，无肝毒性作用。椎管内的操作前先明确有无血小板减少症和凝血功能障碍。

四、支持治疗

AFLP患者的支持治疗应包括仔细监测有无进行性肝功能衰竭、低血糖和凝血功能障碍，患者应该在重症监护室得到监护，与经验丰富的内科医生协商处理重症患者。预防低血糖的恶化，并减少内源性含氮代谢物的产生，主要通过葡萄糖的形式每天提供约2000～2500cal（1cal=4.1868J）的热量。大多数患者需要给予超过5%的葡萄糖溶液，有时高达25%，可通过静脉内给药或通过鼻饲胃管给药。在病情的急性期限制蛋白质摄入可导致含氮代谢物产生进一步降低。一旦临床症状明显改善，蛋白质的摄入量应逐渐恢复。除了极少数例外，任何需要肝脏代谢的药物应该禁止使用，可使用灌肠剂和（或）柠檬酸镁来促进结肠排空。通过每天口服6～12g新霉素可抑制肠道细菌产生氨。

血浆置换、血液透析、体外灌注和皮质类固醇都用于治疗爆发性肝衰竭，在传统处理无效的情况下可以考虑。对于终止妊娠后经过恰当正确的支持治疗、病情依然持续恶化的患者，成功进行肝移植也有报道。但是，由于AFLP病理生理的变化是可逆的，除了在最极端的情况下，对所有患者行肝移植是不恰当的。成功的、临时的辅助性肝移植也有报道。

如果妊娠终止可无损伤地完成，且没有出血，轻度凝血异常不必加以调整。然而，存在出血的并发症或需要手术终止妊娠，根据实验室的结果，可以通过输注血小板、新鲜冰冻血浆、冷沉淀物纠正凝血功能的异常。成功利用抗凝血酶和浓缩因子Ⅶ也有报道。

其他潜在的并发症可以通过预防性治疗和密切的监护得以预防。早期广谱抗生素的应用可降低并发感染的发病率。预防性抑酸剂和H_1受体阻滞剂可降低胃肠道出血风险。

虽然AFLP是少见疾病，但是当其发生时，最坏的情况会导致严重的并发症，甚至死亡的可能。早期诊断和及时治疗仍是处理AFLP患者的最佳策略。长链脂肪酸氧化的缺陷在AFLP的发展中起到一定的作用，而基因检测有助于预防新生儿发病以及未来的妊娠患者。分娩及全身的支持治疗和监护是提高AFLP孕产妇和围产儿生存率的重要措施。

五、产科护理

AFLP可引起胎儿宫内窘迫甚至胎死宫内。入院后及时行超声检查及胎心监测，尽快终止妊娠，并做好相应的术前准备及新生儿的抢救准备工作。

六、并发症的护理

1.肝性脑病

患者肝功能衰竭时，肝脏氨的代谢能力减退，使血氨升高，易并发肝性脑病。

（1）注意患者有无性格改变及行为异常的表现，如欣快激动、沉默寡言、定向力及理解能力减退、昼夜颠倒、双手扑翼样震颤等。护理人员必须经常巡视病房，与患者交谈，了解患者的反应性和回答问题的能力、记忆力、计算力等。可以采取最简单的提问方式，如多大年龄、几个孩子、家在哪里以及十以内加减法等。早期肝性脑病患者在回答这些简单问题时，常出现与其文化修养不符的反应迟钝，甚至出现错误。球结膜水肿是早期脑水肿的表现，可及时发现早期脑水肿的征象。

（2）加强安全防护，凡是有性格改变的肝性脑病患者须上床栏，去除病房内一切不安全因素，如玻璃杯、刀子、剪刀等，以防伤人和自伤；过于躁动不安者上约束带，以免坠床跌伤。昏迷患者的头应偏向一侧，保持呼吸道通畅，以防止窒息。

（3）保持大便通畅，促进肠道氨的排泄，定期复查血氨含量。由于患者长期卧床，或因剖宫产术后疼痛而减少活动，使得肠蠕动减少，易发生便秘，应指导患者经常更换体位。可口服乳果糖，或用生理盐水或弱酸性液体灌肠或导泻，清除肠内毒素、积食、积血等，忌用肥皂水灌肠。

（4）对肝性脑病患者应严格限制蛋白质摄入以降低血氨水平，每天供给足够的热量和维生素，以碳水化合物为主要食物。能进食者可选用米汤、藕粉、果汁等，不能进食者可通过静脉或鼻饲输入葡萄糖、维生素、能量合剂、电解质等。深昏迷者初期禁食蛋白质，随病情恢复则逐渐酌量增加。尽量选择植物蛋白质，如大米、大豆、核桃、杏仁、花生等。

2.肝肾综合征

患者常较早出现肾脏功能受损的症状，甚至出现急性肾衰竭，主要因有效循环血容量不足、肾血流灌注减少引起。

（1）每小时准确记录尿液的量及性质，观察有无少尿、无尿等症状。定期监测血电解质、酸碱度、肌酐、尿素氮及血气分析。

（2）水肿患者在输注新鲜血浆或白蛋白的基础上使用利尿剂，促进水的排出，减轻水肿，利尿期间要警惕肝性脑病的发生。

（3）急性肾衰竭者及时给予血液透析治疗，及时清除体内多余的水分和代谢物，纠正水、电解质紊乱，促进内环境的稳定。

3.产后出血、DIC

肝脏是合成凝血因子的重要器官，患者有不同程度的肝功能损害而影响凝血功能，常有出血倾向。

七、血浆置换

目前治疗AFLP最主要的是替代疗法。原理是利用血细胞分离机将患者的血液引出体外，分离成血浆和血细胞成分，然后弃去患者含有害致病物质的血浆，同时将其余的血液成分和同等新鲜血浆回输体内，从而补充患者体内所需的一些凝血因子、白蛋白等，改善患者的肝功能。

八、健康宣教

（1）指导患者出院后门诊随访，进行肝功能等相关检查。

（2）再次妊娠有复发的风险，对高危产妇要早期加强健康宣教，了解该病相关知识及对母儿的危害，提高高危产妇的认识，使其主动定期做产前检查，及早发现异常情况并早期干预。

（3）妊娠晚期出现无诱因的消化道症状（如持续性恶心、呕吐或上腹部疼痛）的患者应提高警惕，及时来院就诊，接受肝肾功能、血常规的检查。

第四节　妊娠合并溶血性尿毒症综合征的护理

一、早期重视

妊娠合并溶血性尿毒症综合征，临床罕见，起病急、变化快，当症状不典型时极易出现误诊、漏诊，故早期诊断和及时治疗对患者的预后极为重要，所以要重视患者的前驱症状。患者前驱期可出现恶心、呕吐、腹痛腹泻、发热等不典型表现，少数可出现神经系统症状。前驱期后经历一段无症状间隔期后急性起病，要及早发现患者急性起病的症状，如黑便、无尿、少尿或血尿等。

二、溶血性贫血的观察及护理

该病呈进行性微血管病性溶血所致的贫血表现，进展迅速且严重。红细胞在溶血后被破坏，溢出血红蛋白，降低血氧含量，所以要注意观察患者有无面色苍白、头晕、乏力等贫血表现，皮肤有无黄染，有无出现酱油色尿。遵医嘱输注洗涤红细胞纠正贫血（洗涤红细胞去除了80%以上的白细胞和90%以上的血浆蛋白、补体成分，红细胞保留＞80%以上，所以可以避免溶血恶化以及非溶血性输血反应的发生），新鲜冰冻血浆补充血浆中缺乏的抑制血小板聚集因子，改善溶血。监测患者输血治疗前后的血红蛋白、血小板数值变化。

三、急性肾功能衰竭的护理

急性肾功能衰竭是溶血性尿毒症综合征的主要特征之一。

1.少尿期

（1）由于少尿期体内水、钠的蓄积，患者可出现少尿、无尿、水肿、高血压、血尿素氮及血肌酐升高、血钾升高和代谢性酸中毒。定期监测血电解质、酸碱度、肌酐及尿素氮，及早发现高钾血症，及时处理，以免发生心脏骤停等严重后果。

（2）准确记录患者24小时的液体出入量。入量包括饮水量、补液量、食物含水量等，出量包括尿量、呕吐物、粪便、透析的超滤液量等。用利尿剂后注意尿量有无增加。有血尿者注意观察尿管有无堵塞，重视患者的主诉，有无膀胱刺激征等表现。

（3）观察水肿的情况，包括水肿的部位、程度及消长等，定期测量患者的体重（定时、定体重秤）、腹围（定部位），有无胸腔积液、腹水等全身水肿的征象。眼睑、面部水肿者应抬高床头；双下肢水肿者，卧床休息时应抬高双下肢30°～45°；对于有胸腹腔积液者，指导患者采取半卧位。控制液体的摄入，量出为入，补液量按前一日尿量加500mL计算。注意患者有无头痛、嗜睡、意识障碍、共济失调、昏迷、抽搐等水中毒症状。

（4）患者肠道功能恢复后给予低盐、低脂、优质低蛋白饮食。患者高血压或水肿时限制钠盐的摄入，每日小于3g，不吃腌制食物（咸菜、咸鱼、火腿等）；早期限制蛋白质不超过30g，多食易于消化、富含维生素、优质低蛋白（鱼、瘦肉、牛奶、蛋类）食物，不食高钾（香蕉、草莓、土豆、南瓜、茄子、菠菜、藕、大葱、鲜蘑菇、山药、海带、紫菜等）、高磷（虾皮、动物肝脏、芝麻、花生、核桃、蜂蜜、蛋黄、茶叶等）食物。

2.多尿期

此期水及电解质大量丢失可引起脱水、电解质紊乱，如低钠、低钾。要维持水、电解质平衡，须注意各项指标的恢复程度，如血肌酐的变化。可适当补钾，以口服为主，给予含钾、钠多的食物。如果口服不足，可静脉补充。

3.恢复期

80%的溶血性尿毒症综合征的患者会发展为慢性肾功能衰竭，故疾病恢复后仍需定期复查，进行血肌酐、尿素氮等肾功能检查。

四、血浆置换配合血液透析治疗

血浆置换可以有效清除免疫复合物，减轻溶血反应。血液透析治疗则可以纠正多脏器功能衰竭，纠正水、电解质紊乱，保护肾脏功能，二者联合应用效果更佳，可明显降低病死率。

第五节　妊娠合并静脉血栓栓塞症的护理

血栓栓塞性疾病是围生期孕产妇发病和死亡的主要原因，据世界卫生组织（WHO）统计，2006年有14.9%的孕产妇因血栓栓塞性疾病而死亡。在发达国家，血栓栓塞性疾病已超越产后出血及高血压，成为孕产妇死亡的首要原因。静脉血栓栓塞性疾病（Venous Thrombo Embolism，VTE）包括深静脉血栓、肺栓塞、脓毒症性盆腔栓塞性静脉炎、卵巢静脉血栓形成等，其发生率为0.76‰～1.72‰。血栓栓塞性疾病管理的基础是预防、准确诊断和尽早治疗。本节介绍深静脉血栓和肺栓塞。

一、深静脉血栓（DVT）

（一）诊断

孕期大多数深静脉血栓发生于左下肢（约90%），原因可能为左髂总静脉受跨越其前方的右髂总动脉及肾动脉的压迫。DVT的某些非特异性症状与妊娠期的生理性变化重叠，如轻度水肿，使其诊断难度增大。有研究发现，临床怀疑为DVT的孕妇中只有10%得到证实，非孕妇中却有25%得到证实。联合多种方式准确及时地诊断对降低孕产妇和胎儿的发病率至关重要。

（二）临床症状与体征

（1）急性发作。

（2）单侧肢体红斑、疼痛、发热、水肿。

（3）可有反射性动脉痉挛、发冷、四肢苍白和脉搏下降（"股白肿"）。

（4）下腹部疼痛。

（5）Homans征。

（6）Wells及其同事在非孕妇人群中结合体格检查结果及高危因素建立风险评估模型，可以在检验前预测其可能性。

（三）实验室检查

D-二聚体：D-二聚体是由交联纤维蛋白分解产生，在非妊娠的急性血栓性事件中能用酶联免疫吸附试验（ELISA）检测到其升高。研究发现，正常妊娠期间，D-二聚体会有生理性升高，84%的妇女孕早期D-二聚体正常，33%的妇女孕中期正常，1%的妇女孕晚期正常。D-二聚体的峰值出现在分娩时和产褥早期。产科并发症，如胎盘早剥、子痫前期和脓毒症中，D-二聚体水平升高。因此，尽管D-二聚体在非妊娠人群中排除VTE中起着重要作用，但其在妊娠期间的作用仍然存在较多争议。

（四）影像学检查

1.加压法多普勒超声

深静脉血栓的主要诊断工具是加压超声。加压法彩色多普勒超声对腘静脉、股静脉血栓的诊断敏感性（92%）和特异性（98%）较高，但对于评估小腿静脉血栓形成稍欠佳，只有50%～70%的灵敏度，特异性为60%。孤立性髂静脉血栓形成的患者有时可以通过评估左侧卧位时随着呼吸运动的多普勒血流变化来诊断。若上述超声表现异常，可以诊断为静脉血栓形成并开始治疗；相反，若超声检查正常，且患者无其他危险因素（如静脉血栓史、血栓形成倾向或者病情进展），可一周内重复该检查，若结果仍为阴性，则无须治疗。若超声检查正常，但有指标提示高度可疑，应行静脉造影术或者磁共振（MRI）静脉成像。

2.顺行静脉造影术

静脉造影术是诊断妊娠期深静脉血栓的"金标准"，其阴性预测值为98%，然而因其具有侵入性和高度复杂性，已经不太主张使用。造影剂注入下肢静脉和腿、盆腔的静脉系统，通过放射图像来评估静脉系统。孕妇腹部使用铅屏障时，胎儿受到的辐射量非常低（0.005Gy），远低于胎儿致畸致癌的量。3%的患者出现化学性静脉炎和血栓形成。

3.阻抗容积描记法

阻抗容积描记法是一种不同于其他电阻检测的无创检测方法，反映由血管收缩导致的血流改变。尽管其对于近端血管的阻塞高度敏感，但对于较细小的下肢血管的敏感性只有50%。对继发于妊娠子宫所致的机械性梗阻的误诊率更高。

4.磁共振成像（MRI）

MRI对发现大腿和骨盆静脉血栓形成是有益的。虽然磁共振成像对孕妇的安全性还有待证明，但尚未发现不良影响。在妊娠期静脉注射钆仍存在争议。动物试验中已发现大剂量重复静脉注射钆具有致畸性。在成年人群，可观察到钆引起的肾纤维化。有人指出，钆可以通过胎盘进入胎儿循环，则有可能在羊水中持续存在。目前，钆被美国食品和药物管理局列为C类药物，评估使用其诊断PE的益处大于风险时方可使用。

总之，加压法多普勒超声是妊娠期检测是否存在深静脉血栓的首选方法。若超声发现深静脉血栓，则应该开始治疗。对于结果可疑者，可行静脉磁共振成像（针对盆腔血栓症）。

（五）DVT治疗原则

（1）肝素抗凝。

（2）治疗性抗凝应持续12～20周。

（3）预防性抗凝应在首次治疗后开始，持续6～12周，直至产后6周。

（4）对复杂型DVT（包括涉及髂股血管的），推荐进行预防性抗凝治疗4～6个月。

（5）若产褥期患者血药浓度许可，可考虑口服华法林。

（6）抬高下肢。

（7）热敷以减轻肿胀，缓解症状。

（8）出现DVT时，避免长时间使用弹力袜压迫。

二、肺栓塞（PE）

妊娠合并肺栓塞的发生率约为0.4‰。肺血管处的血栓栓塞可导致肺动脉血流堵塞、小动脉收缩、肺泡表面活性物质的进行性丢失。妊娠期的血栓栓子通常来自髂血管。

（一）诊断

1.临床症状及体征

（1）急性起病。

（2）呼吸困难、呼吸急促、胸膜炎性胸痛、咯血。

（3）心动过速。

（4）发绀。

（5）昏厥。

（6）胸膜摩擦音。

（7）第二心音固定。

2.实验室检查

（1）D-二聚体。

（2）动脉血气（Arterial Blood Gas，ABG）：在非妊娠状态合并肺栓塞的女性人群中，ABG可反映低氧血症、低碳酸血症和呼吸性碱中毒。17%PaO_2正常的妊娠合并肺栓塞患者的ABG提示缺氧。PaO_2下降并非特异性指标，因为妊娠晚期仰卧位PaO_2能降至15mmHg。此外，呼吸性碱中毒在正常孕妇及妊娠合并肺栓塞患者中都可出现。

3.影像学检查

（1）加压法超声多普勒：标准静脉超声检查未必能排除肺栓塞。随机选出的肺栓塞患者中，不到30%发生DVT的患者出现DVT的超声或放射图像。反过来说，既然DVT和PE都涉及抗凝治疗，一旦肢端多普勒超声阳性就可开始抗凝治疗。

（2）心电图：心电图提示右束支传导阻滞，电轴右移，Ⅲ导联及aVF导联出现Q波，Ⅰ导联及aVL导联S波＞1.5mm，Ⅲ导联及aVF导联T波倒置，或出现心房颤动。然而，这些提示都非敏感指标，因为它们只有在大的肺动脉闭塞时才会出现。

（3）超声心动图：超声心动图可提示右室扩张、运动功能减退、三尖瓣反流和肺动脉扩张。仅有30%～40%的妊娠合并肺栓塞患者的经胸超声心动图检查

（TTE）结果表现异常。经食管超声心动图（TEE）能进行肺动脉主干、右肺动脉重要部分及左肺动脉近端的直接成像，疾病诊断敏感性提高至58%～97%，特异性提高至88%。

（4）胸部X线片（CXR）：PE患者的X线片上可见肺实质异常、肺不张、胸腔积液、心肌肥大、患侧膈肌抬高、肺动脉扩张及楔形灌注缺损。然而，这些结果的敏感性及特异性都不高，有无PE的患者都可见。1/4妊娠合并PE的患者CXR所见正常。CXR检查中胎儿暴露的辐射量<0.001rad，远低于5rad（能产生自发性流产、致畸和围生儿死亡等不良影响的分界线）。

（5）通气/血流显像（V/Q显像）：可疑PE的首选评估手段应为V/Q显像。显像结果应结合临床表现进行分析。只有低临床风险背景下的阴性、可能性小的显像，以及高临床风险下阳性、可能性大的显像结果才具有临床诊断意义。无诊断指向的显像（可能性偏中等）或有高危因素患者（如有血栓形成倾向、ECG或超声心动图提示有异常）的显像结果提示发病可能性小的，都应进行远侧肢端加压法彩色多普勒超声检查。进行V/Q显像，^{99}锝灌注显像胎儿辐射暴露<0.012rad，IB氙通气显像胎儿辐射暴露<0.019rad。尽管辐射暴露总量已经低至小于0.031rad，但仍可通过灌注研究进一步限制辐射暴露量。由于正常的灌注检查不需进一步检测，其辐射暴露能减少至少一半。

（6）肺血管造影（PA）：PA一度被认为是非妊娠合并PE的诊断"金标准"，高风险患者采用加压法超声检查结果阴性时常选择用PA。PA结果为阴性，可排除临床相关PE。但其辐射暴露远大于螺旋CT肺血管造影（CT-PA），发生亚段栓塞时敏感性下降。经肱动脉PA的胎儿辐射暴露是0.05rad，经股动脉是0.22～0.33rad。

（7）螺旋CT肺血管造影（CT-PA）：据报道，与PA相比，CT-PA的敏感性范围较大（64%～93%）。尽管CT-PA诊断中央肺动脉栓塞的敏感性及特异性相对较高，但其对亚段血栓不敏感。因此，CT-PA更多地作为体积较大的、中央栓子的确诊试验，但不能排除体积小的、外周栓子的可能。患者有PE高危因素，加压法超声检测、V/Q显像指向不明显，CT-PA阳性时需要治疗，而高危背景下CT-PA结果阴性时，提示需进行肺血管造影或MRI造影。比起V/Q显像，CT-PA的优点有：胎儿辐射暴露相对减小，操作更方便，结果更直观。使用合适的腹部遮蔽屏障及小型透视机，整个CT-PA检查过程中胎儿辐射暴露为0.013rad，与之相比的V/Q显像是0.031rad。相反地，与V/Q显像相比，CT-PA时，孕妇乳腺组织的辐射暴露量增加。

三、一般护理

妊娠期由于胎儿压迫使盆腔及下肢静脉回流受阻、血液呈高凝状态、孕妇活动少等因素，容易形成盆腔及下肢深静脉血栓（DVT）。产后压力解除后，下地活动时栓子脱落，血栓会随着患者的血液发生流动，抵达肺部时易引起急性肺栓塞（PE），危及产妇生命安全。DVT和PE统称为静脉血栓栓塞症。

（1）发生DVT后，要阻止深静脉血栓栓子运行到肺动脉。急性期应绝对卧床休息10～14天，卧床时患肢抬高20°～30°，有利于血液回流，促使肿胀消退。床上活动时避免动作幅度过大，禁止热敷、按摩及挤压患肢，不宜用力咳嗽，以防血栓脱落。

（2）观察和记录患肢的疼痛、肿胀消退情况，以及肢端皮肤的温度（有无皮温升高）、颜色（有无苍白或青紫）、感觉（有无减退）、动脉搏动情况（搏动有无减弱或消失）。注意患肢的保暖，观察疼痛的部位、程度及游走方向。可采用硫酸镁湿敷来减轻疼痛，硫酸镁可扩张血管、改善微循环、促进水肿吸收，具有解痉、止痛、消肿的作用。每日测量双下肢周径，并与健侧下肢比较粗细。双下肢周径的测量方法：固定测量部位，做好标识，大腿的测量点为髌骨上缘15cm，小腿为髌骨下缘10cm，双下肢周径差＞1cm有临床意义。

（3）静脉穿刺时，宜选择上肢静脉，避免在患肢或同一部位反复穿刺，并尽量缩短扎止血带时间，减轻局部、远端组织及静脉管壁的损害。对于大便干燥的患者，避免用力排便，酌情使用开塞露，以保持大便通畅，以免增加腹腔压力，影响下肢静脉血液回流。

四、肺栓塞的急救护理

（1）肺栓塞的症状和体征在临床上具有一定的非特异性，在诊断过程中会出现误诊或漏诊，在早期的护理观察和预见性评估可以做到早期识别，早期识别的唯一方法是观察患者病情的变化。当患者出现不明原因的，或下床活动后出现突发的胸闷、气促、呼吸困难、血氧下降、剧烈咳嗽、咯血、胸痛、发绀甚至休克等情况时，需警惕肺栓塞的发生。

（2）一旦怀疑或确诊肺栓塞者，需立即处理，紧急抢救。立即绝对卧床，嘱患者不要深呼吸及强烈咳嗽，持续心电监护，严密监测生命体征、血氧饱和度、动脉血气等指标。床旁备好各种抢救用品，如气管插管用物、呼吸机、急救车等。如合并低氧血症，遵医嘱予以鼻导管或面罩吸氧，氧流量根据患者的缺氧症状及血氧饱和度调节。当合并呼吸衰竭时，可采用无创机械通气或经气管插管行机械通气。迅速建立两条以上静脉通路，需要时留置动脉，以备抗凝溶栓及抽血检查急用。

（3）尽量减少搬动患者，必要的外出检查要用平车接送，同时注意观察患者呼吸困难是否得到改善，血氧饱和度是否提高，有无胸闷、气短、胸痛加重等症状，警惕和防止发生新的血栓栓塞。如患者出现呼吸急促、发绀、烦躁不安、血氧饱和度持续下降等异常情况，及时报告医生。

五、药物治疗及护理

（1）溶栓治疗时，尿激酶等溶栓药物剂量要准确，使用输液泵单独静脉通道给药，避免与其他药物混合，正确控制单位时间内进入患者体内的药物量。

（2）注射低分子肝素时，操作不当易发生皮下出血。注射时，腹部最佳，选择脐周U状区域（脐周1cm除外），左右交替，禁止在有损伤的部位注射，注射间距在2cm以上。若有特殊情况，孕产妇等腹部不宜注射者，可选择手臂或大腿外侧。注射时把空气弹至药液上方，无须排气，捏起皮褶厚度＞12mm，垂直进针，保证针头位于皮下组织内，不易伤及毛细血管，减少引起局部皮下淤血的概率。注射后不用棉签压迫注射部位，禁忌热敷、理疗或用力在注射处按揉，以免引起毛细血管破裂出血。如出现注射部位淤血，可局部冷敷。

（3）华法林为维生素K拮抗剂，不进入乳汁，无母乳喂养禁忌。菠菜、青菜、番茄、菜花、鲜豌豆等蔬菜含维生素K量较大，大量服用时可减弱华法林的抗凝作用。因此，为避免国际标准化比率（INR）或凝血酶原指数的大幅变动，护士要告知患者，服药期间避免食用含维生素K高的食物，不偏食和禁食某种食物，平衡饮食。

（4）使用抗凝、溶栓药物增加了出血的可能性，应定期、规律地监测凝血时间、凝血酶原时间、INR、血小板等凝血功能指标，及时调整药物剂量。观察患者皮肤黏膜、牙龈、穿刺部位有无出血，注意其神志、瞳孔变化，有无呕血、血尿、鲜血便或柏油样便、头痛、呕吐等症状。产褥期的患者要特别注意阴道出血及伤口渗血情况。告知患者刷牙时要用软毛刷，以防牙龈出血，对任何少量出血都应高度重视，做到及时发现、及时处理。减少不必要的肌内注射和反复的静脉穿刺，拔针时延长压迫止血的时间。

六、健康宣教

妊娠合并静脉血栓栓塞性疾病应以预防为主，首先要预防DVT。

（1）加强孕期保健，避免久站久坐、穿紧身衣裤，休息时适当抬高下肢，避免在膝下垫硬枕、过度屈髋，以免影响血液回流。嘱患者多饮水，进食含纤维素较高的新鲜蔬菜和水果，既可保持大便通畅，又有利于血液稀释，促进血液循环。

（2）告知孕期及产后患者若出现站立后下肢沉重、胀痛，腓肠肌或腹股沟有压痛等不适，应警惕下肢深静脉血栓形成的可能，要及时来院就诊。针对浅静脉曲张、先兆流产和先兆早产、前置胎盘产前出血、子痫前期、脱水、妊娠剧吐、多胎或辅助生育技术、妊娠期手术操作等需制动、住院治疗时间长的高危孕妇，应着重交代患者。

（3）孕期及产后积极运动，加速全身血液循环，预防产后静脉淤血及血栓形成。怀孕后期，孕妇应坚持散步或做适量运动，每天起床前先做活动脚趾的运动，然后运动脚；每日按摩腿部、脚部 2 ~ 3 次，每次 10 ~ 15 分钟，可加速下肢静脉血液回流速度，减少血流淤滞。产后第一周是静脉血栓高发期，产妇应及早下床，并做适量运动，以不感到疲劳为限度。顺产者于产后 2 小时下床活动，剖宫产者术后 6 小时进行下肢按摩。指导患者早期床上活动，如膝关节伸屈运动、举腿运动、踝关节屈伸及内外翻、股四头肌及腓肠肌等长收缩锻炼，促进血液循环。

（4）下肢弹力袜和压力充气装置等的合理使用可加速下肢静脉血液的回流，预防静脉血栓，但血栓患肢禁止行气压治疗。精确的尺寸测量是使用医用弹力袜的先决条件，根据肢体的大小，选择合适的型号。为了减轻症状，达到最佳疗效，必须每天使用。早晨起床后穿上，夜间休息时脱下，在家休息若有时间抬高患肢时，可不穿弹力袜。医用弹力袜因梯度压力的原因较难穿，所以必须要有耐心，穿着时也要细心，防止勾纱。穿医用弹力袜时先将袜外翻至脚踝处，从脚尖往上依次套入，然后展开至踝部及小腿部。穿好后，轻轻牵拉袜子的脚尖部分，以保持脚趾的良好活动性。勤剪趾甲，在干燥的季节要预防脚后跟皮肤皲裂，避免刮破袜子。

（5）对急性肺栓塞患者，告知其抗凝治疗至少需3个月，出院后仍要按医嘱坚持服用抗凝药物（如华法林等）。指导患者了解抗凝治疗的重要性及所服用药物的名称、剂量及服药时间，不得漏服及随意停药，不要饮酒和酒精性饮料，更不能自行买药服用，以免影响药效，服药期间定期门诊随访，检测凝血指标。也要向患者及家属讲解抗凝药的作用及不良反应，指导患者观察出血倾向的知识，如发生出血现象及时就诊。

第十二章　危重新生儿监护

新生儿出生后由于从宫内到宫外的变化，呼吸、心血管、体温调节3个系统需要迅速适应新的环境。新生儿代偿能力差、病情变化快，特别是危重新生儿，生命处于极度危险状态或具有潜在威胁生命的疾病，随时可能发生病情变化，必须进行不间断的临床观察。随着医学科学的发展，除训练有素的医护人员对新生儿直接观察外，各种先进的技术、监护装置、电子仪器设备等被用于新生儿重症监护室，对患儿生命体征、体内生化状态、血氧、二氧化碳等指标进行持续或系统的监护，各种现代化精密治疗仪器应用于危重儿，对患儿全身各脏器功能进行系统化的治疗护理，可尽快使患儿转危为安，或对病情发展、严重程度进行前瞻性的提示，可防止患儿突然死亡，为NICU（Neonatal Intensive Care Unit，新生儿重症监护病房）的存在和发展提供了必要的条件。因此，新生儿科医务人员需熟练掌握危重新生儿监护技术，并详细分析采集的数据，及时做出正确的决策，防止疾病进展，减少病死率，提高生存率及生存质量。

第一节　基本监护

一、一般生命体征监护

由于出生后环境温度变化较大，蒸发散热，体温迅速下降，需快速擦干，并给予合适的热源，应用包裹、远红外辐射台或暖箱等方式保暖，使患儿维持正常的体温。同时对新生儿进行生命体征监测。

1.体温监护

新生儿体表面积大、皮肤薄、皮下脂肪少、血管丰富，体温调节功能差，使其散热较快，尤其是早产儿。由于早产儿缺乏棕色脂肪储备，其耐寒力极差，且体温调节中枢不完善，若保暖不当易发生低体温，暴露在寒冷环境中会出现代谢性酸中毒、低氧血症、低血糖及寒冷损伤综合征。

（1）新生儿生活的室内环境应保持中性温度，危重新生儿可放置在辐射抢救台或暖箱中进行保暖。初生极低出生体重儿可采用塑料袋或保鲜膜立即包裹，防止其体温在瞬间大量丧失。对于早产儿应放置在预热的暖箱中，根据出生时体重及出生天数设置暖箱温度、湿度。在保暖箱或远红外辐射台的体温监护通常采用热敏电阻温度传感器，通过肤温探头监测皮肤温度，探头应与皮肤连接紧密，并动态调节设置的温度。

（2）测量体温可选择皮肤、腋下、直肠及鼓膜温度。一般采用水银温度计，最好测量颈部或腋下等皮肤温度，尽量不测量肛温，以避免肠道损伤，腋温保持在36.5～37.5℃。额温及鼓膜温度可采用红外线方法进行测定，可较准确地反映中心体温，是寒冷损伤时体温评估、新生儿缺氧缺血性脑损伤行亚低温头部选择性降温治疗时的无创伤性监测手段之一。

（3）在床上擦浴、治疗性操作的过程中，注意保暖、减少暴露的范围。转运中或新生儿检查时，用暖箱护送，速度宜快，减少暴露时间，避免热量散失。

（4）当体温超过37.5℃时，应视为体温过高，注意是否存在保暖过度或暖箱温度过高，应给予适当的调节。每4小时测量体温1次，同时要密切观察患儿的面色、脉搏、呼吸和血压。高热降温宜首选物理降温：松开包被、温水擦浴、冰袋等，补充营养和水分，做好口腔和皮肤的护理。体温过低或不升应将患儿放置在辐射抢救台或暖箱中，提高温度，不可复温过快。

2.心率、呼吸监护

监护仪是NICU最基本的监护设备，该仪器一般可设置心率及呼吸频率报警，并具有呼吸暂停报警功能。监护仪可通过连接胸前导联，监护及显示心率、心电波形，有无心率、心律失常。根据心电波形可初步观察心律失常类型。通过胸部阻抗随呼吸变化原理监测即可显示呼吸次数（需用胸前导联）。NICU多采用左、右胸电极加右腋中线胸腹联合处导联电极。电极片24小时更换1次。将心电波形调至合适大小，正确设置报警值（心率报警界限常分别设在90次/分和160

次/分，呼吸报警界限分别设在20次/分和60次/分）。当需要了解过去一段时间内心率、呼吸变化，可按趋势键，此时荧光屏上会显示心率快慢变化趋势图或趋势表。部分监护仪可储存心律失常波形，供回忆分析。所有危重患儿都要持续进行心电及呼吸监护，注意监护仪报警的延迟性，应结合患儿的皮肤颜色及呼吸情况，动态评估患儿的状况。

3.血压监护

随着医疗科学技术的发展和监护仪的应用普及，临床测量新生儿血压变得更加方便。新生儿血压的高低及其变化具有重要的价值。近年发现，幼年期血压存在轨迹现象，可影响新生儿血压的诸多因素，会对该新生儿成人期的健康状况产生重要的影响，如原发性高血压、糖尿病、成年期肥胖等的发生。因此，国内外越来越多的学者开始重视新生儿血压的研究。

传统的听诊法不适合新生儿，因为新生儿四肢细小难以放置听诊器，触诊法在血压较低时常不能获得满意结果。

血压测量方法须简单容易操作，结果可靠，可重复性好，可以间隔一定的时间进行监测，一般2～6小时测1次，对休克、失血等患儿要1～2小时测1次。

二、血糖监测

出生后如延迟开奶而未静脉补液者易发生低血糖，一般正常新生儿生后12小时如未进食或静脉供应糖，会耗尽糖原储备，对于早产或小于胎龄者，由于其糖原及脂肪储存不足，尤其容易发生低血糖。而极低出生体重儿，由于胰岛素产生不足或相对胰岛素抵抗，故易发生高血糖，应注意监测。对早产儿、低出生体重儿、小于胎龄儿、巨大儿、出生后延迟喂养者及患病新生儿，出生后应常规监测血糖，每天3～5次，直到血糖稳定。如血糖低于2.6mmol/L应及时给予纠正，否则易发生低血糖脑病。

NICU多选择床旁快速纸片血糖检查，操作时应按摩局部，血液充盈后再消毒，待干后再采血，避免在输液侧肢体末梢进行采血，保证测量的准确性。

三、血生化及血气监测

危重新生儿容易发生内环境紊乱，严重感染、缺氧、损伤等可导致生化血气异常，及时监测电解质和血气分析可早期发现病情变化。对于危重新生儿，一般每天监测1~3次血生化和血气。

血气分析的最佳标本是动脉血，能真实地反映体内的氧化代谢和酸碱平衡状态，可直接采集动脉血，也可用动脉化毛细血管血，只是氧分压（PO_2）低于动脉血；静脉血也可做血气测定，但与动脉血差别较大。注意血标本应处于隔绝空气的状态，防止与空气接触，防止使氧分压升高，二氧化碳分压（PCO_2）降低，并污染血标本。

常用血气分析指标包括酸碱度、氧分压、二氧化碳分压、实际碳酸氢根、剩余碱、乳酸等。一般早产儿PaO_2维持在50~70mmHg，$PaCO_2$维持在40~55mmHg，pH值维持在7.35~7.45。

四、体液生化监测

新生儿容易出现水电解质紊乱及酸碱失衡，可以根据观察评估患儿水肿及脱水程度，一般根据前囟、眼窝、皮肤弹性、循环情况、体重和尿量等临床表现进行估计。

多数新生儿24小时内排尿，出生后24小时后未排尿或每小时尿量<1mL/kg，要注意有无循环或肾功能异常等问题。每天监测体重、尿量及24小时出入水量。此外，根据病情可做血、尿、粪常规及各种电解质（钠、钾、氯、钙、镁等）、血渗透压、血糖、胆红素、肌酐、尿素氮等测定，有出凝血机制障碍的可进行出凝血方面的检查（血小板、出凝血时间、纤维蛋白原等）。

第二节　呼吸系统监护

胎儿肺内充满液体，足月时为30~35mL/kg，出生时经产道挤压，约1/3肺液由口、鼻排出，剩下的肺液由肺间质内毛细血管及淋巴管吸收，若吸收延迟会出现新生儿湿肺症状。肺表面活性物质是由Ⅱ型肺泡上皮产生，28周开始出现，至35周迅速增加，早产儿因呼吸中枢发育不完善，呼吸会出现不规则甚至暂停现象，同时伴有心率减慢、发绀等；且由于肺表面活性物质少，易出现肺透明膜病。高危新生儿非常容易发生呼吸问题，导致缺氧、脑损伤甚至死亡，应及时进行监测。

一、临床表现

要密切观察患儿是否存在呼吸困难、呻吟、吐沫、呼吸暂停及发绀等呼吸系统常见的临床表现，及时给予呼吸支持。新生儿呼吸困难的早期表现为呼吸增快、三凹征、点头状呼吸、辅助呼吸肌群代偿，处理不当则出现呼吸困难、呻吟、口唇持续发绀、昏迷等症状。若出现呼吸暂停应及时处置，监测动脉血气分析，严重者给予机械通气，密切监测呼吸机参数，出现报警及时处理。

二、经皮脉搏氧饱和度监测

经皮脉搏氧饱和度监测（SpO_2）是临床最常使用的监测氧合状态的方法，通过测量双波长光源和光传感器间氧合和还原血红蛋白的差异得到氧饱和度值，当血流通过光源和光传感器之间时，不同量的红光（660nm）和红外光（940nm）被吸收，这种差异转换为电信号，最后显示氧饱和度值。该仪器的出现极大地方便了新生儿，尤其是极低体重儿的监护，具有反应时间短、探头对皮肤无热损害、使用方便等优点，它能同时测定脉率及血氧饱和度，为无创伤性的、能精确反映体内氧合状态的监护仪。

常用传感器有指套式、夹子式及扁平式等种类，可置于新生儿拇指、踇趾等位置。长时间监测时，要经常更换安放探头的位置，以免损伤局部的组织。使用时必须将传感器上光源极与感光极相对，切勿压绕过紧。危重新生儿应24小时监测SpO2，一般SpO2应在90%以上。对于吸氧的早产儿，SpO2应保持在88%～93%，避免用氧过度发生早产儿视网膜病变和肺损伤。小于28周的早产儿可适当提高SpO2至91%～95%。休克、亚硝酸中毒、强光、严重贫血及脉搏波动异常（如心房颤动）等对SpO2值有影响。

三、经皮氧分压/二氧化碳分压监测

经皮氧分压/二氧化碳分压监测是一种无创监护手段，可使用经皮氧分压/二氧化碳分压监测（$TcPO_2/TcPCO_2$）仪TCM进行测定。由于TCM实时且连续监测，可以弥补血气检测间隔期无法评估患儿氧分压和二氧化碳分压的空白，实时监测微循环，及早发现危重患儿病情变化，为早期抢救争取时间。同时，其无创的监测，避免了反复动脉插管或动脉穿刺取血进行血气分析的缺点，也避免了采血困难、感染和医源性贫血的风险。在新生儿应用中，TCM的首选测量位置是上胸部，其次是腹部、胸部、臀部的侧面、大腿内侧、前臂。需2小时更换1次探头位置，以避免皮肤烫伤。对于足月新生儿，温度设置在43.5℃，早产儿应设置在42℃，用以获得较为准确的组织氧分压数值及二氧化碳分压数值，也可以随着早产儿体重的降低下调探头温度以避免热损伤风险。

四、胸部X线片

胸部X线片为呼吸治疗时不可缺少的设备，对于发绀、呼吸困难的危重患儿，需进行床旁胸部X线检查，有助于上呼吸道梗阻、胸肺及邻近组织器官病变诊断和动态监测，判断气管插管位置和机械正压通气并发症。床边X线摄片机的功率以200mA为好，功率太低可因患儿移动而影响摄片质量，摄片时需注意防护。对于新生儿呼吸窘迫综合征，最好于出生后6～8小时后再摄片。对突然出现发绀、烦躁不安的患儿，需考虑是否存在气胸，并摄正侧位片。

五、肺功能监测

肺功能监测常用于呼吸机治疗时的监测。以双相流速压力传感器连接于呼吸机管道近患者端，进行持续监测气体流速、气道压力，通过电子计算机显示出肺顺应性、潮气量、气道阻力、每分通气量、无效腔气量，并能描绘出压力容量曲线。通过肺力学监测能更准确地指导呼吸机参数的调节，减少肺部并发症的发生。

肺功能测定的主要指标是肺顺应性、气道阻力及呼吸功。对严重呼吸困难或机械通气患儿监测肺功能，常用参数有压力、容量、流量、肺顺应性、气道阻力、潮气量、每分通气量等。呼吸力学环有压力容量环、压力流量环、容量流量环等，可用于监测肺顺应性、气道阻力大小、有无漏气、气陷等情况，以指导呼吸机的应用。肺顺应性下降常见于呼吸窘迫综合征、肺水肿、气胸等，气道阻力增加常见于胎粪吸入、慢性肺病等。

六、呼气末二氧化碳监测（PetCO2）

呼气末二氧化碳监测（$PetCO_2$）用于气管插管患儿，连接于气管插管末端和呼吸机Y端之间，用于监测呼气末二氧化碳分压情况。由于二氧化碳值在呼吸周期中变化很大，而新生儿呼吸相对较快，而潮气量相对较小，故在新生儿时期测得的数值不够准确，可结合血气情况，用于动态观察动脉二氧化碳分压。

七、冷光源皮肤透照试验

常由光源及光导纤维组成，属于冷光源。主要用于诊断的照明，如在气胸时通过胸部透照可发现光的散射，做出床边的无创性诊断；也可用于桡动脉穿刺的照射，以寻找桡动脉，引导穿刺。怀疑气胸者，可用冷光源进行皮肤透照试验，比较两侧胸壁的光晕大小，光晕增大一侧提示存在气胸。此方法简单易行，可及早发现威胁生命的气胸，早期处理，减少病死率。

对于呼吸异常的患儿尽早明确和去除病因，如清除上呼吸道梗阻、治疗肺部病变、纠正各种代谢紊乱等以保证正常的通气、换气功能，保持呼吸道通畅。

第三节　心血管系统监护

足月儿睡眠时心率约为120次/分，醒时会达到140～160次/分；早产儿安静时心率就可达到120～140次/分，哭闹时会更加严重，甚至会超过200次/分。足月儿血压约为70/50mmHg，早产儿会更低一些。对高危新生儿或患心血管疾病者应常规进行心血管系统监护。

一、临床表现

观察有无发绀、皮肤花纹或发灰、四肢末梢冰凉、意识障碍、水肿、尿量等。由于患儿哭闹会有不配合情况，血压测不出，应选择患儿安静状态进行测量，调整小儿袖带的型号及松紧度。注意心率、节律、心音、杂音、肤色、肝大小、股动脉搏动情况、毛细血管再充盈时间等，如股动脉搏动减弱，提示存在主动脉狭窄，如存在差异性发绀，提示有经过动脉导管的右向左分流，有助于早期发现心脏病变。

二、心电血压监护

使用经皮氧分压测定仪测定脉搏、心前导联测定心率。经皮氧分压测定仪简便易用，为目前NICU常选方法，但肢体移动或末梢循环欠佳、肢端凉可能会影响其测量结果，且如果存在心律失常则无法判断。心前导联可反映心律，不受末梢循环影响，但需用导联探头，需注意放置位置是否恰当。心电监护显示的心电图受多种因素影响，不能用于ST段及其他心律失常的分析，应结合临床症状及心电图检查进行。

新生儿血压的测量方法有直接（创伤性）和间接（无创性）两类。无创测压法准确性虽不如有创测压法，但当周围循环灌注良好时，两种方法所测数值相近；若周围循环灌注不良或采用无创测压法测得的收缩压<20mmHg（2.66kPa）时，则应改用有创测压法。

1.有创血压监测

可直接测量血压，需要动脉置管，可选择脐动脉置管和外周动脉（如颞浅动脉、足背动脉等）放置动脉留置针。将动脉导管插入动脉内，动脉压经充有肝素盐水的管道传至压力传感器，计算机自动计算出收缩压、舒张压、平均动脉压，可连续动态观察。其不受袖带宽度、压力等外界因素影响，测值准确，是血压监测的"金标准"。但其操作复杂，并发症多，适用于严重休克、血压很低或脉压小、用无创法难以测压的患儿应用，是危重新生儿抢救的重要监测手段之一。对于桡动脉、肱动脉、股动脉等进行动脉置管，绝对禁止向动脉导管内注入去甲肾上腺素等血管收缩药，以免引起动脉痉挛、肢体坏死。随时观察动脉插管远端肢体血供及皮肤温度情况。

2.无创血压监测

NICU常采用监护仪进行无创血压监测。要注意血压计袖带大小，对新生儿使用过宽的袖带，测得的血压值会偏低。袖带中气囊宽度应该为上臂长的40%，气囊长度为上臂周长的80%。故新生儿上臂围在4~8cm，选用新生儿用小号袖带；上臂围在6~11cm，用中号袖带；上臂围在8~13cm，用大号袖带。也可根据新生儿体重选择合适的袖带，体重<2.0kg的新生儿选择用小号袖带，体重在2.0～3.0kg的用中号袖带，体重>3.0kg的用大号袖带。

三、动脉导管未闭监测

动脉导管未闭是新生儿常见问题，血流动力学异常的动脉导管未闭显著增加新生儿发病率及病死率，是导致呼吸困难、心力衰竭的重要原因，延长呼吸机辅助通气的时间导致撤机困难、氧的需求增加、肺出血及支气管肺发育不良。舒张期分流导致肾低灌注、肠缺血及坏死，减少大脑中动脉血流及上腔静脉血流而增加脑室出血（Intra Ventricular Hemorrhage，IVH）的风险，若处理不当，上述并发症可导致死亡。早期新生儿应密切监测动脉导管未闭的发生。

血流动力学异常的动脉导管未闭的早产儿通常在出生后最初2～3日出现临床表现。接受肺表面活性物质治疗的新生儿，因其肺血管阻力降低导致左向右分流增多，可能会更早地出现临床表现。血流动力学异常的动脉导管未闭在出生后第1周的晚些时候可能很少发生心力衰竭。如果存在血流动力学异常的动脉导管未闭，其临床表现多在出生后1～4天出现。症状多为非特异性，包括呼吸急促、呼吸暂停、心动过速、低血压、尿量减少，多出现收缩期心脏杂音、脉压增大，喂养不耐受等。

四、其他监测

可根据具体情况选择心电图、超声心动图、胸部X线片、电解质、心肌酶谱、肌钙蛋白等检查。

第四节　中枢神经系统监护

新生儿脑相对较大，重约370g，占体重的10%～12%（成人仅占2%）。但脑沟、脑回仍未完全形成，大脑皮质和纹状体发育尚未完善，神经鞘没有完全形成。所以新生儿神经活动过程很不稳定，兴奋与抑制在大脑皮质很易扩散泛化，皮质下中枢的兴奋性较高，所以很多新生儿疾病早期都可引起高热和呕吐，甚至表现惊厥等，容易造成鉴别诊断上的困难。通常认为新生儿对痛觉的反射比较迟钝，但是对刀割和内脏的牵拉仍很敏锐，对温觉特别是冷的反应很灵敏。新生儿脑损伤发生率较高，并且不容易被及时发现，判断预后也非常困难。但早期发现新生儿脑损伤，判断脑损伤严重程度及预后，对医师和家长都非常重要。因此，对高危新生儿要进行神经系统监护。

一、临床表现

神经系统功能的异常表现可有助于确定神经病变累及的部位和程度，有助于判断远期预后。

1.一般状况

新生儿觉醒状态下有定向力。如发现反应机敏性降低，首先注意是否为清醒状态，有无饥饿、温度、全身疾病干扰。存在较严重的围生期脑损伤或不同程度脑发育异常时，机敏性降低或有兴奋、易激惹现象存在。

2.肌张力及运动

仰卧位时，双肘关节屈曲，双手位于头的两侧，手背贴近台面；双下肢屈曲，过度外展，大腿外侧、髋、膝、踝关节接触台面，说明肌张力低下。患有严重疾病时，新生儿的自发运动会减少，双侧运动不对称，应注意是否有锁骨骨折、臂丛神经损伤等。对于早产儿，肌张力偏低，韧带偏松弛，会表现出肘、腕、髋、膝等大关节大角度的活动，自发运动频率反而减少。然而当有声响刺激时，会引发肢体的快速颤抖动作，以上肢明显，这是神经兴奋性泛化的表现，属正常生理现象。

3.哭声

严重脑损伤颅内压增高时，哭声高尖、无调；有巨大头颅血肿、帽状腱膜下出血、颅骨骨折时，头部自动处于某种固定位置，刺激时即哭而难止，但哭声短促，同时伴有面部痛苦的表情。当疾病致全身不适时，患儿可表现出哭闹不安，用通常方法难以安慰，失去正常的啼哭规律性。然而，严重疾病时的新生儿常表现为不哭少动，更需注意。

4.头颅

前囟饱满，与周缘骨组织间的界线消失，提示颅内压增高。严重脱水或体重不增的新生儿，有时骨缝可重叠。出生后即发现新生儿有颅骨软化，应注意先天性佝偻病的存在。

5.皮肤与脊柱

注意有无色素沉着或减退，应注意脊柱部位皮肤有无陷窝、肿物、色素痣、毛发等，警惕脊柱裂、脊膜膨出等。

6.瞳孔

瞳孔的改变是反映颅内病情变化的又一重要指标。

（1）病灶侧瞳孔先缩小后扩大，是脑疝的早期表现。

（2）双瞳孔缩小、对光反射迟钝是脑桥或脑室、蛛网膜下腔出血的表现。

（3）双瞳时大时小不定、形状多变，提示脑干损伤。

（4）一侧瞳孔扩大可能是中脑受压。

（5）双瞳孔散大、对光反射消失，提示脑干缺氧和脑疝晚期等。

脑室内出血、麻醉药物应用、肉毒杆菌感染后可引起双侧瞳孔扩大，Horner综合征可引起单侧瞳孔缩小，硬膜下血肿、单侧性占位性病变、先天性动眼神经麻痹可引起单侧瞳孔扩大。

检查瞳孔应分别检查左、右侧，并注意直接对光反射与间接对光反射，这对鉴别脑内病变与视神经或动眼神经损伤所引起的瞳孔改变有参考意义。

7.反射

腱反射异常较常见。双侧跖反射不对称有临床价值，反映下运动神经元以上存在损伤。原始反射异常，如拥抱反射减弱或消失、亢进和刻板的颈紧张反射多为严重的中枢神经系统广泛受损，如新生儿缺氧缺血性脑病、小脑畸形；明显不对称的拥抱反射和握持反射多为神经根、神经丛或神经疾病的损伤。

二、实验室检查

血糖、电解质、脑脊液常规，以及血气、血氨、血氨基酸、有机酸等检查。

三、常规检查

1.床旁颅脑超声

床旁颅脑超声具有无创、简便、易行、可床边操作等优势，可与CT、MRI互补进行临床诊断。对新生儿颅内出血有特异性诊断价值，对新生儿缺氧缺血性脑病可判断脑损伤程度及病理变化过程，对早产儿脑室周围白质损伤可动态监测，对中枢神经系统感染有辅助诊断作用。小于32周早产儿应常规在出生后3～7天、2周、1个月及出院前行脑部B超检查，以早期发现早产儿脑室内出血、儿童脑室周围白质软化症等病变。

2.振幅整合脑电图（aEEG）

振幅整合脑电图监测脑电压可反映脑电背景活动和癫痫样活动，操作简单、受环境干扰小，判读容易，可长时间床旁连续监测，但不能反映病变部位。目前临床用于早期辅助诊断HIE（Hypoxic-IschemicEncephalopathyofnewborn，新生儿缺氧缺血性脑病）的严重程度。

3.常规脑电图（EEG）

常规EEG是检测脑电生理的主要方法，可反映脑电背景活动和癫痫样放电，而且能反映不同的部位和频率，需要有经验的专业人员进行分析。

4.近红外光谱仪（NIRS）

在近红外光线范围（700～1100nm）内，通过测定氧合血红蛋白和脱氧血红蛋白来监测脑组织氧合代谢，对于新生儿可用于监测脑氧合代谢和血流动力学的变化，特点为安全、无创、持续床旁监测。

5.脑干诱发电位

对脑损伤早期诊断有一定价值。

6.脑CT和MRI

早期脑CT检查反映脑水肿情况，晚期随访可发现白质软化及基底核损伤等，CT也可反映颅内出血、脑梗死等病变。MRI检查可反映皮质坏死及灰白质的脱髓鞘病变，但检查需时长、需要镇静、费用贵，不适用于基层单位。

7.创伤性颅内压监测

创伤性颅内压监测目的是了解在颅内出血、脑水肿、脑积水、机械通气时颅内压的急性变化及其对治疗的反应，以便临床对其急剧变化做出处理。测定时，婴儿取平卧位，头应保持与床呈水平位，略加固定，剃去前囟部位头发，将传感器贴于前囟即能测得颅压读数。

8.无创伤性颅内压监测

无创伤性颅内压监测是为监测颅内压力在颅内出血、脑水肿、脑积水、机械通气时的急性变化及其对治疗的反应。新生儿及小婴儿在前囟门未闭时，可将传感器置于前囟做无创伤性颅内压力监测。

四、颅内出血的预防及监护

新生儿尤其早产儿在出生后前4天很容易发生颅内出血，有研究显示，约50%的出血发生在生后24小时内。因此，对新生儿颅内出血的预防应该从出生之后立即开始。抬高肩部，头偏向一侧，保持呼吸道通畅。静脉输液速度宜慢，以防快速扩容加重出血。保持患儿绝对安静，换尿布、喂奶等动作要轻，治疗和护理操作集中进行，尽量少搬动患儿头部，避免引起患儿烦躁，加重出血，必要时遵医嘱给予镇静药。动态观察，及时发现细微的意识变化，观察患儿喂养中的反应。

第五节　消化系统监护

新生儿由于胃底发育差，下食管括约肌压力低，幽门括约肌较发达，胃呈水平位，容易出现溢奶现象，早产儿更多见。新生儿肠管壁薄、通透性高，毒素容易进入血液循环而出现中毒症状；早产儿各种消化酶不足会出现消化吸收不良，再加上缺血缺氧、喂养不当，易发生坏死性小肠结肠炎。

新生儿出生后24小时内会排出墨绿色胎便，3~4天排完，早产儿会出现胎便排出延迟。出生后2~3天，新生儿会出现生理性黄疸，2周内消退，早产儿则易出现生理性黄疸加重或出现病理性黄疸，持续时间较长。早产儿肝功能更加不完善，易发生低血糖或低蛋白血症。早产儿皮质醇和降钙素分泌较高，终末器官对甲状旁腺素反应低下，会出现低钙血症。

一、临床表现

注意观察喂养情况，有无呕吐、胃潴留、腹胀、腹泻、便血、便秘、黄疸等。查体注意腹部外观，有无腹胀、肠型、腹部皮肤颜色改变、舟状腹、肠鸣音、包块等。一般出生后1小时可听到肠鸣音，如果生后即刻可闻及肠鸣音则提示可能存在胎儿窘迫，胎儿宫内胎粪已排。能够进食者主张给予母乳喂养，母乳不能够喂养的情况下给予早产儿奶粉，按要求喂养；吸吮能力差、不会吞咽或机械通气的早产儿可用鼻胃管或鼻肠管喂养，遵医嘱逐渐加量。每次回抽胃内容物，若出现残留量大于上次进食总量的1/3，则暂停1次。

二、影像学检查

影像学检查有腹部B超、腹部X线片、钡剂灌肠等。

三、胆红素监测

对高危新生儿及黄疸患儿要及时监测胆红素，经皮胆红素检测无创简便，便于多次反复检测，但只能检测总胆红素，不能检测结合胆红素，光疗时所测得的值不准确。因此，经皮胆红素检测要与血清胆红素检测相结合，对黄疸患儿要检测血清胆红素，对阻塞性黄疸要定期检测结合胆红素的动态变化。

四、食管下端pH值的测定

食管下端pH值的测定可反映有无胃食管反流。

五、其他肝功能监测

1.肝功能监测

所有危重病例都需要进行动态的肝功能监测和评估。血清转氨酶4倍增高提示肝功能严重受损。

2.血氨的监测

许多遗传代谢病血氨均会增高，当血氨值＞100μg/mL时，患者可出现昏迷和惊厥等表现。

3.出凝血时间的监测

当肝功能损害严重时，会出现多种凝血因子缺乏，出现凝血酶原时间延长，凝血活酶生成时间延长。

六、喂养的监护

（一）喂养护理

（1）宜少食多餐，避免过饱，早产儿采用定时、定量喂养。

（2）非营养性吸吮：研究显示，非营养性吸吮可以促进胃排空，提高食管对反流物的清除率，降低反流次数等。

（二）体位护理

1.头高足低斜坡左侧位

上半身抬高20°～45°，身体偏向左侧。研究发现，左侧卧位能明显降低胃食管反流的发生，特别是在餐后的早期（喂奶后30～60°）。

2.俯卧倾斜位

于喂奶60分钟后，采取头高足低30°，使患儿俯卧头面向一侧，双臂置于身体两侧，轻度屈膝，每次30～60分钟，必须专人守护。婴儿俯卧位能促进胃的排空，降低反流的频率，减少反流物的吸入，但因俯卧位增加新生儿猝死的概率。因此，需持续心电监护，加强巡回。新生儿双上臂上举，可引起膈肌抬高，胃内压随之增加，导致反流发生。因此，应将患儿双臂置于身体两侧。

（三）用药护理

有计划地进行静脉穿刺，保证药物的正确供给和热量、营养的足量供给。监测体重的变化。由于红霉素有增加呕吐的不良反应，故在输注时速度宜缓慢；蒙脱石散宜与喂养时间间隔30分钟。

（四）病情观察

区分生理性腹胀和病理性腹胀。正常新生儿在喂奶后常有轻度腹胀，但无其他症状和体征。哭闹或哺乳时吞下气体或肠腔细菌发酵产生大量气体也可引起腹胀，不能忽视。早产儿腹胀与胃肠消化功能、膜屏障功能和胃肠道动力发育均不成熟有关，在喂养时，略有喂养不当即可出现呕吐及腹胀。病理性腹胀新生儿病理性腹胀的原因以感染性疾病居首位，新生儿HIE时，患儿机体在应激状态下全身血流重新分布，胃肠道血管收缩，随着缺血、缺氧时间延长，肠黏膜上皮细胞缺氧、坏死、脱落及肠壁水肿使肠蠕动减低，肠内容物瘀滞，细菌繁殖及通透性改变等，导致腹胀。

足月儿胃食管反流容易误吸而出现各种并发症，早产儿呕吐症状不明显，常为"寂静型"胃食管反流，易导致呼吸骤停，中枢神经系统损害、窒息甚至猝死。因此，应给予心电监护，进行生命体征监测，加强巡视，密切观察患儿皮肤颜色、意识及呕吐、溢奶、呼吸暂停等情况。常备负压吸引器、氧气、复苏气囊等抢救物品和药品，发生意外给予及时有效的处理。

第六节 血液系统监护

一、新生儿血常规特点

1.红细胞、血红蛋白、血细胞比容

胎儿期由于组织氧含量低，红细胞生成素合成增加，在血浆中浓度高，故红细胞增生旺盛。出生时红细胞可高达（5~7）×10^{12}/L（500万~700万/mm^3），血红蛋白可达170g/L（17g/dL），范围为140~200g/L者可认为正常。血细胞比容平均为0.55，正常范围为0.43~0.63。1周后，足月儿及早产儿上述值均下降，早产儿下降幅度大且迅速。

2.网织红细胞

正常新生儿脐血网织红细胞平均为0.04~0.05，早产儿计数更高，出生后2~3天，脐血网织红细胞稍增高，但接着下降极快，出生后7天仅0.01，以后随生理性贫血出现而短暂上升，随前者恢复而再次下降。

3.白细胞

出生时白细胞计数可高达15×10^9/L以上，出生后数小时渐增加，达（21~28）×10^9/L，至出生后24小时达高峰，以后又逐渐下降，至1周左右达12×10^9/L（12000mm^3）左右。

婴儿时期，白细胞计数可受哭闹、进食、肌肉紧张、疼痛、缺氧等因素的影响而发生波动。在白细胞分类中，粒细胞和淋巴细胞的比例变化较突出。出生时中性粒细胞比例较高，占60%~65%，淋巴细胞占30%~35%，出生后4~6天，两者相等。以后在整个婴儿期均是淋巴细胞占优势，占60%左右，中性粒细胞占30%。

4.血容量

新生儿血容量约为80mL/kg，相对较成人大。其血容量的多少与脐带结扎迟早有关，若迟扎脐带5分钟，其血容量可从78mL/kg增到126mL/kg。

新生儿期贫血多数为伴随其他症状出现，容易被忽视。而急性失血可致循环衰竭，重度溶血可致胆红素脑病，两种情况均可危及患儿生命或遗留后遗症，故必须及时对新生儿期贫血及其病因做出诊断，以便正确治疗。正常情况下，新生儿的血红蛋白随日龄不同有生理性变化，一般认为生后第1周新生儿末梢血血红蛋白<145g/L可诊断为早期贫血。新生儿贫血原因众多，有生理性及病理性之分。病理性贫血一旦确定，可从血液丢失、红细胞破坏增加、红细胞生成减少三方面进行分析。

5.血小板及凝血因子

早期新生儿期血小板计数波动较大，出生后48小时数量最低，约$150 \times 10^9/L$（15万/mm^3），不论胎龄大小，血小板计数少于$150 \times 10^9/L$即为血小板减少。新生儿期往往缺乏多种凝血因子，维生素K依赖的多种因子仅达成人的50%。出生后第2、3天凝血因子最低，因此，凝血酶原时间、凝血活酶生成时间均可延长，严重缺乏时，可致新生儿出血症，所以这期间应特别注意及预防新生儿发生出血。

二、新生儿血常规的影响因素

1.采集血标本部位

新生儿尤其是早产儿，毛细血管的血红蛋白及血细胞比容可显著高于同期采集的静脉血的值，前者的血红蛋白可明显高于后者至10%，甚至两者血细胞比容比>1。同时局部循环的好坏也直接影响测定结果，如将足跟先温暖改善周围循环后再采血，则与静脉血的值差距显著下降。

2.采集血标本的时间

出生后数小时，由于不显性失水、排尿和体内液体重分布等，使循环血量减少，红细胞相对增多，在出生后2小时内，血细胞比容可升高10%～20%。

3.脐带结扎时间

延迟1～2分钟脐带结扎也能改善新生儿的血液功能和铁的储备，并且延续至婴儿期，减少了缺铁性贫血的风险。延迟脐带结扎没有增加因红细胞增多而造成的黄疸及黄疸并发症等疾病的发生率。建议不需要复苏的新生儿脐带结扎至少延迟1分钟，需要复苏的新生儿目前尚无充分证据推荐最佳的脐带结扎时间。

4.医源性失血

医源性失血是早产儿出生后2周内贫血发生的最常见的原因。操作人员技术应熟练、精准采血，严格控制采血量，避免不必要的采血化验和重复采血，尤其对于超低出生体重儿，应使用微量化验仪以降低医源性失血，从而降低贫血的发生率，减少血液丢失，减少医源性输血。

三、临床表现

新生儿血流的分布多集中于躯干、内脏，而四肢少，故肝、脾容易触及，四肢易变冷，末梢易出现发绀。

1.症状

观察肤色有无苍白、皮疹、有无肝脾大等情况。

2.出血症状

观察患儿是否有广泛自发性出血症状，观察出血部位及出血量。皮肤黏膜出血表现为出血点、淤斑、伤口、静脉注射部位渗血。消化道出血可表现为呕血，颅内出血则会引起意识障碍等。

3.微循环障碍症状

皮肤黏膜发绀、呼吸窘迫、血压下降、少尿无尿、呼吸循环衰竭。

4.高凝和栓塞症状

如果静脉抽血，血液迅速凝固时，注意高凝状态。各器官栓塞可引起相关症状，如皮肤、黏膜可有微栓塞的出血点。肢体栓塞表现为末端发绀，肾栓塞引起血尿、少尿，肺栓塞引起呼吸困难、面色发绀，脑栓塞引起神志改变等。

5.休克症状

呼吸急促、心率加快、血压下降、皮肤花纹、肢端凉等是休克的早期征象。

四、辅助检查

监测血常规、网织红细胞、血细胞比容、外周血涂片等，了解是否有红细胞增多或贫血、血小板减少等，必要时可行骨髓穿刺检查。怀疑DIC者须行凝血功能、D-二聚体等检查。怀疑新生儿出血症者须行凝血功能检查。

五、观察与处理

严密观察患儿全身情况、呼吸、心率、神志、皮肤颜色、末梢循环、肢体温度、血气分析结果、出血倾向等，有异常及时处理。做好基础护理，预防感染，观察感染的征象，及时处理。正确采集血标本，配合医师完成各项实验室检查，以评判病情变化和治疗效果。溶血性贫血患儿遵医嘱使用丙球、白蛋白等支持治疗，观察药物疗效和不良反应。贫血严重者可致呼吸暂停、生长障碍、营养不良。机体抵抗力减低易致各种感染，如上呼吸道感染、新生儿肺炎、新生儿败血症等，应加强监护，监测生命体征，合理用氧，发生呼吸暂停及时处理。

第十三章　早期新生儿常见护理技术

第一节　新生儿吸痰技术

一、新生儿口鼻腔吸痰

（一）目的

用吸引器清除患儿口鼻腔及咽喉部的分泌物，保持呼吸道通畅，利于气体的交换，防止窒息、肺不张、肺实变等并发症的发生。

（二）护理评估

（1）评估患儿吸痰指征：可闻及或可见呼吸道分泌物。

（2）患儿SpO_2下降至90%以下，出现烦躁、发绀等情况。

（3）评估患儿口鼻腔条件是否满足吸痰要求。

（4）评估用物准备是否齐全。

（三）操作前准备

1.用物准备

中心吸引器或电动吸引器、治疗盘、无菌杯2个（无菌杯和清洁杯各1个，内盛无菌生理盐水）、无菌纱布、一次性适宜型号无菌吸痰管、听诊器、手电筒，必要时准备压舌板、治疗巾、电插板。

2.人员准备

洗手、戴口罩。

（四）操作步骤与要点（见表13-1）

表13-1　操作步骤与要点

操作步骤	操作要点
1.核对医嘱	
2.做好口鼻腔吸痰的物品准备，并合理放置	
3.至患儿床前，核对、评估	评估患儿的痰液情况、口鼻腔状态
4.打开电源，确保吸引器连接正确、导管通畅	
5.调节负压	新生儿压力<100mmHg（13.3kPa），不宜过高，以免损伤黏膜
6.取合适体位，患儿头转向操作者	防止患儿误吸
7.核对	
8.戴手套，取出吸痰管，保持无菌连接吸痰管	戴手套的手防止污染
9.试吸→阻断负压→插入鼻腔或口腔→有反射性咳嗽出现即向上提，同时放开负压→将吸痰管螺旋式向上提出，吸尽痰液，时间少于15秒	先吸鼻腔，再吸口腔；发现患儿口腔分泌物过多时，应先吸口腔再吸鼻腔；吸痰过程中观察患儿通气功能是否改善，吸出物的性状、颜色、量。若患儿呼吸、面色、唇色有改变，立即停止。吸痰管的前端容易损伤鼻腔黏膜，因此需要螺旋式向上提
10.吸引后，抽吸无菌生理盐水，清洗吸引管路	吸引管路内冲洗干净，将细菌繁殖减少到最小限度，吸引管路至少24小时更换1次
11.手套包裹吸痰管后弃去	一根吸痰管只能使用1次
12.换另一鼻腔，重复步骤8～11	
13.吸引口腔，重复步骤8～11	
14.关闭吸引器	
15评估吸痰效果及痰量、性状	
16.整理床单位，调整患儿舒适体位	
17.核对	
18.操作结束后洗手，做好记录	记录患儿病情及痰液的色、性状、量、黏稠度；患儿SpO_2、吸痰离氧耐受度

二、新生儿气管插管内吸痰

（一）目的

用吸引器清除患儿气管插管内及咽喉部的分泌物，保持呼吸道通畅，有利于气体的交换，防止窒息、肺不张、肺实变等并发症的发生。

（二）护理评估

（1）评估患儿吸痰指征：可闻及或可见呼吸道分泌物。

（2）评估患儿生命体征的变化：血氧饱和度降至90%以下，出现烦躁、发绀等情况。

（3）评估呼吸机参数。

（4）评估用物准备是否齐全。

（三）操作前准备

1.用物准备

中心吸引器或电动吸引器、治疗盘、无菌杯3个（无菌杯、气管内及口腔清洁杯各1个，内盛无菌生理盐水）、无菌纱布、一次性适宜型号无菌吸痰管、听诊器、手电筒，必要时准备治疗巾、电插板、呼吸囊。

2.人员准备

洗手，戴口罩。

（四）操作步骤与要点（见表13-2）

表13-2　操作步骤与要点

操作步骤	操作要点
1.核对医嘱	
2.遵医嘱做好气管内吸痰的物品准备，并合理放置	
3.至患儿床前，核对	
4.吸痰者：用听诊器听诊肺部，或触摸患儿双肺，评估气管、鼻腔和口腔分泌物的情况	吸痰前观察患儿情况，给纯氧或呼吸囊加压给氧，动作要轻柔，频率参照呼吸机参数

操作步骤	操作要点
5.吸痰者：在SpO_2平稳时，选择合适的吸痰管，右手戴手套，取出吸痰管，连接吸引器，左手调节吸引器压力，试吸	负压：新生儿压力<100mmHg（13.3kPa），不宜过高，以免损伤黏膜；吸痰管为气管插管内径的$1/3 \sim 1/2$吸痰管插入长度：比气管插管长度长$0.5 \sim 1cm$
6.助手：固定气管插管，注意气管插管的外管长度，随时监测SpO_2	吸痰时间小于15秒，切忌在插管内来回插入
7.吸痰者：阻断负压，将吸痰管插入气管插管内至所测量的长度或患儿有咳嗽反射，松开负压，将吸痰管螺旋式上提，吸尽痰液后弃去	观察SpO_2、离氧耐受度，痰液的颜色、性状、量，患儿的面色、反应、心率、自主呼吸、固定插管位置等
8.助手：加压给氧，在SpO_2平稳时，翻身、叩背	再次吸痰，应间隔$3 \sim 5$秒
9.调整体位后，重复5~8步骤	先吸鼻腔再吸口腔
10.气管吸痰结束后，再行口鼻腔吸痰	
11.吸痰完毕后，接呼吸机，安置患儿合适的体位，固定管道，生命体征稳定后，下调氧浓度	
12.评估呼吸音在吸痰前后的变化，观察患儿面色及呼吸道是否通畅，SpO_2、离氧耐受情况	
13.排出管道内的积水，检查加热湿化器的温度，及时添加湿化水	
14.擦拭面部	
15.将患儿安置舒适体位，整理床单位	
16.核对	
17.操作结束后洗手，做好记录	记录患儿病情及痰液的色、性状、量、黏稠度；患儿SpO_2、吸痰中的离氧耐受度

第二节　新生儿吸氧技术

一、目的

提高低氧血症患儿的血氧饱和度。

二、护理评估

（1）评估患儿在自然状态下的血氧饱和度的波动情况。

（2）评估导致血氧饱和度异常的原因。

（3）评估患儿双侧鼻腔情况。

三、操作前的准备

（1）用物准备：治疗盘、弯盘、鼻氧管、生理盐水、灭菌注射用水、治疗碗（内放冷开水）、纱布、湿化瓶、通气管、吸氧装置、供氧装置。

（2）环境准备：调节室温至适宜。

四、操作步骤与要点（见表13-3）

表13-3　操作步骤与要点

操作步骤	操作要点
1.核对医嘱	
2.做好经鼻吸氧的物品准备，并合理放置	
3.至患儿床前，核对、评估	评估患儿病情，双侧鼻孔状态
4.清洁双侧鼻孔	用棉签蘸取生理盐水擦拭

操作步骤	操作要点
5.安装吸氧装置	·氧气筒：关闭流量表，打开总开关，检查氧气筒内气压；打开流量表，检查氧气表装置是否完好，有无漏气，关闭流量表；取出湿化瓶，按无菌原则在湿化瓶内倒入1/3~1/2的无菌注射用水；按无菌原则连接通气管，连接湿化瓶，打开流量表，检查氧气流出是否通畅，有无漏气，关闭流量表 ·中心供氧：安装并打开流量表，检查氧气表装置是否完好，有无漏气，关闭流量表；取出湿化瓶，按无菌原则在湿化瓶内倒入1/3~1/2的无菌注射用水；按无菌原则连接通气管，连接湿化瓶，打开流量表，检查氧气流出是否通畅，有无漏气，关闭流量表 ·一体式输氧宝：安装并打开流量表，检查氧气表装置是否完好，有无漏气，关闭流量表，检查输氧宝后与流量表连接，打开流量表，观察有无漏气，关闭流量表
6.鼻氧管与湿化瓶出口相连接，调节氧流量，试通畅	
7.操作中查对	
8.将鼻氧管与患儿连接	
9.固定鼻氧管	松紧适宜
10.患儿安置舒适体位	
11.整理床单位	
12.核对	
13.操作结束后洗手，做好记录	

第三节　新生儿胃管置入技术

一、目的

（1）将胃管从口腔插入胃内，以监测胃内容物的变化。

（2）对于不能经口喂养的患儿，通过胃管给予所需的奶量和药物，以维持患儿营养和治疗的需要。

二、护理评估

（1）评估患儿病情、意识、口腔及腹部的状态。

（2）评估患儿胃管置入的长度。

（3）评估用物准备是否齐全。

三、操作前准备

1.用物准备

一次性胃管Fr6或Fr8、一次性药碗、注射器、无菌手套、胶布、听诊器、标示贴。

2.人员准备洗手、戴口罩。

四、操作步骤与要点（见表13-4）

表13-4　操作步骤与要点

操作步骤	操作要点
1.核对医嘱	
2.备齐用物、合理放置	根据患儿的情况选择合适的胃管
3.至患儿床旁，核对，评估	评估患儿的腹部体征、症状

续表

操作步骤	操作要点
4.洗手、戴口罩	
5.安置患儿，平卧，头偏向一侧	
6.检查口腔，清洁口腔，准备胶布	检查口腔有无破损，使用生理盐水清洁口腔
7.戴无菌手套取出胃管	
8.测量胃管长度	插入长度：口插，鼻尖→耳垂→剑突＋2cm；鼻插，发际→鼻尖→剑突＋2cm
10.用注射器连接胃管末端	防止插入时胃液反流出胃管外
11.轻轻插入胃管	观察患儿的面色呼吸，有无发绀
12.检查胃管在胃内	证实胃管在胃内：（1）抽取胃液；（2）用空心针将少许空气打入胃管内，听诊有无水泡音；（3）将导管末端放入盛有水的碗中，无气泡溢出。如有大量气泡，证明误入气管
13.经口固定胃管：将胃管置于口鼻正中位置，固定，采用两步固定法固定胃管，封闭胃管	必要时使用辅料让皮肤与胶布分离，保护患儿皮肤每天做口腔护理，每4小时1次，胃管按时更换
14.在胃管末端贴上标示贴，注明插管的日期、时间、并签名	
15.核对	
16.安置患儿舒适体位	
17.整理床单位	
18.洗手，记录	

第四节　新生儿十二指肠插管、检测及喂养技术

一、目的

对经胃喂养不耐受的患儿通过十二指肠置管注入流质食物或药物，保证患儿摄入足够的营养、水分和药物，促进胃肠功能尽早建立，以维持患儿营养和治疗的需要。

二、护理评估

（1）评估患儿病情、意识、口腔及腹部的状态。

（2）评估胃内容物的颜色、性状、量。

（3）评估患儿十二指肠置管的长度。

（4）评估用物准备是否齐全。

三、操作前准备

（1）用物准备：一次性胃管、一次性药碗、注射器、无菌手套、胶布、标示贴，pH试纸，生理盐水、注射器。

（2）人员准备：洗手，戴口罩。

四、操作步骤与要点（见表13-5）

表13-5　操作步骤与要点

操作步骤	操作要点
1.核对医嘱	
2.备齐用物，合理放置	
3.至患儿床旁，核对，评估	

操作步骤	操作要点
4.洗手、戴口罩	
5.安置患儿，平卧或右侧卧位，头偏向一侧	
6.检查口腔，清洁口腔，准备胶布	检查口腔有无破损，使用生理盐水清洁口腔
7.戴无菌手套取出十二指肠管	十二指肠管长度：口插，鼻尖→耳垂→剑突＋8cm；鼻插：发际→鼻尖→剑突＋8cm
8.测量十二指肠管长度	
9.用生理盐水润滑十二指肠管前段	
10.用注射器连接十二指肠管末端	
11.轻轻插入十二指肠管，当确认进入胃内后，用手指轻揉腹部，由外向内向幽门方向滑动，促使胃管随胃蠕动波顺利进入幽门，同时慢慢送管，每次0.2~0.3cm，以防止胃管在胃内打折	
12.用pH试纸确定十二指肠置管位置	抽取十二指肠液测得pH试纸为绿色，则插入成功，若十二指肠液抽不出，则采用饲奶后3~30分钟抽十二指肠液检测pH值，pH值为6~9；饲奶后3~30分钟由十二指肠置管内抽出黄绿色液体
13.固定十二指肠管：用胶布将置管固定在口唇中部位置，封闭置管	必要时使用辅料让皮肤与胶布分离，保护患儿皮肤
14.在十二指肠管末端贴上标示贴，注明插管的日期、时间，并签名	
15.核对奶瓶上的床号、奶量、种类，试温，抽奶后缓慢注入，结束后用1mL温水冲净管内奶汁	推注奶汁速度缓慢，每分钟1~3mL
16.饲奶后3~30分钟回抽十二指肠液，检测pH值	
17.用1mL温水将十二指肠液冲净	每天做口腔护理，每4小时1次，十二指肠管按时更换
18.核对	
19.整理床单位	
20.洗手，记录	

第五节　新生儿光照疗法

一、目的

对高胆红素血症的患儿进行光照疗法，以促进胆红素的排泄。

二、护理评估

（1）评估患儿周身皮肤、巩膜黄染程度。

（2）评估患儿周身皮肤的完整性。

（3）评估患儿神志系统有无改变，预防胆红素脑病的发生。

（4）评估患儿体温是否异常。

（5）评估用物准备是否齐全。

三、操作前准备

（1）用物准备：光疗箱、遮光眼罩、体温计。

（2）环境准备：酌情调节室温、箱温，使用屏风与非光疗患儿隔开。

四、操作步骤与要点（见表13-6）

表13-6　操作步骤与要点

操作步骤	操作要点
1.核对医嘱	
2.备齐物品	
3.洗手	
4.检查光疗箱有无损坏、漏电、松脱，蓝光灯有无破损、灯管是否亮	

操作步骤	操作要点
5.光疗箱水槽内加入足够的水	
6.接上电源，箱温预热至30～32℃（早产儿为32～35℃），相对湿度为55%～65%	
7.给患儿剪短指甲	防止光疗时患儿哭闹而抓伤皮肤
8.清洁皮肤	粉剂和油剂可以阻碍光线的穿透，影响治疗效果
9.双足外踝处用透明薄膜保护性粘贴	防止损伤
10.患儿双眼戴黑色眼罩，用胶布固定	光线进入眼睛易引起损伤
11.更换尿布，以最小面积遮盖会阴部	
12.脱去患儿衣裤，使其裸体	患儿光疗时较烦躁，容易移动体位，因此在光疗过程中要注意观察患儿在光疗箱中的位置，及时纠正不良体位
13.将患儿置于光疗箱的床中央	
14.记录光疗开始时间	
15.每4小时测体温、脉搏、呼吸1次，每3个小时喂乳1次	随着外界环境温度的升高或降低，患儿有高热或体温不升的可能
16.光疗时需经常更换体位，仰卧、俯卧交替，常巡视，防窒息	
17.按时巡回，保持光疗箱的清洁	保持光疗箱的清洁，一旦被汗水、呕吐物、大小便污染应立即擦拭干净，保持其通透度，以免妨碍光线透过，影响治疗效果
18.观察患儿病情变化，有无呼吸暂停、腹泻等情况	光疗时不显性失水增加，需适当补充液体
19.有补液者需每小时记录入液量	
20.洗手	
21.光疗结束后测量体温	
22.脱下眼罩，更换尿布，清洁全身皮肤	光疗可能会产生一过性的皮疹或红斑，因此必须检查患儿的皮肤情况，观察有无皮疹，有无皮肤破损及黄疸情况

操作步骤	操作要点
23.给患儿穿衣，包裹	
24.核对患儿	
25.整理用物，清洁光疗箱，备用	
26.洗手	
27.记录光疗箱停止时间和患儿体温、脉搏、呼吸及黄疸情况	

第十四章　新生儿常见诊疗操作技术

第一节　新生儿动脉穿刺术

一、适应证及禁忌证

1.适应证

监测血压或采取动脉血标本。

2.禁忌证

（1）凝血功能障碍。

（2）四肢循环不良。

（3）局部感染。

（4）桡动脉或足背动脉侧支循环不良。

二、操作准备

（1）23～25号静脉穿刺针（或最细头皮针）、1mL注射器。

（2）常规消毒物品。

三、注意事项与并发症

1.注意事项

（1）选用最细针头，尽量减少血管壁损伤。

（2）浅表动脉采取15°～25°针头斜面向上刺入，深部动脉采取45°，针头斜面向下刺入。避免垂直穿透双侧动脉壁，穿刺方向应直接对向血流。

（3）操作结束必须按压至完全止血。

（4）穿刺结束后，需检查穿刺动脉远端的循环情况（包括皮肤色泽、脉搏、毛细血管充盈时间等），应注意有无供血不良现象。

（5）穿刺动脉选择，一般采用周围动脉。首选桡动脉，其次为足背动脉及胫后动脉，股动脉一般应保留在紧急状态时使用。不建议使用上臂动脉，因为侧支循环较少，并有损伤正中神经的危险。

（6）若用桡动脉监测血气时，宜用右侧桡动脉，为动脉导管前血液。

（7）首次穿刺失败需重复穿刺时，应更换新针及重新再消毒。

2.并发症

（1）止血不良或损伤动脉壁引起血肿：尽量使用小针头，拔出针头后立即压迫5分钟可减少血肿的发生。血肿一般可自然吸收。

（2）缺血（动脉痉挛引起远端缺血）、血栓和栓塞：尽量使用小针头可以降低此类并发症，血栓通常经过一段时间后可再通，极少数需要手术治疗。动脉痉挛通常能够自然缓解。

（3）感染，骨髓炎：严格执行无菌操作，可以降低感染发生率。

（4）其他：神经损伤（如胫后神经）。

四、操作步骤

1.桡动脉穿刺术

（1）Allen试验：若准备桡动脉插管，应先进行Allen试验，以确定尺动脉是否能够提供充足的血液灌注整个手掌。

①轻轻地持续挤压全手或以弹性绷带缠压全手，驱出部分血液。

②同时压住桡动脉和尺动脉以阻断其血流，手掌变白。

③解除对手的挤压，手掌仍然保持转白，继续压住桡动脉。

④放松尺动脉，若在10秒内手掌恢复正常颜色，提示尺动脉能够充分供应手掌血液，可以安全地进行桡动脉插管。如果15秒钟或更长时间没有恢复，表明尺动脉侧支循环较差，尽量不要使用这侧的桡动脉，可尝试另一侧桡动脉进行Allen试验。

（2）手掌向上，伸展腕部，勿过度伸展，以免动脉受压。

（3）消毒皮肤及穿刺者手指，手指触摸桡动脉定位，或以强光源侧面透照桡动脉定位。

（4）于腕横纹线上针头对向桡动脉血流方向，与皮肤成30°～45°，针头斜面向上刺入（极低体重儿以15°～25°斜面向下刺入），至针筒内有搏动血出现。当穿刺针完全插入仍未见回血时慢慢退出针头至皮下重新进针直至血液回出。

（5）收集标本后，移除针头，压迫止血5分钟，注意压力保证止血充分，但不能使血管闭塞，检查穿刺远端的循环灌流。

2.足背动脉穿刺

（1）于足背部（足背伸踇长肌与伸趾肌肌腱间）触及足背动脉搏动的最强点。

（2）针与皮肤成15°～25°，针头朝向动脉血流，斜面向下刺入皮肤取血。

（3）其他步骤与桡动脉穿刺相同。

3.胫后动脉穿刺

（1）于跟腱及内踝间，触及胫后动脉搏动定位。

（2）针与皮肤成45°，针头朝向动脉血流，斜面向上刺入皮肤取血。

（3）其余步骤与桡动脉穿刺相同。

第二节　新生儿脐动脉穿刺术

一、脐动脉导管置管方法

（1）出生体重3倍＋9cm。
（2）肩脐距＋2cm＋脐带残端距离。

二、适应证及禁忌证

1.适应证

（1）需要经常或持续监测动脉血气。

（2）持续动脉压监测。

（3）换血治疗。

（4）血管造影。

2.禁忌证

（1）下肢或臀部有局部供血障碍者。

（2）腹膜炎。

（3）坏死性小肠结肠炎。

（4）脐炎或脐膨出。

三、操作准备

（1）带托盘的脐动脉插管包，通常包括无菌孔巾、测量尺、持针器、缝线剪、止血钳、镊子、手术刀、三通接头、脐动脉导管（体重<1500g用3.5Fr，体重>1500g用5Fr，如使用双腔管可增加一个通道）。

（2）脐带结扎丝带、胶带、纱布垫、消毒液、手套、口罩和帽子、10mL注射器、盐水、肝素盐水。

四、操作步骤

（1）将患儿放置仰卧位，用尿布包裹住双下肢。

（2）确定脐动脉导管应插入的深度（低位插管导管顶端位于$L_3 \sim L_4$水平，高位插管导管顶端位于膈上，$T_6 \sim T_{10}$水平）。

（3）严格执行洗手、无菌操作，穿无菌手术衣，戴无菌手套、口罩、帽子。

（4）准备脐导管托盘，用10mL注射器抽取盐水（或肝素盐水）并注满脐动脉导管。

（5）用消毒液（早产儿应注意使用碘伏及乙醇后易造成皮肤损伤，使用后需用无菌用水洗掉）清洁脐带及周围皮肤，铺巾，显露头部及双足，密切观察患儿在操作过程中是否出现双下肢血管痉挛或窘迫表现。

（6）用剪刀或手术刀切断过长的脐带，保留1～1.5cm的残段，可见2个脐动脉和1个脐静脉开口。动脉比较小，常位于4点和7点的位置。静脉壁通常塌陷。

（7）用镊子打开并扩张脐动脉约1分钟。

（8）一旦脐动脉被充分扩张，立即插入脐导管，在通过2cm（腹壁处）及5~7cm处常有阻力，可将导管退出少许，再旋转推进，在推进过程中可能存在以下问题：①导管未进入腹主动脉，可以使用双管技术，尤其是第一个置管未在脐动脉内腔内，保持原始导管不动，沿脐动脉管腔插入第二个导管。②导管进入腹主动脉但出现打折或移位。在进管过程中可能出现大腿或臀部的发绀或发白，尤其容易出现在体重大的患儿插入管径小的导管（3.5Fr）时，考虑为股动脉痉挛所致。有时应用较大（5Fr）、较硬的导管能更好地进入主动脉，或将导管退回脐动脉，适当旋转再次进入，也可以到达主动脉。如仍无法进入，则考虑改为另一条脐动脉插管。体重大的患儿应用小管径导管时，也会出现导管进入主动脉后打折情况，导管也可能从主动脉以外进入其他血管。如果导管无法进入预定的位置，那么将导管放置低位或拔出。③如果存在持续发绀、苍白或明显末梢灌注减低，可以给予患侧热敷，颜色恢复后再进行插管，如30分钟无缓解则拔出导管。导管移动也可以引起血尿。

（9）导管一旦达到预定深度后，抽吸证实有回血。

（10）摄床旁X线片，证实导管的位置，调整插管深度。

（11）将脐切面用丝线做荷包缝合，固定导管，将胶布粘成桥形以固定插管，连接三通开关。

五、注意事项

（1）应用肝素是否能降低血栓相关并发症的发生率目前尚无定论，可以选择输注稀释的肝素液（0.5U/mL）。

（2）没有有效证据证明低位和高位的脐动脉置管哪个更好。低位置管合并症的发生率可能较高位更高，主要表现为单侧或双侧下肢发生发绀或苍白的次数更多；高位置管在肾并发症及胃肠栓子形成的方面更为多见。

（3）脐动脉置管并发症的发生与留置时间密切相关，时间越长，发生并发症的概率越大，因此需要每天评估置管的必要性，尽早拔管，通常置管时间不要超过1周。

（4）对于脐动脉置管的患儿，一般不建议应用预防性抗生素，只有高度怀疑发生感染并有实验室证据时才考虑应用。

（5）出现以下任何一种情况，应拔出脐动脉导管：①患儿病情好转，无须再进行持续监测及频繁的采血化验。②疾病控制与预防中心建议脐动脉置管最多保留7天，避免发生感染及血栓形成。③出现并发症。

（6）拔出导管要缓慢，时间为30~60秒，避免出血较多。缝线也需移除，如果用了上述方法仍有出血，需要按压脐部残端数分钟直至血止。

六、并发症

脐动脉置管可以引起比较严重的疾病，这些合并症主要源于血管的意外，包括肾、肠道、下肢的血栓形成，脊髓也可能发生栓塞。临床上可以表现为血尿、高血压、坏死性小肠结肠炎等，或后背、臀部及大腿皮肤的发绀或苍白。其他合并症还包括感染、弥散性血管内凝血及血管穿孔等。一旦发生合并症，应移除导管，仔细观察皮肤、监测有无血尿、监测血压，同时进行以下处置。

（1）应用多普勒超声检查主动脉及肾血管，如发现血栓立即拔出导管。

（2）如果血栓较小没有临床症状或仅有血压增高，移除导管，治疗高血压；如果出现无脉搏或减弱，或者出现凝血功能障碍，同时没有颅内出血，可以考虑肝素化治疗。如果有大的血栓块形成造成灌注损伤，考虑使用纤维蛋白溶解药物，通常情况下不需要外科治疗。

（3）插管时或插管后动脉痉挛影响肢体血供，可见一侧下肢发白。应将插管退出并热敷对侧下肢达到反射性地解除痉挛作用。当皮肤颜色恢复正常后，再插入观察。若经过上述处理不见效，拔管和改插另一脐动脉。

第三节　新生儿脐静脉穿刺术

一、脐静脉导管置管方法

（1）出生体重1.5X＋5.5cm。

（2）肩脐距0.75X－1.5cm。

二、适应证及禁忌证

1.适应证

（1）中心静脉压监测。

（2）紧急情况下静脉输液的快速通路。

（3）交换输血或部分交换输血。

（4）极低及超低体重儿长期中心静脉通路。

2.禁忌证

同脐动脉穿刺术。

三、操作准备

同脐动脉插管：体重<3.5kg用5Fr管，体重>3.5kg用8Fr管。

四、操作步骤

（1）准备工作同脐动脉插管。

（2）确定插入导管的长度（导管顶端位于横膈及左心房之间）。

（3）识别脐静脉。脐静脉为一条大的薄壁血管，位于脐带切面12点钟位置进入腹壁。

（4）同脐动脉插管操作步骤。

（5）摄床旁X线片证实导管的位置并加以调整，正确的位置是导管的头部在膈肌上0.5~1.0cm。

（6）如插管遇到阻力，导管不能进入期望的深度或感觉到导管的"跳动"时，要怀疑进入了门静脉，用下列方法纠正：①一边注射液体，一边推进导管，这样有时比较容易使插管通过静脉导管。②用手在右上腹部轻压肝区。

五、注意事项

（1）导管前端不能置于肝血管、门静脉及卵圆孔处，应置于静脉导管或下腔静脉处。

（2）换血时，导管仅需插至顺利抽血即可，位于门静脉或肝静脉分支时不能换血。

（3）导管前端不在下腔静脉时，不能输高渗液体。

（4）脐静脉通路建议不要用于静脉注射钙剂。

（5）导管尖端在下腔静脉内可以输入高张液体，如果位置尚未确定，最好输注等张或低张液体。

（6）紧急情况下，插管只要进入2~5cm见到血液回流即可。

（7）如果其他静脉通路未建立，脐静脉置管最多可保留14天。

（8）在插管过程中，导管充满稀释的肝素（1U/mL）溶液或生理盐水，注意避免导管与空气相通从而因胸腔负压导致空气栓塞。

六、并发症

（1）血栓或栓塞、感染。其处理同脐动脉置管。

（2）肝坏死、门静脉血栓。由输注高渗液体和长时间留置导管引起，因此应避免插管长时间停留在门静脉系统。

（3）心律失常。由导管太深刺激心脏引起，故需将导管抽出1~2cm。

第四节　新生儿气管插管术

一、适应证

（1）窒息复苏或需要气管内吸引清除胎粪时。

（2）需要机械通气时。

（3）行支气管肺清洗时。

（4）需气道给肺泡表面活性物质时。

（5）缓解声门狭窄时。

二、操作准备

选择适合新生儿的气管插管（见表14-1）。新生儿用喉镜和镜片（体重

＜1000g用00号镜片，体重为1000～3000g用0号，体重＞3000g用1号，直镜片优于弯镜片）、有储氧袋的面罩、复苏气囊、空氧混合仪、吸引器、氧气管、听诊器、胶布、剪刀、手套。

表14-1 气管导管型号的选择

导管内径（mm）	新生儿体重（g）	胎龄（周）
2.5	＜1000	＜28
3.0	1000～2000	28～34
3.5	2000～3000	34～38
3.5～4.0	＞3000	＞38

三、操作步骤

1.插管前准备

（1）选择适当型号的镜片并安装至喉镜上，检查喉镜电源。

（2）连接吸引器装置。

（3）准备复苏气囊和面罩，连接氧气管及空氧混合仪。

（4）剪胶布或准备固定装置。

2.插管

（1）摆正体位、鼻吸气位，不要使颈部过度仰伸，否则声门高于视线，气管变狭窄；也不要使头部过分屈曲，否则无法直视声门。

（2）喉镜镜片沿着舌面向右边滑入，将舌推至口腔左边，推进镜片直至其顶端达会厌软骨谷。采用一抬一压手法，轻轻抬起镜片，上抬时需将整个镜片平行于镜柄方向移动，使会厌软骨抬起即可显露声门和声带。如未完全显露，操作者用小指或由助手用食指向下稍用力压环状软骨使气管下移，有助于看到声门。右手持管，沿口腔右侧进入导管，声门张开时，插入导管顶端，直到导管上的声门线达声门水平（见表14-2）。整个操作要求在20～30秒完成。插管完成后，一手固定导管，一手退出喉镜。

表14-2 不同体重新生儿气管导管插入深度的选择

新生儿体重（g）	插入深度（cm）★
1000	6～7
2000	7～8
3000	8～9
4000	9～10

注：★为上唇至气管导管管端的距离；新生儿体重<750g，仅需插入。

（3）胎粪吸引管的使用：施行气管内吸引胎粪时，将胎粪吸引管直接连接气管导管，以清除气管内残留胎粪。吸引时，复苏者用右手食指将气管导管固定在新生儿的上腭，左手食指按压胎粪吸引管的手控口使其产生负压，边退气管导管边吸引，3～5秒将气管导管撤出气管外，并随手快速吸引1次口腔内分泌物。

3.判断气管导管位置的方法

（1）胸廓起伏对称。

（2）听诊双肺呼吸音一致，尤其是腋下，且胃部无呼吸音。

（3）无胃部扩张。

（4）呼气时导管内有雾气。

（5）心率、血氧饱和度和新生儿反应好转。

（6）有条件的可使用呼出二氧化碳检测器，可快速确定气管导管位置是否正确。

（7）X线确认，导管放置正确管端在气管中央、声门与气管隆突连线中点上。

4.其他

胶带固定气管插管，环氧乙烷对镜片进行消毒。

四、注意事项

（1）在显露声门时，不可上撬镜片顶端抬起镜片。

（2）如插入导管时声带关闭，助手用右手食指、中指两指在胸外按压的部位向脊柱方向快速按压1次，促使呼气产生，声门即张开。

五、并发症

（1）喉头水肿。

（2）插管位置错误，最常见为插入食管内。

（3）管道堵塞和扭曲。

（4）声门下狭窄，见于长期气管插管，严重时需要外科治疗。

第五节　新生儿腰椎穿刺术

一、适应证及禁忌证

1.适应证

（1）需要脑脊液用于中枢神经系统疾病的诊断，如疑有化脓性脑膜炎、脑炎或颅内出血。

（2）脑室内出血合并交通性脑积水者，做脑脊液引流。

（3）鞘内药物治疗。

（4）检查脑脊液监测中枢神经系统感染的抗生素疗效。

（5）不明原因的惊厥。

2.禁忌证

（1）穿刺部位感染。

（2）凝血功能异常。

（3）颅内占位性疾病、脑疝或疑有脑疝者。

（4）严重疾病无法耐受。

二、操作准备

（1）腰穿包（7号穿刺针、无菌标本瓶、无菌孔巾、无菌纱布）。

（2）常规消毒用品、利多卡因、胶布条、手套。

三、操作步骤

（1）患儿侧卧，助手用双手在肩部和臀部固定患儿，使患儿头和腿屈曲，腰椎尽可能弯曲（注意不要屈曲颈部，以免影响呼吸）。

（2）确定腰穿位置，触摸髂嵴，用手指向下滑动至第4腰椎椎体，在脊柱中线水平，将第4~5腰椎间隙作为腰穿位置。

（3）术者戴无菌口罩、手套。常规消毒腰椎穿刺部位，从穿刺点开始，环形向外消毒至髂嵴处，无菌孔巾覆盖。

（4）再次找到穿刺位点，皮下注射利多卡因镇痛（目前也可以考虑使用利多卡因凝胶在腰椎穿刺前30分钟于腰穿处涂抹）。沿腰穿位点进针，方向指向脐部缓慢进针。通常早产儿深度为0.5~0.7cm，足月儿1cm左右可达蛛网膜下腔，进入蛛网膜下腔时常有轻微落空感，进针过程中不时抽出针芯，观察有无脑脊液流出。

（5）收取脑脊液，立即观察颜色和浑浊度，将脑脊液分别装入3~4只标本瓶，每份标本留取0.5~1mL（第一管做生化及免疫学检测，第二管做培养和药敏试验，第三管做细胞计数和分类，第四管为选项，可做特殊病原的检测）。

（6）缓慢拔出腰穿针，重新消毒穿刺点及周围皮肤，以纱布覆盖并粘贴胶布固定。

四、注意事项

（1）如果流出脑脊液内有血，应考虑以下情况：①观察第二管和第三管的透明度，出血减少，则考虑穿刺损伤。②如果出血没有减少且凝结成块，很可能血管被刺破，需要重新穿刺。③如果出血没有减少，但没有凝集，考虑可能存在脑室内或蛛网膜下腔出血。

（2）对高度怀疑颅内感染的患者，尽量在抗生素使用之前留取标本送检。

（3）新生儿腰穿针可以用5mL注射器和6.5号针头或6.5号头皮针代替，其中早产儿建议使用头皮针。

五、并发症

（1）感染。

（2）脊髓和神经损伤。

（3）呼吸暂停和呼吸过缓，通常新生儿被束缚过紧可发生呼吸抑制。

第六节　新生儿腹腔穿刺术

一、适应证及禁忌证

1.适应证

（1）诊断性穿刺确定腹水性质及原因。

（2）治疗措施，如抽出腹水有利于通气。

（3）腹膜透析。

2.禁忌证

（1）穿刺部位感染。

（2）凝血功能异常。

二、操作准备

（1）无菌孔巾、无菌手套。

（2）常规消毒用品及腹水检测的标本瓶、10mL注射器、22～24G套管针、纱布块、胶布条。

三、操作步骤

（1）患儿仰卧位，助手帮助固定，主要控制腿部的活动。

（2）选取脐与髂前上棘连线中下1/3交界处为刺入点，从穿刺点开始从内向外做环形消毒。

（3）术者戴口罩、无菌手套，铺无菌孔巾，在所选穿刺点进针。与皮肤垂直进针，到皮下时，平移0.5cm再穿透腹壁，预防穿刺后腹水持续漏出。边进针边进行抽吸，直到注射器内出现液体，缓慢抽吸适量腹水。为了收集足量腹水，可适当调节套管针位置，留取腹水放入标本瓶进行常规、生化及细菌培养等检测，一旦达到所需腹水量即可缓慢拔出套管针。

（4）拔针后用无菌纱布盖住穿刺点，手掌按压直到没有液体漏出，以纱布块覆盖并粘贴胶布固定。

四、注意事项

抽吸腹水时不宜过多或过快，否则可能会导致低血压，甚至休克的发生。

五、并发症

1.低血压

通常为抽出腹水过多过快所致，抽出检查需要或改善通气需要的腹水量，并注意缓慢抽取，即可将低血压的发生减少到最小。

2.肠穿孔

控制进针深度，明确穿刺点位置可以减少肠穿孔的发生。

3.膀胱穿孔

有尿潴留的患儿一定要注意穿刺位点的选择，建议排尿后穿刺。

4.其他

感染。

第七节　新生儿胸腔穿刺及引流术

一、适应证及禁忌证

1.适应证

（1）气胸导致的呼吸困难和回心血量减少，并引起心排血量减少和低血压。

（2）胸腔积液的诊断和治疗。

2.禁忌证

（1）穿刺部位感染。

（2）凝血功能异常。

（3）严重疾病无法耐受。

二、操作准备

（1）带针芯的透明导管（套管针）、20mL注射器。需要引流时，需备切开缝合包，8Fr、10Fr导管（顶端侧壁加开几个小孔），负压引流装置。

（2）利多卡因、常规消毒用品、无菌布、纱布块、胶布等。

三、操作步骤

（1）患儿体位以方便进行穿刺和放置引流管为目的，最常用的是仰卧位，上臂放置与受累一侧胸壁成90°。

（2）使用胸部X线片或超声确定穿刺部位（气胸紧急情况时常在患侧锁骨中线的第二肋间隙穿刺排气），常规消毒，铺无菌巾。

（3）术者戴口罩、无菌手套，铺无菌孔巾，利多卡因在穿刺点进行麻醉，麻醉到肋间肌并延伸至胸膜前壁。使用套管针在穿刺点沿肋骨上缘向内侧与平面成45°刺入，避免刺入过深伤及肺组织。进入胸膜腔时有落空感，抽吸时在注射器内可见液体或气体被抽出。

（4）通过套管针上夹闭开关，分次抽出气体或积液。拔针后局部重新消毒，覆以纱布块，粘贴上胶布条。

（5）对于持续引流者，在局部麻醉后于穿刺点的肋骨上缘做一小切口（大约同导管粗细的宽度）。在切口插入弯头止血钳，向下钝性分离组织到肋骨，用止血钳的头部在肋骨上缘刺破胸膜，并轻轻扩开。刺破胸膜时，常可听到气体溢出的声音。张开止血钳，插入导管，确定导管的侧孔在胸膜腔内。多数情况下早产儿胸导管应插入2~3cm，足月儿3~4cm。在置管过程中，注意夹闭导管，以防气体进入。先用手固定导管，连接到负压引流装置。切口处荷包缝合，将丝线交叉缠绕导管固定，消毒、覆以无菌纱布，用胶布粘贴牢固。摄X线胸片检查导管位置。待患儿呼吸窘迫消失，胸腔导管无气体排出，X线胸片示气胸消失24~48小时，可以停止负压吸引并夹住导管，若6~12小时无气漏征象，可以拔管。

（6）拔管后缝合切口，重新消毒局部，纱布覆盖，粘贴上胶布条。

四、注意事项

（1）抽吸胸腔积液时不宜过多或过快，否则会导致复张性肺水肿的发生。

（2）导管应该从肋骨上缘通过，避免损伤走行于肋骨下缘的肋间神经。

五、并发症

1.气胸

通常为穿刺针气体逸漏或其下的肺创伤产生的气胸。

2.出血

在操作过程中遇到大血管被穿破或肺损伤，会发生出血。

3.其他

（1）神经损伤。

（2）感染。

（3）皮下气肿。

第十五章　新生儿专科护理风险管理

护理风险是指在医院救治过程中存在于整个护理过程中的不确定性危害因素，直接或间接地致使患者死亡、损害和伤残事件的不确定性，或可能发生的一切不安全事件。

护理风险包括护理事故、护理差错、护理缺陷和护理意外。

（1）护理事故：医疗机构的护理人员在护理活动中违反医疗卫生管理法律、行政法规、部门规章以及护理规范、护理常规，过失造成患者人身损害的事故。

（2）护理差错：凡在护理工作中因责任心不强、粗心大意、不按规章制度办事或技术水平低而引发差错，对患者产生直接或间接影响，但未造成严重不良后果的行为。

（3）护理缺陷：护理缺陷是指医务人员在医疗活动中违反医疗卫生管理法律、行政法规、部门规章和护理规范、护理常规而发生诊疗护理过失的行为。

（4）护理意外：护理意外指由于病情或患者体质特殊而难以预料和防范的不良后果。

护理风险管理是对现有和潜在护理风险的识别、评估、评价和处理，有组织、系统地消除或减少护理风险的发生，以最低成本实现最大安全保障的科学管理方法。

新生儿作为一个特殊的群体，无语言表达能力，病情变化快，且各系统发育不成熟，尤其是新生儿重症监护室收治的新生儿均为急、重症的患儿，需要进行的护理行动较为复杂，所以存在护理风险的概率相对更大，导致护理人员工作压力增加，工作积极性有所减退。所以，我们应该对新生儿专科护理存在的风险进行分析和管理，减少和避免导致患儿不安全的因素，以促进患儿病情的恢复，缩短平均住院日，提高家属的满意度，同时减轻护理人员的工作压力。

第一节　新生儿专科风险预防措施

一、误吸/窒息的风险预防措施

（1）特级护理，实施责任制护理。

（2）原则上按时按量喂奶，吃奶前避免剧烈哭闹，吃奶后避免过度移动。

（3）抱起或抬高床头15°～30°侧卧位喂养，喂奶后正确拍背。

（4）吃奶后取右侧卧位，反流患儿取左侧卧位或俯卧位，喂奶后加强巡视，至少15～30分钟1次。

（5）管饲喂养时，确认胃管位置是否正确及有无残存奶量，使用自然重力喂养。

（6）喂奶后1h方可外出检查。

（7）出生后遵医嘱先试喂糖水或温开水，无特殊情况后逐渐加奶，量由少到多，并选择"十"字形洞眼大小合适的奶嘴。

（8）早产儿经口喂养时，需要密切观察有无压力线索（生命体征波动明显、手指张开、四肢颤动、身体拱形、打哈欠），如有应暂停喂养。

（9）遵医嘱使用消化道促动力剂。

二、身份识别错误的风险预防措施

（1）科室新生儿及父母或监护人身份识别与核对工作指引。

（2）落实新生儿出入院登记制度。

（3）新生儿入院、出院盖左脚脚印，并经监护人查看后按左手拇指指印确认。

（4）入院时登记父母或监护人的相关信息（电话号码及家庭住址），复印父母或监护人的身份证明。

（5）出院时凭有效身份证明办理新生儿出院，如父母或监护人不在场，按

"谁办入院谁办出院"办理新生儿出院,但必须保留该家属的有效身份证明复印件;若非正常出院,需提供监护人身份证明复印件。

(6)新生儿实行佩戴双腕带制度,入院时、腕带脱落时、更改姓名及床号时应双人核对后补戴,腕带含有姓名、性别及床号信息,必须每班确认。

(7)在诊疗活动中,严格执行"查对制度",同时使用姓名、性别、住院号等两项或两项以上核对患儿身份,确保对正确的患儿实施正确的操作。

(8)患儿外出检查时,陪检人员与责任护士核对患儿并签字,必须专人陪同,利于相关检查科室核对;回病房时需与责任护士交接并签字。

(9)住院期间,患儿需转科室,由接受科室护士负责剪下、更换新的标志并重新填写患儿信息。

(10)有新生儿转运交接单、健全转科交接登记制度。

三、皮肤完整性受损的风险预防措施

(1)能正确应用新生儿皮肤风险量表(NSARS)每日从头到脚进行皮肤风险评估,皮肤风险≥13分,每天评估;皮肤风险<13分,每周评估两次。

(2)保持床单位清洁、平整、干燥、柔软。

(3)每2~4h更换体位1次(必要时可增加),增加患儿营养。

(4)保持患儿皮肤清洁干燥,肥胖患儿保持颈下、腹股沟等皮肤皱褶处干燥(使用氧气吹),哭闹明显的患儿使用手足套保护。

(5)预防性使用各种敷料(透明敷料、泡沫敷料、水胶体等)保护皮肤的完整性,黏性胶布(3M胶布、丝绸胶布、透明胶布)在固定胃管、气管插管、UVC导管等时,直接粘贴在各种敷料上,避免医用黏胶性皮肤损伤。

(6)每班评估器械下方皮肤。每2~4h查看1次周围组织有无压力相关性损伤的迹象,对于容易发生体液转移和(或)表现出局限性或全身性水肿的患儿,对皮肤与器械交界处的皮肤每1~2h评估1次,如有加重的风险,必要时对其进行松动、重置或去除。若可能,交替使用或重新摆放医疗器械。

(7)勿使患儿皮肤黏膜及骨突处直接与医疗器械(CPAP鼻塞、留置针针柄、探头、呼吸机管道等)接触。

(8)避免输液外渗/渗出,规范化输液管理。

(9)对于腹泻患儿,勤换尿裤,使用保护敷料及持续吹氧,避免大便刺

激，保持臀部皮肤清洁干燥。

四、管道滑脱的风险预防措施

（1）管道标志清晰、醒目。

（2）管道固定正确，班班交接。

（3）特殊管道（胃肠管、气管插管、深静脉置管、胸引管、腹引管、PICC）记录管道置入刻度或外露刻度。

（4）密切观察手术患儿置入的管道（如胸引管、腹引管）引流情况，及时与床位医生沟通，尽早拔管。

（5）对于烦躁不安的患儿，给予保护性约束，或根据医嘱给予镇静药物。

（6）导管预留足够的长度，避免牵拉。

（7）合理调配人力资源，控制薄弱环节。

五、跌倒/坠床的风险预防措施

（1）特级护理，实施责任制护理。

（2）病房照明光线适宜，过道无障碍物。

（3）医护人员穿防滑拖鞋，保持工作场所地面清洁、干燥。

（4）新生儿床均设有床挡，使用保暖箱、抢救台，及时关闭箱门，拉上挡板。

（5）房间内转运采用"环抱法"怀抱患儿。禁止徒手转运，采用婴儿小床转运，避免碰撞。

（6）称体重时，磅秤紧贴床尾与床尾呈"7"形，减少转运距离。

（7）每周检查病房设施，发现问题及时维修。

六、院内转运意外发生的风险预防措施

（1）院内转运常见情况有转科和外出做检查（如CT、核磁共振等），转运前做好家属解释工作，签同意书。

（2）转运前与床位医生共同对患儿进行病情评估。

（3）院内转运时需妥善固定患儿静脉通道及各类管道，做好患儿保暖、监护仪监护，根据病情携带氧气、呼吸囊、吸痰吸氧用物等必要的设备。

（4）如转科需有转科医嘱，并电话告知接收科室相关信息（诊断、性别、病情、特殊管道、特殊用药、是否需要准备急救物品）、联系电梯班。

（5）转运途中，医护人员站在患儿头侧或输液侧，患儿出现哭闹，给予安抚，严密观察病情并处理。

（6）危重患儿由一名执业医师和一名具备执业资格的护士共同完成。

七、烫伤的风险预防措施

（1）对于使用辐射台的患儿，妥善固定肤温探头于右下腹部。

（2）采用至少两种方法确认水温，沐浴设备采用双温控显示温度装置，水温控制在38～40℃，并需要工作人员采用手肘内侧测量水温。

（3）奶液配制水温为45～50℃，现配现用。

（4）暖箱使用双控模式，内放置温度测量仪，避免暖箱失灵导致温度过高，患儿远离出风口。

（5）禁用热水袋给患儿保暖。

（6）慎用热敷，防止低温烫伤。

八、输液外渗/渗出的风险预防措施

（1）选择适合的血管通路，首选经外周静脉置入中心静脉导管和新生儿脐静脉导管留置术。

（2）选择外周静脉输液时，尽量选择上肢粗直的大血管，避开关节部位。

（3）保持患儿安静，妥善固定输液装置。

（4）熟练掌握静脉穿刺技术，确认穿刺成功后开始输液。

（5）单剂量给药中使用一次性头皮钢针且装置不可留置。

（6）持续腐蚀性药物（10%葡萄糖酸钙、5%碳酸氢钠等）、渗透压超过900mOsm/L的液体药物、胃肠外营养不应使用外周静脉留置针。

（7）外周静脉输注葡萄糖浓度<12.5%，输入葡萄糖酸钙剂需稀释2倍及2倍以上，输液速度为1mL/min，输入5%碳酸氢钠需稀释3倍或3倍以上，输入血管活性药物时需两路静脉交替使用。

（8）静脉输注时，至少15～30分钟巡视1次，严密观察患儿有无哭闹。

九、用药错误的风险预防措施

（1）选择正确的患者：用药前有执业资格的护理人员双人交叉核对医嘱。给药前、中、后再次核对患儿床号、姓名、药名、浓度、剂量、方法、时间。

（2）选择正确的药品：严格执行查对制度，配置药液前核对药品名称、剂量、浓度。对易混淆药品需查看药品的说明书。

（3）选择正确的剂量：配置高警示、高风险药物（如西地兰、胰岛素、氨茶碱、肝素钠等）药品以及小剂量药品时，严格按照科室制订的统一配制流程，需双人进行剂量核对，避免换算过程中出现错误。

（4）选择正确的速度：根据患儿的年龄、病情、身体状况及药物性质调节输液速度，且双人床边核对。

（5）选择正确的途径：静脉用药需根据药物的性质选择安全的静脉通路。所有管道标志清晰醒目。

（6）选择正确的浓度：如10%葡萄糖酸钙静脉滴注时须稀释2倍及2倍以上的浓度。

（7）按时巡视患儿，观察用药后反应及病情变化，发现用药错误立即启动用药错误应急预案。

（8）加强科室护理人员培训，并进行用药安全知识考核，严禁轮转护士、进修护士、实习生单独配药、给药。

（9）建立完善的用药安全管理制度（标志清晰，定点放置，专人管理，质量控制，了解其药品性能），人人知晓。

十、新生儿猝死的风险预防措施

（1）建立新生儿临床危急值管理制度。

（2）建立仪器和设备三级维修管理制度，确保仪器设备正常运行。

（3）实施责任制护理。

（4）严格按照新生儿护理级别巡视，重点观察患儿的反应、肤色、呼吸。

（5）正确设定仪器的报警值和音量，提高医护人员对仪器报警的警惕性，及时处理。

十一、新生儿丢失的风险预防措施

（1）建立新生儿病区安全管理制度，人人知晓。

（2）严格执行交接班核心制度，所有患儿需床头交接班。

（3）除了需要外出检查，任何人不得将患儿抱离病房。

（4）患儿外出检查时，陪检人员需与责任护士核对患儿并签名，在外检查过程中不可离开患儿，回病房时需与责任护士交接并签名。

（5）出院时，凭有效身份证明办理新生儿出院。

十二、暖箱故障的风险预防措施

（1）护士熟知暖箱的操作流程及使用性能。

（2）使用中的暖箱每4～6h监测1次箱温并记录。

（3）专人每月维护暖箱，确保设备运转正常，做好维护、维修登记。

（4）暖箱中配备温度仪，双温度数字显示设置的目标值（暖箱内温度控制精确度在目标值±0.8℃以内，双层壁暖箱内温度控制精确度在目标值±0.5℃以内）。

十三、输液泵使用错误的风险预防措施

（1）全科护士应熟练掌握本科室使用的输液泵、注射泵的种类、特征、操作步骤、常见报警处理，每年进行1～2次操作培训及考核。

（2）不同厂家的输液泵入科使用前应进行全科室人员培训，考核通过后方可使用。

（3）加强人员管理，轮转护士、进修护士、实习生需在带教老师指导下使用输液泵，严禁单独操作。

（4）对于输液泵操作过程中的一些重要步骤，可以粘贴醒目的警示标志进行提醒。

（5）使用输液泵给药前，根据患儿病情及药液种类，调节输液速度，床边双人核对输液速度和总量，并记录。

（6）患儿输液过程中加强巡视，观察输液速度，评估剩余液体量与开始时间、输注速度是否相符，观察生命体征及病情变化，并记录。

（7）严格进行交接班。

十四、临床危急值处理错误的风险预防措施

（1）当班护士接到"危急值"电话报告，立即通知医生，并在危急值登记表上详细记录患儿床号、姓名、检查结果、接电话时间、检查报告人员工号。

（2）若医生认为该结果与患儿不相符，应进一步对患儿进行检查，必要时重新留取标本送检进行复查。

（3）若该结果与临床相符，应在30min内结合临床情况采取相应处理措施，同时报告上级医生或主任。

（4）护士建立静脉通路，正确执行医嘱。

（5）医生需在6h内在病程中记录接收到的"危急值"报告结果并采取相关诊疗措施。

（6）护士及时在护理记录单上记录"危急值"及处理措施。

（7）严密观察生命体征及病情变化，异常时及时向医生汇报，准确记录，做好重点交接班。

第二节　新生儿专科护理风险应急预案

一、新生儿身份识别错误

（1）立即报告科主任和护士长，上报护理部、医务处。

（2）及时查找错误来源，降低错误所致的关联危害性。

（3）抽血送检行相关检查，明确患儿身份。

（4）由医生通知家属，协助做好患儿家属解释和安抚工作。

（5）如实填写不良事件填报表，当事人与护士长一起将发生经过、患儿状况及结果做好详细记录。

（6）护士长组织科室工作人员认真讨论，分析原因，完善防范措施。

二、新生儿坠床

（1）患儿发生坠床时，护士应沉着冷静，立即通知医生。

（2）立即安置患儿平卧，迅速协助医生查看全身状况和局部伤情，监测血压、心率、呼吸，判断意识，初步判断有无危及生命的症状（骨折或出血等）。

（3）如病情允许，将患儿移至辐射台或小床。

（4）根据伤情采取急救措施，必要时配合医生抢救。

（5）完善相关检查，确定是否有内脏损伤或出血，必要时请相关科室会诊。

（6）严密观察患儿的生命体征及病情变化，异常时及时向医生汇报，准确记录，做好重点交接班。

（7）及时报告科主任及护士长，上报护理部。

（8）由医生通知家属，协助做好患儿家属解释和安抚工作。

（9）如实填写不良事件填报表，当事人将发生经过、抢救过程、患儿状况及结果做好详细记录。

（10）护士长组织科室工作人员认真讨论，分析原因，完善防范措施。

三、新生儿误吸

（1）误吸程度较轻（患儿有咳嗽，但是没有面色青紫的表现），将患儿脸侧向一边，用空心掌拍患儿的后背。误吸程度较重（有面色青紫的表现），立即大声呼叫医生并迅速翻转患儿，使其脸朝下，俯卧在操作者的膝盖上或硬质床上（头低足高位），并用力拍打背部4~5次，使气管内的吸入物流出（患儿有哭声），通知护士长。

（2）快速评估患儿呼吸、心率及肤色，如无效，立即给予吸痰、吸氧，必要时协助医生行气管插管进行吸引及心肺复苏。

（3）对于病情危重患儿，要备好抢救药品及物品，配合医生抢救。

（4）严密观察患儿的生命体征及病情变化，异常时及时向医生汇报，准确记录，做好重点交接班。

（5）6h内补记抢救记录。病情稳定时，可以侧卧位或俯卧位，上半身抬高30°。

（6）由医生通知家属，告知患儿病情，协助做好患儿家属解释和安抚工作。

（7）及时报告科主任及护士长，上报护理部。

（8）如实填写不良事件填报表，当事人将发生经过、抢救过程、患儿状况及结果做好详细记录。

（9）护士长组织科室工作人员认真讨论，分析原因，完善防范措施。

四、新生儿皮肤压力性损伤

（1）加强更换体位，及时解除局部压力，避免再受压，使用减压工具，如水袋、海绵垫等。

（2）1期压力性损伤：解除压力，医疗设备相关压力损伤和黏膜压力性损伤及时解除局部压力。2期压力性损伤：0.5%碘伏消毒伤口周围皮肤，灭菌注射用水快速、轻柔清洗伤口后无菌凡士林油纱布覆盖伤口，外用透明敷贴覆盖，24小时更换。3期、4期及不可分期的压力性损伤和深部组织损伤需请伤口造口专科护士会诊。敷料污染、脱落时应随时更换。

（3）持续评估皮肤损伤程度和范围，观察伤口愈合情况，准确记录，做好重点交接班。

（4）必要时请伤口造口专科护士会诊。

（5）及时上报护士长，上报护理部。

（6）对于2期及2期以上的压力性损伤，如实填写不良事件填报表，当事人将发生经过、抢救过程、患儿状况及结果做好详细记录。

（7）护士长组织科室工作人员认真讨论，分析原因，完善防范措施。

五、新生儿烫伤

（1）一旦发生烫伤，立即将患儿远离热源，通知医生，观察局部皮肤变化，判断皮肤烫伤程度。

（2）同时采用冷水冲洗和冷敷创面。对于创面未污染、水疱表皮完整者，创面予以0.5%碘伏消毒后用注射器从低处抽取水疱内液体，后遵医嘱使用烫伤膏，予以无菌油纱布覆盖，隔天换药1次；对于水疱表皮已破损者，消毒创面后去除疱皮，动作要轻柔，然后用生理盐水冲洗，遵医嘱使用烫伤膏，用无菌油纱布覆盖。

（3）对于小面积烫伤和一些特殊部位的烫伤，如头面部、颈部、会阴部、臀部，消毒后予以灭菌生理盐水冲洗后暴露，轻轻擦拭烫伤膏，每天2次，并保持创面清洁。

（4）对于烫伤严重者，请整形烧伤外科医生会诊。

（5）持续评估烫伤部位程度和范围，准确记录，做好重点交接班。

（6）必要时请伤口造口专科护士会诊。

（7）及时上报护士长，上报护理部。

（8）由医生通知家属，协助做好患儿家属解释和安抚工作。

（9）如实填写不良事件填报表，当事人与护士长一起将烫伤发生经过、处理过程、患儿状况及结果做好详细记录。

（10）护士长组织科室工作人员认真讨论，分析原因，完善防范措施。

六、新生儿尿布性皮炎

（1）发生尿布性皮炎时，应确认病因并对症治疗。对于大便次数增多的患儿，可遵医嘱停止使用莫沙比利等消化道促动力剂。对于母乳喂养导致大便次数增多者，暂停母乳喂养，遵医嘱使用止泻药物。

（2）使用棉签点式或滚动式清洁臀部，动作要轻柔，严禁用力擦拭。

（3）Ⅰ度尿布性皮炎：改善湿热环境，采用辐射台暴露、氧气吹等方法，遵医嘱外用炉甘石洗剂；Ⅱ度、Ⅲ度尿布性皮炎：予以辐射台暴露，皮肤破损部位清洁、消毒后使用无菌凡士林纱布外敷，透明敷贴覆盖，24h更换，有污染时随时更换。

（4）持续评估尿布性皮炎程度和范围，每班准确填写"尿布性皮炎监测表"，做好重点交接班。

（5）真菌性尿布皮炎可遵医嘱外用抗真菌药物。

（6）及时上报护士长。

（7）必要时请伤口造口专科护士会诊。

（8）对于Ⅱ度及Ⅱ度以上的尿布性皮炎，需如实填写不良事件填报表，当事人与护士长一起将尿布性皮炎发生经过、处理过程、患儿状况及结果做好详细记录。

（9）护士长组织科室工作人员认真讨论，分析原因，完善防范措施。

七、新生儿气管插管脱管

（1）立即通知医生。

（2）同时开放气道，清理呼吸道，如有较强自主呼吸，遵医嘱予以面罩吸氧或无创通气，同时观察呼吸状况；若无自主呼吸或自主呼吸微弱，应立即给予心肺复苏。

（3）迅速备好急救药械。

（4）必要时配合医生重新进行气管插管，继续呼吸机辅助通气。

（5）配合医生行动脉血气分析，根据结果调节呼吸机参数。

（6）密切观察生命体征及神志、瞳孔、血氧饱和度的变化，异常时及时报告医生进行处理，准确记录病情变化，做好重点交接班。

（7）6h内补记抢救记录。

（8）及时报告护士长，上报护理部。

（9）如实填写不良事件填报表，当事人将发生经过、抢救过程、患儿状况及结果做好详细记录。

（10）护士长组织科室工作人员认真讨论，分析原因，完善防范措施。

八、新生儿胸腔引流管脱管

（1）立即通知医生。

（2）如果从皮肤伤口处滑脱，应立即用手捏住伤口处皮肤，消毒处理后用无菌凡士林纱布封闭伤口；如果引流管连接处脱落，应立即双钳夹闭胸引管或用手反折胸腔引流管，按无菌操作更换整个引流装置。

（3）严密监测心率、呼吸、血压、血氧饱和度等变化，听诊两肺呼吸音，异常时及时汇报医生进行处理。

（4）请胸外科医生会诊，必要时协助医生重新置管或缝合伤口。

（5）重新置管后，密切观察患儿的生命体征，观察引流情况，妥善固定引流装置，防止再次脱管，床边备导管滑脱应急用物，准确记录病情变化，做好重点交接班。

（6）及时报告护士长，上报护理部。

（7）如实填写不良事件填报表，当事人将发生经过、处理过程、患儿状况及结果做好详细记录。

（8）护士长组织科室工作人员认真讨论，分析原因，完善防范措施。

九、新生儿腹腔引流管脱管

（1）立即通知医生。

（2）如腹腔引流管完全脱落，应立即用无菌敷料保护好引流切口，病情允许时可为患儿取半卧位；如引流管部分脱落者，先稍作固定，严禁将脱出的引流管回送。

（3）请外科医生会诊，协助医生缝合伤口或重新固定引流管，必要时重新置管。

（4）密切观察患儿的生命体征及腹部切口情况。

（5）若重新置管，严密观察引流情况，妥善固定引流装置，防止再次脱管，准确记录病情变化，做好重点交接班。

（6）及时报告护士长，上报护理部。

（7）如实填写不良事件填报表，当事人将发生经过、处理过程、患儿状况及结果做好详细登记。

（8）护士长组织科室工作人员认真讨论，分析原因，完善防范措施。

十、中心静脉导管滑脱

（1）立即停止输液，通知医生。

（2）导管部分脱出时，严禁将脱出的导管回送，观察导管脱出的长度，遵医嘱予以床边摄片，判断导管尖端位置，如无异位，用无菌注射器抽回血，并报告医生回血情况，如医嘱继续使用，需严格消毒后予以重新固定导管；如异位，遵医嘱拔除导管。

（3）导管完全脱出：测量导管长度，双人查看导管尖端是否完整；评估穿刺部位是否有血肿及渗血，消毒后予以无菌纱布压迫穿刺部位，防止出血和空气栓塞。

（4）若发生因导管断裂而滑脱的：如为体外部分断裂，可修复导管或拔管。如为体内部分断裂，要分情况处理。①经外周静脉置入中心静脉导管：立即报告医生并用止血带扎于上臂，应制动患儿，紧急床边摄片确定导管位置，进行介入手术取出导管。②新生儿脐静脉导管：制动患儿，紧急床边摄片确定导管位置，进行介入手术取出导管。

（5）根据需要重新建立静脉通道。

（6）密切观察患儿的生命体征及病情变化，准确记录，做好重点交接班。

（7）及时报告护士长及院静脉治疗小组，上报护理部。

（8）如实填写不良事件填报表，当事人将发生经过、处理过程、患儿状况及结果做好详细记录。

（9）护士长组织科室工作人员认真讨论，分析原因，完善防范措施。

十一、中心静脉导管血栓

（1）立即停止输液，通知医生，立即行床边B超检查。

（2）根据需要重新建立静脉通道。

（3）确定血栓后，遵医嘱予以溶栓治疗。

（4）若溶栓治疗无效，予以拔除导管。

（5）经外周静脉置入中心静脉导管：穿刺侧肢体抬高制动，禁止佩戴血氧饱和度探头，禁止静脉穿刺，急性期禁止热敷。

（6）密切观察患儿生命体征及局部情况。①经外周静脉置入中心静脉导管：准确记录患儿穿刺侧肢体周径大小、皮肤颜色、肤温、压痛情况。②新生儿脐静脉置管：准确记录患儿双下肢大小腿围、皮肤颜色、肤温、压痛情况，做好重点交接班。

（7）及时报告护士长及院静脉治疗小组，上报护理部。

（8）如实填写不良事件填报表，当事人将发生经过、处理过程、患儿状况及结果做好详细记录。

（9）护士长组织科室人员进行讨论，分析原因，完善防范措施。

十二、新生儿输液外渗

（1）发生输液外渗时，立即停止输液，回抽针头及血管内药物。

（2）汇报院静脉治疗小组或护士长。

（3）评估患儿输液外渗的级别，高度肿胀者需先局部消毒，采取减压措施后予以25%硫酸镁外敷，20min后拔针。

（4）抬高患肢，以利于减轻肿胀和疼痛。

（5）将患儿置于新生儿辐射台或暖箱保暖。

（6）血管收缩药物（如多巴胺等）外渗引起的皮肤苍白、皮温低，应及时使用酚妥拉明（酚妥拉明5～10mg＋0.9%氯化钠注射液10mL）做局部封闭，酚妥拉明稀释液湿敷。

（7）出现水泡、发黑或发紫应立即局部封闭（1%～2%利多卡因5mL＋地塞米松5mg＋0.9%氯化钠注射液10mL）。

（8）持续评估药物外渗部位面积、皮肤颜色、温度、疼痛的程度以及患侧肢体活动、感觉和肢端循环情况，准确记录，做好重点交接班。

（9）必要时请伤口造口专科护士会诊。

（10）如实填写不良事件填报表，当事人将输液外渗的液体种类、发生经过、处理过程、患儿状况及结果做好详细登记。

（11）护士长组织科室工作人员认真讨论，分析原因，完善防范措施。

十三、新生儿静脉炎

（1）发现静脉炎时，立即停止输液，拔针，消毒穿刺点，遵医嘱外涂喜疗妥软膏。

（2）上报护士长或静脉治疗小组。

（3）2级及2级以上静脉炎急性期水肿局部可使用25%硫酸镁外敷20min，抬高患肢，恢复期局部保暖或热敷。穿刺点有脓液时，局部使用3%双氧水消毒；疼痛明显时，根据需要提供镇痛措施。

（4）若发生输液后细菌性静脉炎，应监测全身感染的体征，遵医嘱留取标本，局部遵医嘱使用抗生素软膏外涂及雷夫诺尔湿敷，必要时静脉使用抗生素。

（5）持续评估静脉炎程度，准确填写"静脉炎监测表"，做好重点交接班。

（6）如实填写不良事件填报表，当事人与护士长一起将静脉炎发生经过、处理过程、患儿状况及结果做好详细记录。

（7）护士长组织科室工作人员认真讨论，分析原因，完善防范措施。

十四、新生儿输血反应（过敏性休克）

（1）立即停止输血并报告医生。

（2）更换输液器。

（3）准备好抢救药品及物品，遵医嘱给予紧急救治。

（4）密切观察患儿的生命体征及病情变化，准确记录，做好重点交接班。

（5）6h内补记抢救记录。

（6）保留未输完的血袋及输血器于冰箱中，以备检验。

（7）按要求填写输血反应报告卡，上报输血科。

（8）及时报告护士长及科主任，上报护理部。

（9）如实填写不良事件填报表，当事人将输血反应发生经过、处理过程、患儿状况及结果做好详细记录。

（10）护士长组织科室医护人员认真讨论，分析原因，完善防范措施。

十五、新生儿院内转运意外

（1）护士刚离开病房未进入电梯前患儿发生病情变化，应立即返回病房并大声呼救，同时对患儿进行相应处理，如清理呼吸道、吸氧等。

（2）患儿在电梯内发生病情变化，立即到最近的科室对患儿进行抢救，并通知床位医生和住院总医师。

（3）在检查科室发生病情变化，应对患儿进行相应处理，如清理呼吸道、吸氧等，配合检查科室医生进行抢救，并通知床位医生和住院总医师。

（4）待患儿病情平稳后返回病房，严密观察生命体征及病情变化，异常时及时向医生汇报，准确记录，做好重点交接班。

（5）及时上报护士长，上报护理部。

（6）如实填写不良事件填报表，当事人将外出检查意外发生经过、处理过程、患儿状况及结果做好详细记录。

（7）护士长组织科室工作人员认真讨论，分析原因，完善防范措施。

十六、暖箱故障

（1）发现暖箱故障（暖箱意外停电、精度不在目标值范围内），应立即查明原因并排除故障。

（2）如故障无法排除时，立即将患儿移至远红外辐射抢救台保暖，同时监测体温，严密观察患儿生命体征及病情变化，异常时及时向医生汇报，准确记录，做好重点交接班。

（3）取备用暖箱，接通电源，并按原暖箱的温湿度进行设定预热。

（4）暖箱预热至设置温度后，将患儿重新放入暖箱并监测体温。

（5）故障暖箱悬挂"故障"标志。

（6）上报护士长及设备科，维修过程及维修结果及时登记备案。

（7）如实填写不良事件填报表，当事人将发生经过、处理过程、患儿状况及结果做好详细记录。

（8）护士长组织科室工作人员认真讨论，分析原因，完善防范措施。

十七、微量输液泵故障

（1）发现微量输液泵故障时，应立即查明原因并排除故障。

（2）如故障无法排除时，立即更换微量输注泵/输液泵，同时监测患儿的血糖，严密观察患儿的生命体征及病情变化。

（3）患儿发生低血糖、血糖升高或出现心力衰竭表现时应立即汇报医生，并遵医嘱用药，准确记录，做好重点交接班。

（4）故障微量输注泵/输液泵悬挂"故障"标志。

（5）上报护士长及设备科，维修过程及维修结果及时登记备案。

（6）如实填写不良事件填报表，当事人将发生经过、处理过程、患儿状况及结果做好详细记录。

（7）护士长组织科室工作人员认真讨论，分析原因，完善防范措施。

十八、心电监护仪故障

（1）发现心电监护仪故障时，应立即查明原因并排除故障。

（2）如故障无法排除时，立即更换备用心电监护仪，同时监测患儿的生命体征及病情变化。

（3）若患儿生命体征或心电图出现异常时应立即汇报医生，准确记录，做好重点交接班。

（4）故障心电监护仪悬挂"故障"标志。

（5）上报护士长及设备科，维修过程及维修结果及时登记备案。

（6）如实填写不良事件填报表，当事人将发生经过、处理过程、患儿状况及结果做好详细记录。

（7）护士长组织科室工作人员认真讨论，分析原因，完善防范措施。

十九、新生儿猝死

（1）发现新生儿异常时，作出判断（意识丧失、股动脉搏动消失、呼吸停止）后立即抢救，同时通知值班医生及上级领导。

（2）立即去枕平卧，清理呼吸道，给予心肺复苏。

（3）开通静脉通道，心电监护，保存心电监护数据。

（4）通知家属，抢救紧张时可通知院总值班，由院总值班通知家属。

（5）向院总值班或医务处汇报抢救情况及抢救结果。

（6）如患儿抢救无效死亡，应等家属到院后，再通知太平间将尸体接走。

（7）做好病情记录及6h内完成抢救记录。

（8）及时上报护士长，上报护理部。

（9）当事人将发生经过、处理过程、患儿状况及结果做好详细记录。

（10）护士长组织科室工作人员认真讨论，分析原因，完善防范措施。

二十、新生儿病房出现感染暴发流行

（1）立即报告院感科及科主任和护士长。坚持"边抢救、边调查、边处理、边核实"的原则。

（2）开展医院感染患儿和疑似感染患儿的诊治和隔离防护工作，实施重症和普通患儿相对分区并做好隔离管理，做到标志明确，及时排除或确诊疑似感染患儿。

（3）必要时对易感患儿实施分区隔离治疗，甚至暂停收治新患者。

（4）及时、正确地开展标本的采集，积极配合感染办专职人员进行流行病学调查工作，并采取相应控制措施。

（5）根据感染病原菌情况做好病区的消毒隔离、个人防护、医疗垃圾处理等工作，避免疫情进一步扩大。

（6）如实填写不良事件填报表，当事人将发生经过、处理过程、患儿状况及结果做好详细记录。

（7）护士长组织科室工作人员认真讨论，分析原因，完善防范措施。

二十一、新生儿病房发现疑似新型冠状病毒感染患儿

（1）住院患儿出现发热等疑似新型冠状病毒感染的症状，立即上报科主任、护士长。

（2）立即将患儿转入隔离观察病房，并再次询问患儿家属流行病学史。

（3）隔离观察病房应标志醒目，物品专室专用，专人诊疗护理，集中进行，医护人员行二级防护。

（4）通知全体医务人员知晓。

（5）完善相关检查，组织院内专家或主诊医师会诊。会诊后仍考虑疑似病例的，在2h内通过网络直报，并采集标本送检，转儿科隔离观察病区。

（6）若检测结果为阳性，则转至定点医院治疗；若检测结果为阴性，则回原病房继续治疗。

二十二、紧急状态下护理人力资源调配

（1）建立以科主任、护士长领导，全体护理人员为成员的护理人力应急调配小组。

（2）遇到各种突发事件、大抢救、特殊病例需要临时调配护士时，全科室护士要服从领导统一安排。

（3）遇各种突发事件、大抢救、特殊病例时，科室护理人员必须先报告护士长，护士长接到报告后应立即启动紧急情况下护理人力资源调配预案，统一指挥协调各方面的工作，保障紧急状态下护理安全与护理质量。

（4）护士长按预案安排各班人员，调配人员保持24h联络通畅。遇紧急情况，调配人员需30min到岗并知晓任务内容。各成员应本着以大局为重的原则，服从护士长的调配，不得以任何理由推诿、拒绝。

（5）护理人力资源调配第一梯队为在岗护士，第二梯队为非在岗护士。

（6）当出现岗位人员不适应工作时，护士长安排调配人员，如遇调配人员困难，报告护理部进行人员调配。

（7）应急调配小组接到应急通知应根据指令参与应急工作。不能及时到岗者，将追究个人责任，并纳入年度护理质量考核，情节严重者根据医院规章制度及相关法律法规处置。

（8）护士长必须做好人、财、物、信息的管理，协调好与各部门之间的关系。

（9）每次紧急调配人员后，及时分析效果，总结经验，调整梯队人员。

参考文献

[1]臧舒婷，张娟，秦历杰.临床护理技术丛书急诊科护士实用护理手册[M].郑州：郑州大学出版社，2022.

[2]周小娅，张瑜，臧小琴.新编重症护理理论与实务[M].兰州：兰州大学出版社，2022.

[3]谭江红.护理质量评价标准与工作流程[M].北京：人民卫生出版社，2022.

[4]贾娟，贾素芳，冯姗.实用急危重症诊治与护理[M].北京：中国纺织出版社，2022.

[5]陈伯钧，黄秋萍.实用中西医急诊护理操作技术[M].北京：科学出版社，2022.

[6]邹利群，李红，陈晓莉.急诊护理常用仪器设备临床应用及管理[M].成都：四川科学技术出版社，2022.

[7]王宇，王涛，苏红军，等.急诊急救与重症监护[M].哈尔滨：黑龙江科学技术出版社，2022.

[8]纪伟仙，王玉春，郭琳，等.基础护理学与护理实践[M].哈尔滨：黑龙江科学技术出版社，2022.

[9]孔翠，马莲，谭爱群.常见疾病基础护理实践[M].北京：世界图书出版公司，2022.

[10]潘莉丽，程凤华，秦月玲，等.基础护理学与常见疾病护理[M].哈尔滨：黑龙江科学技术出版社，2022.

[11]洪慧，刘金艳，夏红月，等.护理学研究与护理新进展[M].哈尔滨：黑龙江科学技术出版社，2022.

[12]邬国涛.儿科常见疾病临床诊疗实践[M].北京：中国纺织出版社，2022.

[13]刘艳丽，王园园，张文娟，等.现代常见急诊急救与护理[M].北京：科学技术文献出版社，2021.

[14]李春盛，谢苗荣.急诊科诊疗常规[M].北京：中国医药科技出版社，2021.

[15]陈海花.儿童救援护理应急预案[M].北京：人民卫生出版社，2022.